Kohlhammer

Management von Innovationen im Gesundheitswesen

Herausgegeben von:

Carsten Schultz
Thomas M. Helms

Übersicht über die bereits erschienenen Bände:

- Carsten Schultz, Bettina Zippel-Schultz, Sören Salomo,
  Hans Georg Gemünden
  „Innovationen im Krankenhaus sind machbar! Innovationsmanagement
  als Erfolgsfaktor"

- Carsten Schultz, Christoph Bogenstahl, Nils Hellrung,
  Wilfried Thoben (Hrsg.)
  „IT-basiertes Management integrierter Versorgungsnetzwerke"

- Karolina Budych, Christine Carius-Düssel, Carsten Schultz, Thomas M.
  Helms, Martin Schultz, Johannes Dehm, Jörg Pelleter, Sie-Youn Lee,
  Bettina Zippel-Schultz
  „Telemedizin. Wege zum Erfolg"

Karolina Budych, Christine Carius-Düssel,
Carsten Schultz, Thomas M. Helms, Martin Schultz,
Johannes Dehm, Jörg Pelleter, Sie-Youn Lee,
Bettina Zippel-Schultz

Telemedizin

Wege zum Erfolg

Verlag W. Kohlhammer

1. Auflage 2013

Alle Rechte vorbehalten
© 2013 W. Kohlhammer GmbH Stuttgart
Umschlag: Gestaltungskonzept Peter Horlacher
Gesamtherstellung: W. Kohlhammer Druckerei GmbH + Co. KG, Stuttgart
Printed in Germany

ISBN 978-3-17-022413-1

Grußwort

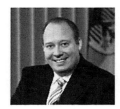

Die Bundesregierung hat mit der Hightech-Strategie fünf zentrale Handlungsfelder adressiert: Gesundheit und Ernährung, Klima und Energie, Mobilität, Sicherheit und Kommunikation. Deutschland wird damit zum Vorreiter bei auf Wissenschaft und Technik beruhenden Lösungen für die drängenden Herausforderungen unserer Zeit.

Vor dem Hintergrund der demografischen Entwicklung gewinnt dabei das Thema Gesundheit und Gesundheitsversorgung eine immer größere Bedeutung. Angesichts einer zunehmenden Lebenserwartung der Bevölkerung bei gleichzeitig rückläufigen Geburtenraten steht deshalb unser Gesundheitssystem vor neuen Herausforderungen. Altersbedingte komplexere Krankheitsverläufe nehmen zu, die eine höhere Inanspruchnahme des Gesundheitswesens verursachen. Gleichzeitig nimmt durch den demografischen Wandel der Anteil der Leistungsanbieter, der Ärzte und Pflegekräfte, ab. Diese Situation wird heute schon im ländlichen Bereich sichtbar. Die Leistungsfähigkeit und Effizienz der medizinischen Versorgung gilt es aber auch in Zukunft sicherzustellen.

Diese Herausforderung verlangt nach telemedizinischen Versorgungskonzepten. Telemedizin bietet hier neue Möglichkeiten der medizinischen Versorgung und damit verbunden auch neue Marktchancen für Unternehmen. So sieht das im Januar 2012 neu in Kraft getretene Versorgungsgesetz unter anderem eine Entlastung der auf dem Land tätigen Ärzte durch einen verstärkten Einsatz von Telemedizin vor. Die Telemedizin ermöglicht die Überwindung geografischer Entfernungen und erweitert die Möglichkeiten der medizinischen Kooperation. Trotz substantieller Fortschritte in der Technologie und Medizin haben sich telemedizinische Anwendungen in Deutschland bisher allerdings nicht durchsetzen können. Die Überwindung der bestehenden Barrieren bedarf einer systemischen Unterstützung durch ein Innovationsmanagement und der Etablierung von Innovationsnetzwerken aus Medizin, Technik, Ökonomie und Anwendern. Es gilt durch eine Zusammenarbeit aller beteiligten Akteure Transparenz zu schaffen und das Vertrauen sowie neue Denkmuster zu stärken.

Genau hier setzte das vom BMBF geförderte Verbundprojekt „S.I.T.E. – Schaffung eines Innovationsmilieus für Telemedizin" an. Gemeinsam mit Akteuren aus der Forschung, dem Gesundheitswesen und Unternehmen der Telemedizin wurden die wichtigsten Hemmnisse identifiziert sowie erste ganzheitliche Lösungsansätze für eine zukunftsgerichtete telemedizinische Gesundheitsversorgung initiiert. Durch die Kooperation dieser Akteure in offenen Innovationssystemen haben wir damit eine wichtige Grundlage geschaffen, um die Wertschöpfung im telemedizinischen Bereich zu steigern. So wurden im Rahmen des Projektes u.a. erstmals Qualitätskriterien für telemedizinische Zentren erarbeitet, die bundesweit in die erste Zertifizierung eines telemedizinischen Zentrums mündeten. Es sind jedoch nicht nur technische Standards, die notwendig sind, sondern insbesondere auch Prozesse und Arbeitsabläufe wie auch eine standardisierte – also bundesweit einheitliche und anerkannte – Ausbildung der telemedizinischen Beschäftigten. Insbesondere im Gesundheitswesen haben die fachliche sowie die persönliche und soziale Kompetenz des Personals einen hohen Einfluss auf die Bereitschaft der Patienten, sich auf ein neues Versorgungskonzept einzulassen. Vor diesem Hintergrund wurde ein Kompetenzprofil erstellt und darauf aufbauend ein Ausbildungskonzept für Telemedizin-Assistenten.

Telemedizinische Anwendungen werden die parallele Entstehung neuer Versorgungskonzepte und -systeme ermöglichen. S.I.T.E. hat auf diesem Weg einen wertvollen Beitrag geliefert.

Dr. Helge Braun, MdB

Parlamentarischer Staatssekretär bei der Bundesministerin für Bildung und Forschung

Die Autoren

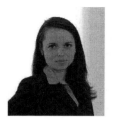

Dipl.- Ing. Karolina Budych hat Maschinenbau an der Technischen Universität Berlin mit dem Schwerpunkt Medizintechnik studiert. Seit 2009 ist sie als Leiterin der Forschungsvorhaben für die Deutsche Stiftung für chronisch Kranke tätig.

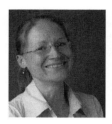

Dipl.-Volksw. Christine Carius-Düssel studierte Volkswirtschaft an der Wirtschaftsuniversität Wien. Sie ist seit 2008 am Telemedizincentrum Charité (TMCC) als wissenschaftliche Mitarbeiterin und Projektmanagerin tätig.

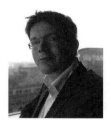

Prof. Dr. Carsten Schultz ist Inhaber des Lehrstuhls für Technologiemanagement an der Christian-Albrechts-Universität zu Kiel. Von 2008 bis 2011 war er Juniorprofessor an der TU Berlin. 2011 habilitierte er sich dort im Fach Betriebswirtschaftslehre. Carsten Schultz promovierte 2006 im Bereich Telemedizin und studierte im Vorfeld Wirtschaftsingenieurwesen. Seine Forschungsschwerpunkte liegen im Innovationsmanagement im Gesundheitswesen und im Management von Versorgungsnetzwerken. Ferner fokussiert er die Besonderheiten radikaler Innovationen und die Anforderungen des Technologietransfers.

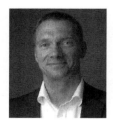

Dr. Martin Schultz ist seit 2009 Leiter des interdisziplinären Telemedizincentrum Charité (TMCC) an der Charité – Universitätsmedizin Berlin. Der Humanmediziner hat sich seit Beginn seiner beruflichen Tätigkeit den Themen „Telemedizin" und „Technische Innovationen in der Medizin" gewidmet. Mit seiner Beteiligung entstanden an der Charité im Rahmen von Forschungskooperationen innovative Systeme zur telemedizinischen Versorgung. Schwerpunkte seiner Arbeit heute bilden Forschungsprojekte, in denen in Kooperation mit Industriepartnern, Anwendern und Kostenträgern telemedizinische Technologien, Produkte und Dienstleistungen entwickelt und evaluiert werden.

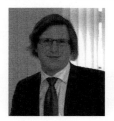

Dr. Jörg Pelleter ist Gesundheitsökonom und seit 2012 für die strategische Unternehmensentwicklung der DTZ Dialyse Trainings-Zentren GmbH verantwortlich. Von 2005 bis 2012 hat er bei der Deutschen Stiftung für chronisch Kranke die Konzeption, Durchführung und Weiterentwicklung der telemedizinischen Konzepte maßgeblich verantwortet. Er promovierte zum Thema „Organisatorische und institutionelle Herausforderungen bei der Implementierung von Integrierten Versorgungskonzepten am Beispiel der Telemedizin".

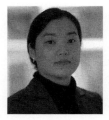

Dipl.-Kffr. Sie-Youn Lee studierte Betriebswirtschaftslehre an der TU Berlin und arbeitete anschließend in einem renommierten deutschen Markt- und Sozialforschungsinstitut. Am Lehrstuhl für Technologie- und Innovationsmanagement forschte sie zum Thema innovative Dienstleistungen im Gesundheitswesen. Seit September 2011 ist sie Mitarbeiterin am Telemedizincentrum der Charité – Universitätsmedizin Berlin.

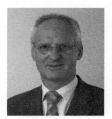

Dipl.-Ing. Johannes Dehm ist seit 2004 Geschäftsführer der VDE Initiative MikroMedizin. Nach seinem Studium der Elektrotechnik mit dem Schwerpunkt Nachrichtentechnik an der Fachhochschule Frankfurt war er als Produkt-Support Manager bei Gould Electronics GmbH sowie als Referent bei der DKE Deutsche Kommission Elektrotechnik Elektronik Informationstechnik im DIN und VDE, Fachbereich Medizintechnik, tätig.

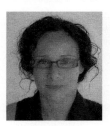

Dr. Bettina Zippel-Schultz absolvierte ihr betriebswirtschaftliches Studium an der Technischen Universität Berlin und untersuchte im Rahmen ihrer Dissertation das Innovationsverhalten von Krankenhäusern. Seit September 2011 ist sie als Leiterin Innovationsmanagement für die Deutsche Stiftung für chronisch Kranke beschäftigt.

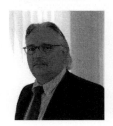

Dr. Thomas M. Helms ist Vorsitzender des Vorstands der Deutschen Stiftung für chronisch Kranke und Facharzt für Innere Medizin und Kardiologie mit langjähriger klinischer Erfahrung. Seit 1998 befasst er sich in verschiedenen Vorhaben mit klinischer Elektrophysiologie und invasiver Kardiologie, betreibt klinische und experimentelle Forschung und engagiert sich in den Bereichen Schulung, Training und Beratung im Gesundheitswesen. Er ist Mitglied nationaler und internationaler Gesellschaften sowie Gutachter verschiedener Fachzeitschriften.

Inhaltsverzeichnis

Verzeichnis der Abbildungen und Tabellen

Abbildungen

Tabellen

Verzeichnis der Abkürzungen und Begriffe

Abkürzungen

AAL	Ambient Assisted Living
CHA	Continua Health Alliance
CHF	Chronische Herzinsuffizienz
CPU	Chest-Pain-Unit
DRG	Diagnosis related Groups
EbM	Evidenzbasierte Medizin
EGK	Elektronische Gesundheitskarte
EPA	Elektronische Patientenakte
G-BA	Gemeinsamer Bundesausschuss
GKV	Gesetzliche Krankenversicherung
ICD	International Clasification of Diseases
IQWiG	Institut für Qualität und Wirtschaftlichkeit im Gesundheitswesen
ISO	International Standardization Organisation
IV	Integrierte Versorgung
KIS	Krankenhausinformationssystem
NYHA	New York Heart Association
PVS	Praxisinformationssystem
QMS	Qualitätsmanagment-System
SGB	Sozialgesetzbuch
SOP	Standard Operation Procedures
TEP	Test-und Evaluierungsplattform
TIM-HF	Telemedical Interventional Monitoring in Heart Failure
TM	Telemonitoring
TMZ	Telemedizin-Zentrum
WHO	World-Health-Organisation

Begriffe

Alert-Funktion	Alarmfunktion
Case und Care Management	Fall- und Versorgungsmanagement
Compliance	Therapetreue
Disease Management	Krankheitsmanagement
doc2doc	von Arzt zu Arzt
doc2patient	von Arzt zu Patient
FDA-Guidance	Leitfaden der Food and Drug Administration
IKT	Informations- und Kommunikationstechnologie
IT	Informationstechnologie
Managed-Care-Ansatz	Ansatz des Versorgungsmanagements
Outcome	Therapieergebnis
Reminder	Erinnerung
Reporting	Bericht
Return on Investment	Kapitalverzinsung
Scoring	Klassifizierung
Second-Opinion	Zweitmeinung
Shared-Care-Ansatz	Modell einer arbeitsteiligen Versorgung
Stakeholder	Anspruchsgruppen

Vorwort und Danksagung

Hinweis: Aus Gründen der besseren Lesbarkeit bei geschlechtsspezifischen Begriffen wird im Folgenden vorwiegend die maskuline Form verwendet. Diese Form versteht sich explizit als geschlechtsneutral. Gemeint sind selbstverständlich immer beide Geschlechter.

Das Buch „Telemedizin – Wege zum Erfolg" fasst die Ergebnisse des Verbundprojektes „S.I.T.E. – Schaffung eines Innovationsmilieus für Telemedizin" zusammen. Das Projekt wurde initiiert, da trotz zahlreicher Potenziale von telemedizinischen Dienstleistungen die Implementierung gewonnener Erkenntnisse und aufgebauter Prozesse in die Versorgungsrealität sich nach wie vor schwierig gestaltet. Im Fokus dieses Vorhabens standen daher eine systematische Ermittlung und Definition von Erfolgsfaktoren, die notwendig sind, um telemedizinische Konzepte aus der Theorie in die Praxis zu überführen und so die Strukturen im deutschen Gesundheitswesen ein Stück weit aufzubrechen. Um eine umfassende Sichtweise auf die Problematik zu ermöglichen und aus verschiedenen Perspektiven Handlungsspielräume für Anbieter und Nutzer aufzuzeigen, haben sich vier im Anwendungsfeld erfahrene Partner zu einem Konsortium zusammengeschlossen. Die Deutsche Stiftung für chronisch Kranke, die in diesem Projekt die Konsortialführung innehatte, konnte ihre Erfahrungen in der Konzeptionalisierung und Evaluierung von telemedizinischen Betreuungs- und Schulungskonzepten insbesondere in die Entwicklung von Prozessstandards sowie Qualifizierungsmaßnahmen im Telemedizin-Bereich einbringen. Der Lehrstuhl Technologie- und Innovationsmanagement der Technischen Universität Berlin (und im weiteren Projektverlauf an der Universität zu Kiel) hat das Vorhaben wissenschaftlich begleitet und maßgeblich an der empirischen Erhebung der Innovationsbarrieren mitgewirkt. Die Deutsche Gesellschaft für Biomedizinische Technik (DGBMT) im VDE hat Schnittstellendefinitionen zur Realisierung der Interoperabilität weiterentwickelt sowie insbesondere die bereits bestehende Liste der erforderlichen Standards für Telemonitoring-Systeme ergänzt. Schließlich wurde vom Telemedizincentrum Charité (TMCC) eine Test- und Evaluierungsplattform (TEP) zur Intensivierung des Austausches zwischen Wissenschaft und Wirtschaft entwickelt und implementiert; zukünftig können Anwender und Kostenträger damit systematisch in den Innovationsprozess eingebunden werden. Zusätzlich wurde mit dem Thema Geschäftsmodelle bewusst ein Themenfeld fokussiert, das für den Erfolg der Leistungen am Markt von essentieller Bedeutung ist. Durch die Wirtschaft können die in Form von methodischen Lösungsansätzen und Handlungsempfehlungen dokumentierten Ergebnisse in der Zukunft genutzt werden. Die einzelnen Themengebiete und Lösungsansätze werden in dem vorliegenden Buch von den Projektpartnern vorgestellt. Die in S.I.T.E. entwickelten Instrumente und Werkzeuge sollen zu einer qualitativen Verbesserung der telemedizinischen Angebote beitragen und die Überführung von Pilotlösungen in die Routine erleichtern.

Auf diesem Wege bedanken wir uns für die Förderung des Projektes beim Bundesministerium für Bildung und Forschung (Förderkennzeichen 01FM07094 und weitere) und für die Projektbetreuung beim Projektträger im Deutschen Zentrum für Luft- und Raumfahrt (PT-DLR). Ferner möchten wir uns bei den Mitarbeitern der Telemedizinischen Zentren bedan-

15

ken, die sich für die Teilnahme an unserer Studie Zeit nahmen und uns für Interviews zur Verfügung standen.

Besonders bedanken wir uns bei allen Teilnehmern der Experten-Workshops; die regen Diskussionen und der Austausch haben wichtige Impulse für die Identifizierung der bestehenden Hindernisse und für die Ableitung der notwendigen Lösungsansätze geliefert. Einen wichtigen Bestandteil des Buches stellen zudem die Statements von 14 ausgewiesenen Experten aus dem Bereich der Telemedizin dar. Die empirisch gefundenen Ergebnisse werden auf diese Weise an der Realität gespiegelt und erst die Symbiose aus Theorie und Praxis ermöglicht eine umfassende Sichtweise auf die komplexe Welt der Telemedizin. Auch diesen Experten gilt unser besonderer Dank.

Die Autoren

A Executive Summary

Bettina Zippel-Schultz, Thomas M. Helms und Carsten Schultz

Das deutsche Gesundheitssystem steht einem demografischen Wandel gegenüber, der zwei wesentliche Auswirkungen mit sich bringt. Zum einen verändert sich die Zusammensetzung der Beschäftigten im Gesundheitswesen. Schon jetzt werden ein regionaler Ärzte- und Pflegekräftemangel sowie eine deutliche Feminisierung der Medizin deutlich. Zum anderen verändert sich das Patientenklientel und damit der Bedarf und die Anforderungen an die medizinische Versorgung. Die Relevanz chronischer Krankheiten im deutschen Gesundheitssystem nimmt zu. Nach Schätzungen entfallen bereits etwa vier Fünftel der Gesamtausgaben im Gesundheitswesen auf chronische bzw. Langzeiterkrankungen (Stock et al. 2005). Dabei nehmen Herz-Kreislauf-Erkrankungen eine besondere Rolle ein. Beispielsweise beliefen sich die Ausgaben für chronische Herz- und Kreislauferkrankungen im Jahr 2004 auf rund 35 Milliarden Euro (Swedberg 2006). 2006 konnten 17% der Krankenhauseinweisungen in Deutschland auf kardiovaskuläre Diagnosen zurückgeführt werden (Ludwig 2007). Chronische Krankheiten dominieren mit 80% der Beratungen auch die Arbeit der Hausarztpraxen (Wilson et al. 2005). Somit stellen chronische Erkrankungen einen der größten Kostentreiber dar, dessen Rolle in den kommenden Jahren weiter an Bedeutung gewinnen wird (Pelleter 2012).

Chronische Erkrankungen sind dadurch gekennzeichnet, dass sie permanent sind und bleibende Beeinträchtigungen oder Behinderungen verursachen. Patienten mit chronischen Erkrankungen bedürfen einer kontinuierlichen medizinischen Versorgung, die sowohl ärztliche und pflegerische als auch physiotherapeutische und sonstige medizinische Leistungen enthält. Neben dem Hausarzt, der Symptome und klinische Zeichen der Herzinsuffizienz diagnostiziert, muss ein Facharzt hinzugezogen werden, welcher das Risikoprofil des Patienten bewertet und einen Behandlungsplan aufstellt. Zusätzlich leiden viele Patienten unter Komorbiditäten, so dass beispielweise Diabetologen oder Psychologen in die Behandlung einbezogen werden sollten. Begleitend zur ärztlichen Behandlung der Herzinsuffizienz werden den Patienten physiotherapeutische Maßnahmen oder die Teilnahme an Aktivitäten, wie Herzsportgruppen angetragen. Ferner steigt der Bedarf einer pflegerischen Unterstützung der Therapie mit dem Schweregrad der Erkrankung und dem Alter der erkrankten Patienten. Bei Verdacht oder im Fall eines Myokardinfarktes erfolgt die Einweisung in ein Krankenhaus. Es wird deutlich, dass sich eine optimale Versorgung chronisch kranker Patienten als ein sektorenübergreifender und extrem arbeitsteiliger Prozess darstellt. Für eine optimale Betreuung sollten die Leistungen der beteiligten Akteure aufeinander aufbauen und auf einer gemeinsamen Informationsbasis beruhen.

In der deutschen Versorgungsrealität zeigt sich jedoch ein anderes Bild. Die in die Versorgung chronisch Kranker eingebundenen Akteure stimmen sich kaum ab und Informationen bezüglich der Patientenhistorie oder der Untersuchungsergebnisse werden kaum weitergeleitet. Schoen et al. (2009) zeigen, dass ein Drittel der beteiligten Fachärzte ihre Kenntnisse der Patientenhistorie nur durch Schilderungen des Patienten, nicht aber durch Weitergabe von Informationen durch Kollegen erlangten. Darüber hinaus wurden deutliche Defizite in der Abstimmung der behandelnden Ärzte untereinander sowie mit anderen unterstützenden Dienstleistern festgestellt (Schoen et al. 2009). Eine Überprüfung der umfangreichen Medikation chronisch Kranker wird nur bei ca. der Hälfte der Patienten regelmäßig durchgeführt. Auch werden die aktuellen Leitlinien bezüglich der Medikation in der Behandlung herzinsuffizienter Patienten nur ungenügend eingehalten (Cleland et al. 2002). Darüber hinaus mündet die unzureichende Kommunikation und Abstimmung der Leistungserbringer in diskontinuierlichen Prozessen und redundanten Leistungen, die für die Patienten einen zusätzlichen Aufwand und für das Gesundheitssystem zusätzliche Kosten mit sich bringen. Letztlich wird den chronisch kranken Patienten im Versorgungsprozess vor allem eine passive Rolle zugedacht. Dadurch werden nicht nur deren Bedürfnisse ungenügend berücksichtigt, sondern auch wichtige Informationsquellen, die sich im häuslichen Umfeld befinden, vernachlässigt. Patienten werden allein gelassen mit der nahezu unüberwindbaren Aufgabe, innerhalb der unüberschaubaren Komplexität des diagnostischen und therapeutischen Spektrums sowie der ausgeprägten Bürokratie des Gesundheitssystems zu entscheiden, welche medizinischen Leistungen sie in Anspruch nehmen sollten, wie sie mit den Symptomen am besten umgehen oder welcher Lebensstil ihre Gesundheit fördert. Diese Defizite in der Versorgung chronisch Kranker sind zum großen Teil auf die starke Zersplitterung des deutschen Gesundheitssystems zurückzuführen. Nebeneinander stehen nicht nur der ambulante, stationäre, pflegerische und sonstige soziale Bereich, sondern auch die fachspezifischen „Silos" des ambulanten bzw. stationären Bereichs. Durch die historisch gewachsene Spezialisierung der medizinischen Leistungserbringung entstanden mehrere Sektoren nebeneinander, die durch ihre starren Bürokratie und Kommunikationswege nur geringe Interaktionen mit den anderen Sektoren vorsehen (Schultz et al. 2011). Dazu kommt die Abrechnungsproblematik von medizinischen Leistungen. Die nach Sektoren getrennten Budgets bergen Unsicherheiten der Finanzierung von sektorenübergreifender Zusammenarbeit und stellen somit eine große Hürde dar. Diese Struktur des Gesundheitswesens steht einer bedarfsgerechten und patientenzentrierten Versorgung chronisch kranker Menschen entgegen.

Ziel sollte es sein eine Versorgungsstruktur zu schaffen, die eine – unter den verschiedenen Leistungserbringern des ambulanten, stationären und pflegerischen Sektors unter Einbezug unterstützender Dienstleistungen – abgestimmte und aufeinander aufbauende Therapie des Patienten sicherstellt. Der Versorgungsprozess einer bestimmten Indikation, wie beispielsweise der chronischen Herzinsuffizienz, muss sich einerseits an den evidenzbasierten Leitlinien der Medizin orientieren und andererseits die Bedürfnisse der Patienten beachten.

Dabei müssen die bürokratischen und kommunikationsbedingten Barrieren des Gesundheitswesens überwunden werden. Dies gelingt eher in einem dezentralen, regionalen Kontext. Die Steuerung eines bedarfsgerechten Versorgungsmanagements ist sehr komplex, da das Angebot an medizinischen, therapeutischen und sozialen Möglichkeiten und

Kapazitäten in seinem Aufkommen dynamisch ist. Die notwendige Steuerung der Gesamtversorgung und der individuellen Austauschbeziehungen sind im regionalen Kontext einfacher und unbürokratischer zu regeln als in einem überregionalen Konzept und legen somit eine regionale Lösung nahe. Innerhalb einer Region sollten niedergelassene und stationäre Ärzte, wie auch Pflegekräfte und weitere unterstützende Dienstleister in ein Versorgungsnetzwerk eingebunden werden. Dazu bedarf es der Transparenz der regional vorhandenen Kompetenzen und ggf. Versorgungslücken.

Telemonitoring hat das Potenzial, die Infrastruktur für die arbeitsteilige, sektorenübergreifende Versorgung chronisch Kranker zu bilden und die Koordination des Gesamtprozesses und die Unterstützung der handelnden Akteure, inkl. des Patienten, zu ermöglichen (Pelleter 2012).

A.1 Versorgungsprozess mit eingebundenem Telemonitoring

Im Fokus der Therapie chronisch Kranker steht die Behandlung durch den betreuenden Arzt. Hier folgt der Vorstellung des Patienten zunächst die Einstellungsphase, welche die Anamnese, die notwendigen Untersuchungen, die Diagnose, die Risikostratifizierung sowie gegebenenfalls in Abstimmung mit einem Facharzt die Aufstellung des Therapieplans umfasst. Anschließend findet die eigentliche, vorwiegend medikamentöse Therapie statt, die im weiteren Verlauf je nach individuellem Auftreten der Symptome kontinuierlich angepasst wird. Wichtig für die Implementierung eines Telemonitoring ist, dass nicht nur der Patient selbst umfassend über das Telemonitoring-Programm aufgeklärt wird, sondern dass die involvierten medizinischen und nicht-medizinischen Leistungserbringer von Beginn an in den telemedizinischen Behandlungsprozess mit einbezogen und in strukturierter Form über den Ablauf des Programms informiert werden. Durch die kontinuierlichen Rückspiegelungen des Gesundheitszustandes an den behandelnden Arzt, den Facharzt und beispielsweise die Pflegekräfte bleibt ein stetiger Informationsaustausch gewährleistet. Zudem können diese bei Bedarf auf die Informationen des Telemonitoring zurückgreifen. Auf Basis der erweiterten Wissensbasis werden die verschiedenen medizinischen Fachbereiche verknüpft, ohne die häusliche Situation – die vom Pflegepersonal oder von Angehörigen teilweise besser eingeschätzt werden kann – zu vernachlässigen. Darüber hinaus haben Patienten selbst die Möglichkeit, sich bei technischen, organisatorischen oder medizinischen Fragen an den betreuenden Anbieter zu wenden.

Der Telemonitoring-Anbieter begutachtet eingehende Vitalparameter (Telemonitoring) und betreut Patienten durch medizinisch ausgebildetes Fachpersonal (Telecoaching). Dabei gehen die vom Patienten oder betreuenden Arzt erhobenen Daten und Befunde zunächst im Telemonitoring-Zentrum ein und werden unter Berücksichtigung von Anamnese-Daten wie Alter, Geschlecht, Begleitkrankheiten, Risikofaktoren oder Prämedikationen ausgewertet. Werden dabei individuell festgelegte Grenzwerte unter- bzw. überschritten, wird sofort ein Alarm ausgelöst, so dass umgehend therapeutische Maßnahmen eingeleitet werden können. Alle Daten, Ereignisse sowie Interaktionen werden dokumentiert, so dass eine Basis für die weiteren qualitätssichernden Maßnahmen geschaffen wird. Neben der Überwachung der Vitaldaten werden das Vertrauen und die aktive Mitarbeit der Patienten oder der Angehörigen durch regelmäßige Anrufe gestärkt. Dabei sollen beispielsweise Verhaltensänderungen angestoßen werden, um die Lebensqualität der Patienten zu steigern. Gemeinsam mit Ärzten und Pflegepersonal kann ein Trainings- und Ernährungsprogramm erarbeitet werden, das von dem Telemonitoring-Anbieter begleitet wird. Zudem sollte es Ziel sein, Patienten mit Blick auf ihre individuellen Wissensdefizite rund um die chronische Erkrankung zu schulen. Medizinische Zusammenhänge, Fragen zur Medikation und zum Lebensstil, aber auch der Umgang mit der verwendeten Technik für das Telemonitoring werden den Patienten vermittelt. Letztlich soll den Patienten zu einem sicheren und eigenverantwortlichen Umgang mit ihrer Erkrankung verholfen werden (Pelleter 2012).

Alle klinisch relevanten Vorgänge, die evidenzbasierten Empfehlungen und die daraus resultierenden ärztlichen Handlungen werden stets an die Patienten und an deren betreuenden Arzt berichtet. Darüber hinaus werden, abgeleitet aus den Ergebnismessungen, kontinuierlich statistische Auswertungen erstellt, die neben einer Analyse der Prozess-Ergebnis-Beziehungen auch eine Weiterentwicklung von Versorgungsstandards ermöglichen. Aus den dort hinterlegten Informationen sowie aus den gewonnenen Erfahrungen lassen sich nicht nur Rückschlüsse auf eine Verbesserung der Prozesse ziehen, sondern auch die bestehenden Behandlungsstandards weiterentwickeln und daraus abgeleitet neue Leitlinien formulieren. Diese bilden die Basis für das Wissensportal, in welchem auch Evaluationsergebnisse, aggregierte Informationen über die Epidemiologie, Prävention, Pathologie sowie die klinische und ökonomische Effektivität der Behandlungsmethoden hinterlegt sind.

A.2 Status Quo und Potenziale des Telemonitoring

Seit einigen Jahren beschäftigen sich unterschiedliche Akteure des Gesundheitswesens mit der Entwicklung und Erprobung telemedizinischer Anwendungen. Damit wird eine intensive und engmaschige Betreuung sichergestellt. Einerseits kann das Telemonitoring der Rehabilitation nach einem Akutereignis dienen, indem Patienten nach Entlassung aus dem Krankenhaus auch im häuslichen Umfeld weiter umfassend betreut werden. Auf Basis der analysierten Daten wird die Therapie der Patienten kontinuierlich angepasst. Durch den Zugang zu ärztlichem Wissen und darauf aufbauenden Handlungsempfehlungen ist eine adäquate Betreuung der Patienten in ihrem häuslichen Umfeld möglich. Andererseits kann die Sekundärprävention von chronisch Kranken unterstützt werden, indem beispielsweise Schulungen zu einer größeren Eigenverantwortung der Patienten beitragen und die telemedizinisch erhobenen Daten eine lückenlose Transparenz des Gesundheitszustands und damit ein gezieltes Eingreifen in Behandlungsregime erlauben (Friedrich et al. 2009).

Telemonitoring ermöglicht eine sektorenübergreifende Versorgung, in der ambulante, stationäre und rehabilitative Versorgungsstrukturen miteinander verknüpft werden. Durch die professions- und sektorenübergreifende Dokumentation des Krankheitsverlaufs in einer

Patientenakte trägt Telemonitoring dazu bei, Qualität und Effizienz der Behandlung optimal zu gestalten. Durch die Abstimmung aller Beteiligten werden kostenintensive Suchprozesse, Mehrfachuntersuchungen, Wartezeiten oder unnötige Krankenhausaufenthalte reduziert. Verschiedene Studien belegen die positive Wirkung der Telemedizin auf Qualität und Wirtschaftlichkeit der medizinischen Versorgung. Insbesondere Telemonitoring-Dienstleistungen mit dem Fokus auf chronische Krankheiten, wie Herz-Kreislauf- oder pneumologische Erkrankungen, bergen die Chance, durch kürzere Wartezeiten, weniger Arztbesuche und Krankenhausaufenthalte das Gesundheitssystem zu entlasten und gleichzeitig durch größere Sicherheit und Compliance der Patienten sowie eine höhere diagnostische Qualität die medizinische Versorgung zu verbessern (Ekeland et al. 2010).

Trotzdem stößt die operative Umsetzung des Telemonitoring immer noch auf Probleme. Eine große Schwierigkeit stellt die mangelnde Interoperabilität der vielen eigenständigen technischen Komponenten dar. Zahlreiche Unternehmen haben jeweils ihre eigenen Lösungen für einzelne Komponenten einer Telemonitoring-Gesamtlösung entwickelt, ohne deren Zusammenspiel im Gesamtsystem zu beachten. Interoperabilitätsprobleme treten auch im Zusammenspiel mit den stationären und ambulanten Primärsystemen auf. Insbesondere im ambulanten ärztlichen Bereich hat sich eine Vielzahl an unterschiedlichen Primärsystemen herausgebildet. Die an den Sektorengrenzen endenden IT-Lösungen und deren mangelnde Kompatibilität führen zu einer gesteigerten Unsicherheit bei Anwendern. Darüber hinaus bringt die unzureichende Interoperabilität der von unterschiedlichen Akteuren entwickelten Prozesse und technischen Komponenten ein erhöhtes Investitionsrisiko mit sich, das zu einer abwartenden Haltung von Investoren führt und eine Weiterentwicklung des Marktes behindert (Reiter et al. 2011). Die derzeit teilweise unausgereiften Schnittstellenlösungen schränken zudem reibungslose Prozessabläufe und Datentransfers ein, z.B. in der Interaktion mit Praxis- und Krankenhausinformationssystemen. Nicht nur die Hersteller sind dabei an einer schnellen Einigung auf technische Standards und Normen interessiert, sondern auch die Ärzte sind auf einen reibungslosen Ablauf der Prozesse und Datentransfers angewiesen. Schließlich sehen auch die Kostenträger die Interoperabilität als notwendige Voraussetzung an, um den bundesweiten Einsatz sowie eine Vergleichbarkeit der Systeme zu ermöglichen.

Um die erforderliche Interoperabilität voranzutreiben, bedarf es zunächst der Verständigung auf einheitliche Standards. Entsprechende Bemühungen sind bereits zu beobachten, sie gehen jedoch mit langwierigen und diffizilen Abstimmungsprozessen einher. Der stark gesplittete Markt stellt zwar eine große Herausforderung für die Hersteller dar, gleichzeitig bietet er auch die Chance zur entscheidenden Bündelung von Marktkräften durch eine Einigung auf einige wenige international geltende Spezifikationen. Dazu muss die bürokratische Kruste der einzelnen Sektoren aufgebrochen werden. Eine Interoperabilität verschiedener Komponenten im Telemonitoring-System kann nur durch die Zusammenführung und Einigung auf allgemein akzeptierte Standards und Normen gewährleistet werden.

Da verschiedene Interessengruppen an der Einführung und letztlich der aktiven Nutzung telemedizinischer Dienstleistungen beteiligt sind, ergibt sich ein heterogenes Bild der

Potenziale und sektorenimmanenten Regelungen. Grundlegend ist, dass Telemonitoring die klassischen Prozesse der medizinischen Leistungserstellung verändert und somit auch in die klassischen Rollenverständnisse eingreift. Die folgenden Abschnitte beleuchten die Potenziale und Barrieren aus Sicht ausgewählter Stakeholder innerhalb des Gesundheitssystems.

A.2.1   Perspektive der Patienten

Die Informationstechnologie erleichtert es Patienten, sich Wissen über ihre Krankheiten und die Qualität von Behandlungen anzueignen (Dietrich 2007). Damit steigt ihr Bedürfnis, eine tragende Rolle in ihrer Gesundheitsversorgung zu spielen. Gleichzeitig wächst das diagnostische und therapeutische Spektrum der modernen medizinischen Versorgung. Der Patient steht trotz seines Wissenszuwachses einem intransparenten und komplexen System aus Möglichkeiten, Regelungen und Akteuren gegenüber. Entscheidenden Einfluss auf die Akzeptanz von Telemonitoring-Angeboten hat der von den Patienten wahrgenommene Nutzen (Schultz 2005).

Ziel der Patienten ist es, ihren Gesundheitszustand zu verbessern bzw. zu erhalten und ihr gesundheitliches Risiko so gering wie möglich zu halten. Die Überwachung von Vitalparametern und die damit einhergehende intensive, engmaschige Betreuung vermitteln den Patienten ein Sicherheitsgefühl. Da es sich beim Telemonitoring um einen ganzheitlichen Betreuungsansatz handelt, der über die reine Datenübertragung hinausgeht, wird der Patient in seiner gesundheitlichen und sozialen Gesamtsituation betrachtet. Dabei wird eine qualitativ hochwertige Versorgung über eine räumliche Distanz sichergestellt. Dem Patienten werden zeitintensives Warten bei Ärzten oder auf Befunde und lange Wege zu Ärzten erspart. Durch die kontinuierliche Erhebung von Messdaten wird ein rechtzeitiges Erkennen von relevanten Veränderungen des Gesundheitsstatus der Patienten ermöglicht, was zu einer stark individualisierten Therapie führt, bei der Therapierisiken verringert werden können. Krankenhausaufenthalte können verkürzt oder gar verhindert werden (Schmidt 2009). Zudem erfahren die Patienten ihre Versorgung als sektorenübergreifenden Prozess. Die Komplexität des Systems wird durch den klaren Versorgungsprozess verringert und transparent gestaltet. Die Koordination des Therapieverlaufs erfolgt in Absprache mit den beteiligten Akteuren durch den Telemonitoring-Anbieter. Zusätzlich eröffnen Telemonitoring-Lösungen die Chance, Patienten eine stärkere Eigenverantwortung zu vermitteln. Sie werden aktiv in den Behandlungsprozess einbezogen und geschult, mit ihrer eigenen Krankheit umzugehen. Somit senkt Telemonitoring auch die durch Komplexität und bürokratische Strukturen entstehenden Suchkosten der Patienten.

Jedoch stellen sich der aktiven Nutzung von Telemonitoring auch Barrieren entgegen. Die Nutzung der neuen Technologie ist für technikunerfahrene oder gar technikaverse Patienten ungewohnt und wird mit Misstrauen betrachtet. Für viele Patienten hat der direkte Kontakt zu Ärzten oder zu Pflegekräften eine bedeutsame soziale Komponente. Die Fürsorge, die Zuwendung und der erfahrene Zuspruch sind bereits Bestandteil der Therapie. Der Sorge einer „Technisierung" und „Entpersonalisierung" der Versorgung kann positiv begegnet werden, da die bessere Kenntnis über die individuellen Bedarfe den primären Kontakt mit den behandelnden Ärzten aufwertet. Auf diese Weise werden die Potenziale des Telemonitoring mit den Vorzügen der persönlichen Behandlung durch den Arzt kombiniert. Ein gut geschultes Personal in den Telemonitoring-Zentren kann dazu beitragen, auch auf weitergehende Bedürfnisse der Patienten im Telefongespräch einzugehen. Es gilt daher, die Angst vor den Unsicherheiten und vermeintlichen Risiken zu nehmen und den Patienten dabei zu helfen, ein nachhaltiges Vertrauensverhältnis zu den Telemonitoring-Anbietern aufzubauen. Zudem wird Patienten die Unsicherheit und Zurückhaltung genommen, wenn die behandelnden Ärzte Telemonitoring akzeptieren und durch ihre eigene Arbeit unterstützen.

Die aktive Mitarbeit des Patienten bildet im Telemonitoring eine wichtige Voraussetzung für den Erfolg der Intervention und für die Optimierung von Qualität und Effizienz. Damit der Patient den Umgang mit der neuen Technik erlernt und ggf. seinen Alltag entsprechend anpasst, muss der Patient im Umgang mit seiner Krankheit geschult und für eine bewusste Änderung bestimmter gesundheitsschädlicher Verhaltensweisen sensibilisiert werden. Liegt der Schwerpunkt hingegen auf der kontinuierlichen Überwachung von Vitalparametern, wird der Patient aktiv in die Übermittlung der Daten eingebunden. Während die bislang in den Pilotprojekten eingeschlossenen Patienten in der Regel eine hohe Compliance aufweisen, da sie sich freiwillig für eine Teilnahme an einem entsprechenden Programm gemeldet haben, werden längerfristig auch weitere Patientengruppen gewonnen werden müssen, damit so eine Ausweitung der telemedizinischen Anwendungen auf breitere Indikationen gelingt. Die Herausforderung liegt darin, den unterschiedlichen Ansprüchen der Patienten gerecht zu werden sowie eine geeignete und auf die jeweiligen Bedürfnisse ausgerichtete Ansprache zu wählen. So müssen u.a. das Alter, der Bildungsstand sowie eventuell vorhandene Komorbiditäten berücksichtigt werden.

A.2.2   Perspektive der Ärzte

Die niedergelassenen Ärzte bilden die Schnittstelle zwischen den Patienten und dem Telemonitoring-Anbieter. Sie sind direkte und persönliche Ansprechpartner und haben ein gewachsenes Vertrauensverhältnis zu ihren Patienten. Diese Arzt-Patienten-Beziehung bleibt mit Implementierung eines Telemonitoring bestehen, da der niedergelassene Arzt stets erster Ansprechpartner für den Patienten ist. Die Rolle des Telemedizin-Zentrums besteht in einer unterstützenden Funktion der Primärversorger, insbesondere durch eine engmaschigere Erhebung der medizinisch relevanten Daten. Bei Bedarf empfiehlt es den Besuch des behandelnden Arztes oder im Notfall auch die Einlieferung in eine Klinik. Bürokratische Informationspflichten, wie die Dokumentation der Daten und die Koordinierung des Versorgungsprozesses der Patienten werden den Ärzten abgenommen und vom Telemonitoring-Anbieter übernommen. Der Arzt kann bei Untersuchungen auf ein umfassendes Datenmaterial zurückgreifen, das den Patienten in verschiedenen Lebenslagen – auch in seinem häuslichen Umfeld – widerspiegelt. Durch die ganzheitliche Informationsbasis ermöglicht Telemonitoring eine qualitativ hochwertige Diagnose und eine individuelle Anpassung der Therapie.

Der Arzt kann sich auf das Wesentliche – den Patienten – konzentrieren. Zudem trägt das Telemonitoring durch Schulungen zu einem stärkeren Gesundheitsbewusstsein der Patienten bei. Diese sind bereit, selbst Verantwortung für sich zu übernehmen. Letztlich gewinnen insbesondere in der flächendeckenden Versorgung von ländlichen Regionen telemedizinische Konzepte angesichts des dort herrschenden Ärztemangels an Bedeutung.

Auch die koordinierte Überleitung in die Krankenhäuser und wieder zurück in den Alltag wird durch Telemonitoring erleichtert. Zum einen werden durch die Überwachung der Vitalparameter unnötige Krankenhausaufenthalte verhindert. Zum anderen wird der behandelnde Arzt des Krankenhauses in den Prozess nach der Entlassung einbezogen, so dass stationäre und ambulante Versorgung miteinander verzahnt und die bürokratischen Gräben zwischen den Sektoren aufgeweicht werden. Die Kompetenz des stationären Arztes sowie die Erfahrungen mit den Patienten im Krankenhaus geben wertvolle Impulse für den weiteren Verlauf der Therapie.

Jedoch stehen niedergelassene Ärzte der Einführung eines Telemonitoring auch mit Bedenken gegenüber. Zunächst bestehen Unsicherheiten bezüglich der Abrechenbarkeit bestimmter Leistungen. Durch die strenge Teilung der Budgets nach Sektoren sind die Anreize der sektorenübergreifenden Leistungserbringung gering. Ärzten müssen überzeugt werden, dass sie keinesfalls einen Patientenverlust an einen vermeintlichen Wettbewerber erleiden, sondern vielmehr in Kooperation mit mehreren Leistungserbringern – Pflege, Krankenhäuser oder Telemonitoring-Anbieter – eine effizientere Gesundheitsversorgung ihrer Patienten erreichen und sogar eine Entlastung bei den eigenen alltäglichen Praxisprozessen erfahren können.

Im stationären Bereich ist ein latentes Spannungsverhältnis zu beobachten. Die überregional unabhängig fungierenden Telemonitoring-Anbieter stehen in latenter Konkurrenz zu dem Bestreben der Krankenhäuser, selbst stärkeren Einfluss auf den ambulanten Markt auszuüben. Daher bevorzugen die Kliniken ggf. eigene Angebote bzw. Kooperationslösungen, um alle Gesundheitsdienstleistungen regional und aus einer Hand anbieten zu können. Die regionale Verankerung der Krankenhäuser könnte den Aufbau eines Netzwerkes erleichtern. Die stationäre Kompetenz der Krankenhäuser kann die ambulante Leistungserbringung bereichern. Austausch- und Vergütungsbeziehungen sind regional leichter steuer- und koordinierbar, so dass sich im Sinne der §§ 140 oder 116 SGB V Abrechnungsmöglichkeiten zwischen den Leistungserbringern eröffnen.

Wichtiges Element bei der Implementierung von Telemonitoring ist der Kooperationswille der Ärzte – insbesondere die Bereitschaft zur Veränderung von Praxisalltags- und Behandlungsprozessen. Die Offenheit gegenüber Neuem (Innovationsbereitschaft) ist dabei insofern von Bedeutung, als der größte Nutzen des Telemonitoring in einer Qualitäts- und Effizienzverbesserung durch die Verbesserung des intersektoralen Versorgungsprozesses besteht. Es bedarf daher der aktiven Mitarbeit aller Beteiligten sowie der Integration der telemedizinischen Betreuung in die Behandlungsprozesse (Schultz 2009). Die Einbindung der Ärzte in die ganzheitliche, durch Telemonitoring unterstützte Betreuung geht anfänglich mit einem hohen Implementierungsaufwand einher. Eine solche Kooperation bedeutet neben dem Erlernen des Umgangs mit neuen Technologien und Teilnahmen an Schulungen auch eine Integration entsprechender Software in die bestehende IT-Infrastruktur der Praxis und eine Umstellung von Routineprozessen. Dies stellt ambulante Leistungserbringer insbesondere in ländlichen Gebieten angesichts mangelnder Ressourcen häufig vor hohe Herausforderungen. Es ist daher nicht nur eine intensive Aufklärungsarbeit notwendig, um die Innovationsbereitschaft der Ärzte zu stärken, sondern auch die Entwicklung möglicher Finanzierungsmodelle. Die Kommunikation der Leistungspotenziale und der Wirtschaftlichkeit von Telemonitoring muss sich dabei stark an den spezifischen Bedürfnissen der Ärzte orientieren. Wichtig sind in dem Zusammenhang auch eine angemessene Risikoverteilung der finanziellen Investition sowie die Schaffung geeigneter Abrechnungsmodalitäten der telemedizinischen Leistungen, so dass Aufwand und wirtschaftlicher Nutzen im Einklang stehen.

Aus Sicht der niedergelassenen Ärzte ist schließlich die Thematik der hohen Datenschutzanforderungen gerade im Praxisalltag hoch relevant. Gefordert wird dabei eine pragmatische Lösung, die den Alltag nicht durch weitere bürokratische Regelungen behindert und trotzdem die regional teilweise unterschiedlichen Anforderungen an den Datenschutz einhält. Hier gilt es, eine Vielzahl an offenen Detailfragen, die z.B. die nochmalige Validierung übermittelter Diagnosen oder die Reichweiten von Überprüfungspflichten betreffen, durch eine explizite Klärung der Datensicherheitsanforderungen zu beantworten.

A.2.3 Perspektive der Pflege

Die Perspektive der Pflegekräfte ähnelt in vielen Punkten den Standpunkten der Ärzte. Durch den intensiven persönlichen Kontakt und die Fürsorge bildet sich ein besonderes Vertrauensverhältnis zwischen Patienten und Pflegekräften heraus. Häufig sind die Pflegekräfte über den psychischen und physischen Zustand der Patienten sehr gut informiert. Dieses Wissen geht jedoch aufgrund von Defiziten in der Koordination und Kommunikation zwischen den Sektoren verloren. Zwar haben Pflegekräfte umfangreiche Dokumentationspflichten, jedoch erreicht die Dokumentation den Arzt höchstens nach einer zeitlichen Verzögerung. Bürokratische Hürden, wie das Warten auf Verordnungen für die Krankenpflege, kosten Pflegekräfte viel Zeit, die nicht mehr für die Fürsorge der Patienten genutzt werden kann. Therapieänderungen im Zuge einer Entlassung aus dem Krankenhaus oder in Folge eines Arztbesuches erreichen die Pflegekräfte meist erst direkt vor Ort. Als Folge treten Effizienzprobleme auf, die sich in einer verminderten Ergebnis- und Prozessqualität niederschlagen, Versorgungsdiskontinuitäten und letztlich Behandlungsfehler nach sich ziehen (Moore et al. 2003). Telemonitoring birgt das Potenzial, den Wissenstransfer zwischen den beteiligten Leistungserbringern schnell und effektiv zu gestalten, so dass die Therapie der Patienten entsprechend angepasst werden kann. Zudem kann eine verbesserte Koordination zwischen Krankenhaus – Arzt – Pflege und sonstigen medizinischen Leistungserbringern innerhalb eines Netzwerkes unterstützt werden. Behandlungs- und Therapieprozesse werden fachübergreifend gesteuert, so dass organisatorische, ökonomische oder medizinische Probleme schnell und eindeutig identifiziert und überwunden werden können (Schlueter 2007). Unter diesen Voraussetzungen werden Pflegekräfte bereits im Vorfeld über den Zustand der Patienten gut informiert, sie erhalten einen Überblick über notwendige Hilfs- und Arzneimittel und können sich vor allem um die Pflege der Patienten kümmern.

Auch im Pflegebereich müssen klare Abrechnungsbestimmungen zu einer Finanzierung des Telemonitoring beitragen. Auch hier darf die „Technisierung" der Medizin nicht den persönlichen Kontakt zum Patienten ersetzen. Auch hier bedarf es einer Umstellung der bisherigen Routineprozesse. Auch hier gelingt eine Implementierung von Telemonitoring, wenn die Pflegekräfte aktiv in den Prozess eingebunden werden. Letztlich ist es in einem ganzheitlichen Versorgungsprozess von enormer Bedeutung, das Wissen der Pflegekräfte um die Patienten zu nutzen.

A.2.4 Perspektive der Krankenkassen

Die Potenziale des Telemonitoring wurden in den vorhergehenden Abschnitten ausführlich beleuchtet. Der vielfältige Nutzen, der sich für den Patienten, für die Ärzte und die Krankenhäusern ergibt, ist auch für die Krankenkassen von großer Bedeutung. Ein ganzheitliches, sektorenübergreifendes Versorgungskonzept verringert die bürokratischen Hürden der Patientenversorgung und konzentriert die Arbeit der Ärzte auf ihre wesentliche Aufgabe: die Therapie der Patienten. Damit wird eine hohe Qualität der Versorgung sichergestellt. Zudem regt die Begleitung durch Telemonitoring die Patienten an, mehr Eigenverantwortung in ihrer Gesundheitsgestaltung zu übernehmen. Durch die Verkürzung oder gar Vermeidung von Krankenhausaufenthalten können die Ausgaben, insbesondere für die Behandlung chronisch Kranker, gesenkt werden. Letztlich trägt Telemonitoring dazu bei, den flächendeckenden Versorgungsauftrag trotz eines bestehenden oder drohenden Ärzte- und Pflegekräftemangels zu gewährleisten.

Jedoch ist Telemonitoring bisher nicht im Leistungskatalog der Krankenkassen vorgesehen. Als wichtige Voraussetzung für die Aufnahme gilt die Durchführung evidenzbasierter Studien, die den klaren Nutzen der telemedizinischen Versorgung gegenüber der konventionellen Versorgung – also einen medizinischen Patientennutzen bei gleichzeitiger Kostenersparnis – zeigen. Bisher sind die Evidenznachweise widersprüchlich. Um den Patientenschutz umfassend zu gewährleisten, dürfen ausschließlich Leistungen in den Leistungskatalog der Kassen aufgenommen werden, deren Nutzen nachgewiesen worden ist. Zwar liegen bereits zahlreiche Studien und Erfahrungsberichte vor, diese weisen jedoch aus Sicht der Kostenträger erhebliche Schwachstellen auf. Insbesondere werden eine zu geringe Evidenzklasse sowie eine mangelnde Unabhängigkeit angeführt. Die schwierige Vergleichbarkeit vieler Studien wird ebenfalls bemängelt. Es ist zu vermuten, dass Telemonitoring-Ansätze sehr heterogen gestaltet werden und die komplexen Effekte sich erst langfristig manifestieren. Klassische Evaluierungsansätze aus der Medizintechnik und aus dem pharmazeutischen Bereich und die damit einhergehenden Anforderungen an das Studiendesign werden dem ganzheitlichen Versorgungsmanagement-Ansatz des Telemonitoring nur bedingt gerecht. Daher müssen klare und verbindliche Anforderungen an klinische und gesundheitsökonomische Studien definiert werden, die neben Qualitäts- auch

Effizienzeffekte abdecken. Zudem ist die Evaluierung von patientenzentrierten Faktoren wichtig, wie z.B. Lebensqualität, Compliance oder Patientenzufriedenheit. Liegen nach der Durchführung der geforderten Studien schließlich positive Resultate vor, die den Nutzen des Telemonitoring belegen, kann ein Zulassungsverfahren über den Gemeinsamen Bundesausschuss initiiert werden, so dass schließlich Telemonitoring in den Regelleistungskatalog aufgenommen wird.

A.3 Einbettung des Telemonitoring in ein Versorgungsmanagement

Innerhalb eines Versorgungsnetzwerkes arbeiten Leistungserbringer intersektoral und interdisziplinär zusammen, um eine patientenorientierte, koordinierte und interdisziplinäre Versorgung für die Patienten sicherzustellen. Insbesondere chronische und multimorbide Erkrankungen erfordern die Zusammenarbeit einer Vielzahl medizinischer Leistungserbringer. Durch den Zusammenschluss in einem regionalen Versorgungsnetz werden medizinische Dienstleistungsbündel mit Blick auf den regionalen Bedarf definiert und auf dem regionalen Markt angeboten.

Angelehnt an den § 140 a-d SGB V können zugelassene Leistungserbringer, wie versorgungsberechtigte Krankenhäuser, ambulante und stationäre Reha-Einrichtungen sowie einzelne bzw. Gemeinschaften von Vertragsärzten, Zahnärzten oder sonstige Leistungserbringer (Masseure, Krankengymnasten, Apotheker), vertraglich in ein Versorgungsnetzwerk integriert werden. Die einzelnen Leistungserbringer nutzen ihre lokale Kompetenz und ihre Informationen, um schlüssig aufeinander abgestimmte Behandlungskonzepte und Leitlinien zu entwickeln. In diesem systematischen Versorgungsmanagement bauen die Diagnose-, Behandlungs- und Therapieschritte aufeinander auf und adressieren den individuellen regionalen Markt. Das regionale Netzwerk kann ohne Beteiligung der Kassenärztlichen Vereinigung einen Versorgungsvertrag mit einer Krankenkasse über die Behandlung der Versicherten abschließen. Die Ressourcenverteilung und Vergütung muss innerhalb des Netzwerkes vertraglich geregelt werden. Die Vergütung bestimmt neben anderen Faktoren – wie Image oder Wissensdurst – die Attraktivität eines Versorgungsnetzwerkes für Leistungserbringer. Soll die Vergütung ein Anreiz für die inhaltliche Umsetzung des Versorgungsmanagements sein, sollte die Qualität der Leistung eine Auswirkung auf die Höhe der Leistungsvergütung haben (Schultz et al. 2006). Beispielsweise bietet sich die Einrichtung eines pay for performance Modells an. Innerhalb des Netzwerkes sollten Qualitätsindikatoren festgelegt werden, die sich an den abgestimmten Behandlungskonzepten und Leitlinien orientieren. Die individuelle Leistung der beteiligten Akteure wird anhand dieser Indikatoren bewertet, wobei besonders gute Leistungen honoriert und schlechte Leistungen durch einen Malus sanktioniert werden (Reichwaldt et al. 2011).

Jedoch wächst mit der Anzahl der Akteure und ihrer Heterogenität der Abstimmungs- und Koordinationsbedarf. Neben einer Vielzahl zu integrierender Aufgaben muss auf das Wechselspiel bestehender Strukturen und auf individuelle informationstechnische Systeme Rücksicht genommen werden (Zippel-Schultz et al. 2005). Eine gemeinsame Strategie und gemeinsame Ziele können den Integrationsprozess vereinfachen. Diese leiten die Handlungen der einzelnen Akteure im Sinne des Netzwerkes, schaffen Vertrauen der Akteure untereinander und ermöglichen eine einfachere Koordination (Heugens 2005).

Der Erfolg eines Versorgungsnetzwerkes ist eng verbunden mit der Intensivierung des Informationsaustausches zwischen den beteiligten Akteuren. Einrichtungsübergreifende Behandlungsleitlinien sowie die Sicherstellung der Versorgungsqualität sind ohne den Einsatz moderner Informations- und Kommunikationssysteme nicht effizient möglich (Hellrung 2011). Um verlässliche diagnostische, therapeutische oder andere Entscheidungen treffen zu können, muss der Zugriff auf relevante Daten gewährleistet sein. Ein Telemonitoring-Anbieter kann diese Informationsplattform bereitstellen und die zentrale Rolle der Planung, Überwachung und Steuerung von Daten innerhalb eines Netzwerkes – in Abstimmung mit den beteiligten Akteuren – übernehmen. Der Telemonitoring-Anbieter stellt in dem Netzwerk die Einhaltung der Behandlungspfade sicher, da er die Informationen eines jeden Patienten innerhalb der jeweiligen Patientenakte dokumentiert und die Patienten durch die Therapie führt. Zusätzlich werden je nach Therapie und Bedarf weitere Daten zu den Patienten erhoben, die eine kontinuierliche Betreuung der Patienten auch im häuslichen Umfeld gewährleisten und den Ärzten als Informationsquelle für genauere Diagnosen dienen.

Versorgungsnetzwerke können jedoch nur dann erfolgreich sein, wenn die damit verbundenen organisatorischen Umstellungen durch die beteiligten Ärzte akzeptiert werden. Aus dem Kleinunternehmer, der alle Prozesse in seiner Praxis selbst bestimmen kann, muss ein Teamplayer unter Vielen in einem größeren Netzwerk werden. Fragen nach der Verteilung von Kosten und Erlösen müssen geklärt werden und führen letztlich auch zu einer neuen Machtverteilung im Netzwerk. Krankenkassen müssen für Selektivverträge gewonnen und deren Versicherte adäquat versorgt werden – effektiver oder effizienter als in der Regelversorgung, im Idealfall beides. Ärzte und deren Angestellte müssen zur Mitarbeit im Netzwerk motiviert werden. Es gilt, Durststrecken zu überwinden, da anfangs häufig der Aufwand den Nutzen des Netzwerks überwiegt, gerade wenn Investitionen in eine gemeinsame Infrastruktur getätigt werden müssen. Vertrauen untereinander muss aufgebaut werden, aber kann im Gegenzug auf Kontrollmaßnahmen und vertragliche Regelungen für das geregelte Zusammenwirken völlig verzichtet werden? Sollten ergänzend finanzielle Anreizsysteme implementiert werden? Wie stark sollten administrative und medizinische Leitlinien eingesetzt werden, um die Netzwerkarbeit zu regulieren? Diese und weitere Fragen stellen Konfliktpotenzial dar und wurden bisher durch viele Netzwerke in der anfänglichen Gründungseuphorie unterschätzt. So zeigen Bogenstahl und Schultz (2011), dass in Netzwerken vor allem Vertrauensaspekte sowie die Zusammenarbeitsqualität, die sich im Informations- und Kommunikationsverhalten der Akteure widerspiegelt, einen großen Einfluss auf den Erfolg des Netzwerks haben. Ferner spielt ein professionelles Netzwerkmanagement eine zentrale Rolle, das Aufgaben wie das Etablieren einer IuK-Infrastruktur, die Herstellung von Leistungs-Transparenz und das Vertragsmanagement übernehmen muss. In erfolgreicheren Netzwerken besitzt das Netzwerkmanagement signifikant höheren Einfluss. Abschließend wurde deutlich, dass sowohl medizinische als auch administrative Prozessstandards (Leitlinien) relevant sind. Allerdings wirken diese nur dann positiv auf den Netzwerkerfolg ein, wenn diese gemeinsam mit den beteiligten Ärzten erstellt und implementiert worden. Das gelingt nur in regionalen Kontexten.

A.4 Telemonitoring-Konzept für das Versorgungsmanagement chronisch Kranker

Trotz eines Anstiegs chronischer Erkrankungen innerhalb der deutschen Bevölkerung ist es dem deutschen Gesundheitssystem bisher nicht gelungen, eine an die Bedürfnisse der Patienten angepasste, qualitativ hochwertige und effiziente Versorgung chronisch Kranker sicherzustellen. Die Probleme zeigen sich vor allem in einer unzureichenden Koordination der Sektoren und Professionen des Gesundheitswesens, einer mangelnden Kommunikation zwischen den beteiligten Akteuren und einer geringen Beteiligung der Patienten an ihrer eigenen Versorgung (Schoen et al. 2011). Durch verkrustete bürokratische Strukturen der Sektoren, entsteht ein diskontinuierlicher Versorgungsprozess, in dem Leistungen mehrfach erbracht werden, Krankenhausaufenthalte teilweise unnötig sind, vorhandene Leitlinien vernachlässigt und durch weitere Aufwände vermeidbare Kosten verursacht werden (Cleland et al. 2002). Zudem stehen Patienten einer unüberschaubaren Komplexität an diagnostischen und therapeutischen Möglichkeiten gegenüber, die selbst für Experten schwer zu überschauen ist.

Durch die Schaffung eines regional eingebetteten Versorgungsmanagements mit integriertem Telemonitoring kann der Bürokratie entgegengewirkt werden und ein sektoren- und professionsübergreifender Versorgungsprozess etabliert werden. Das Versorgungsmanagement sollte zunächst anhand einer Indikation, beispielsweise der Herzinsuffizienz, etabliert werden. Dabei sollte auf möglichst offene Strukturen geachtet werden, um in weiteren Schritten andere Indikationen in das Versorgungssystem aufzunehmen.

Basis für die Versorgungsprozesse sind Behandlungskonzepte und Leitlinien, die an die regionalen Bedürfnisse und Anforderungen der Patienten und der Leistungserbringer angepasst werden. Aufbauend auf den Behandlungskonzepten etablieren die Akteure des Netzwerkes aufeinander abgestimmte Leistungen, die sowohl die ambulante, stationäre und pflegerische Versorgung als auch das häusliche Umfeld und externe Dienstleister miteinander verzahnen. Eine Netzwerkstrategie unterstützt die Zusammenarbeit im Netzwerk, indem sie den beteiligten Akteuren einen gemeinsamen Handlungsplan gibt. Die Strategie verdeutlicht was das Netzwerk erreichen möchte und wie diese Ziele realisiert werden sollen. Ein klares Marketing innerhalb der Region kann auf spezifische demografische, politische oder kulturelle Besonderheiten eingehen. So werden Leistungserbringer und Versicherte gezielt informiert und die Aufmerksamkeit auf das regional agierende Versorgungsnetzwerk gelenkt. Durch seine regionale Verankerung kann beispielsweise ein Krankenhaus den Aufbau eines Versorgungsmanagements begünstigen. Die ambulante Kompetenz der niedergelassenen Ärzte kann mit dem stationären Know-How und dem Fachwissen weiterer Leistungserbringer kombiniert werden, so dass eine ganzheitliche Gesundheitslösung in der Region angeboten werden kann.

Vergütungs- und Ressourcenströme erfordern eine vertragliche Regelung innerhalb des Netzwerkes. Anhand der evidenzbasierten Leitlinien können beispielsweise Qualitätsindikatoren entwickelt werden, die als Grundlage für netzwerkinterne Leistungsvergütungen dienen (pay for performance). Die Finanzierung des Netzwerkes muss über Versorgungsverträge mit einer oder mehreren Krankenkassen gesichert werden.

Um die Qualitäts- und Effizienzpotenziale eines systematischen Versorgungsmanagements zu nutzen, bedarf es einer intensiven Kommunikation zwischen den beteiligten Akteuren. Zudem müssen relevante Daten dokumentiert und ein leichter Zugriff – als Grundlage fundierter Entscheidungen – sichergestellt werden. Ein Telemonitoring-System kann die Kommunikation innerhalb des Netzwerks unterstützen und die sektoren- und professionsübergreifende Dokumentation der Patientendaten gewährleisten. Durch die Überwachung von Vitalparametern sowie den Beratungsansatz ermöglicht Telemonitoring eine intensive und ganzheitliche Betreuung im häuslichen Umfeld der Patienten. Durch Schulungen werden die Patienten ermutigt und befähigt, Verantwortung für ihre eigene gesundheitliche Situation zu übernehmen. Krankenhausaufenthalte können verhindert oder verkürzt werden. Warte- und Wegezeiten werden reduziert. Durch die transparenten Prozesse des Versorgungsmanagements und die unterstützende Koordination des Telemonitoring-Anbieters werden die Patienten durch ihre individuelle Therapie geleitet. Trotz der telemedizinischen Unterstützung bleibt der primäre Kontakt zu den behandelnden Ärzten erhalten. Diese können – Dank des Telemonitoring-Systems – bei der Diagnose auf alle relevanten Patientendaten zugreifen und sogar Daten aus dem häuslichen Umfeld in die Diagnose einbeziehen. Somit erfolgt eine individuelle Anpassung der Therapie. Durch die enge Abstimmung und die erforderlichen Informationen erfolgt der Übergang des Patienten zwischen den Sektoren – von ambulanter zu stationärer, rehabilitativer oder pflegerischer Versorgung – ohne Informations- oder Koordinationsverluste.

Zusammenfassend wurde gezeigt, dass ein systematisches Versorgungsmanagement mit integriertem Telemonitoring gewachsene bürokratischen Grenzen zwischen den Sektoren und den Professionen überbrückt. Durch die bessere Kommunikation, Abstimmung und Koordination sowie eine umfassende Betreuung des Patienten in verschiedenen Lebenslagen wird eine höhere Qualität der Versorgung ermöglicht. Darüber hinaus entlastet die Nutzung der Effizienzreserven das Gesundheitssystem in finanzieller und personeller Hinsicht.

B   Einführung und Überblick

Karolina Budych und Christine Carius-Düssel

B.1   Ausgangslage und Problemstellung

Das deutsche Gesundheitswesen steht aufgrund der demografischen Entwicklungen, des damit einhergehenden steigenden Kostendrucks und den gleichzeitig hohen Qualitätsansprüchen vor zahlreichen Herausforderungen. Als besonders dringliches Problem stellt sich dabei die Situation der hausärztlichen Versorgung dar: So werden bis zum Jahr 2020 fast 24.000 Hausärzte aus dem System ausscheiden, ein Großteil davon in den neuen Ländern (Kopetsch 2010). Hinzu kommt die unzureichende Koordination der Versorgungsebenen und Sektoren, die in diskontinuierlichen Prozessen und Redundanzen resultiert.

Um die ständig wachsenden volkswirtschaftlichen Belastungen zu minimieren und die Qualität und Effizienz der Gesundheitsversorgung auch bei chronischen Erkrankungen und bei aufgrund von Multimorbidität komplexeren Krankheitsverläufen langfristig zu sichern, erscheint eine Weiterentwicklung der gegenwärtigen Versorgungsstrukturen notwendig. Eine mögliche Lösung wird im Einsatz von Telemedizin gesehen. Die Innovationsdynamik in der Medizintechnik und Informations- und Kommunikationstechnik erlaubt eine verbesserte Versorgung über räumliche Distanzen. Telemedizin unterstützt den unmittelbaren Austausch zwischen verschiedenen medizinischen Leistungserbringern und kann als zentrales Service- und Informationstool zur Steuerung von Informations- und Datenfluss zwischen Patient, Krankenhaus, niedergelassenem Arzt und Pflegeeinrichtung genutzt werden. Die informationstechnische Unterstützung visualisiert die zu analysierenden Daten und bietet Hilfe bei der Erstellung einer fachgerechten Dokumentation. Damit wird die sektorenübergreifende Versorgung der Patienten im Sinne einer durchgehenden Versorgungslinie von der ambulanten über die stationäre bis hin zur rehabilitativen Versorgung, auch im häuslichen Bereich, ermöglicht. Telemedizin kann insbesondere in ländlichen Regionen dazu beitragen, eine drohende bzw. bereits bestehende Lücke in der ambulanten hausärztlichen Versorgung abzufedern. Die Behandlung kann facharzt- und sektorenübergreifend in einer elektronischen Patientenakte dokumentiert werden. Die Abstimmung ermöglicht das Vermeiden von kostenintensiven Mehrfachuntersuchungen. Damit bietet Telemedizin ein großes Potenzial für Qualitäts- und Effizienzsteigerungen im Gesundheitsmarkt.

Die Inhalte des Projektes „S.I.T.E. – Schaffung eines Innovationsmilieus für Telemedizin" fokussieren ein spezielles Anwendungsfeld der Telemedizin: das Telemonitoring. Dieses ermöglicht die kontinuierliche telemedizinische Überwachung von Vitalparametern chronisch kranker Patienten und damit eine intensivere und engmaschigere Betreuung. Es handelt sich hierbei um einen ganzheitlichen Betreuungsansatz, der über die reine Datenübertragung hinausgeht und den Patienten in seiner gesundheitlichen und sozialen Gesamtsituation betrachtet. Telemonitoring bietet die Möglichkeit, qualitativ hochwertige Patientenversorgung über räumliche Distanz sicherzustellen. Durch die kontinuierliche Erhebung von Messdaten wird ein rechtzeitiges Erkennen von relevanten Veränderungen des Gesundheitsstatus des Patienten ermöglicht. Die Therapie wird stärker an den individuellen Bedarf angepasst und Therapierisiken können verringert werden. Durch die Verkürzung oder gar Vermeidung von Krankenhausaufenthalten können so die Ausgaben für die Behandlung chronisch Kranker gesenkt werden. Darüber hinaus eröffnen Telemonitoring-Lösungen die Chance, Patienten in den Behandlungsprozess mit mehr Eigenverantwortung einzubeziehen, was zu einer höheren Compliance beiträgt, die sich in den Behandlungsergebnissen widerspiegeln kann. Versorgungsmodelle wie Disease Management Programme (DMP) fokussieren genau diese Patientenorientierung (Sachverständigenrat der Konzertierten Aktion im Gesundheitswesen 2003; Bohle 2002). Durch den Einsatz von Telemonitoring können diese Versorgungsmodelle schneller und kostengünstiger angeboten werden. Die Patient-Arzt-Beziehung wird durch ein neues Rollenverständnis intensiviert und der Patient in seiner Rolle als aktiver Partner – nicht zuletzt durch die Bereitstellung qualitätssichernder Informationen – gestärkt und in den Behandlungsprozess eingebunden.

Doch dieses Potenzial des Telemonitoring wird nicht von allen Akteuren positiv bewertet. Häufig wird die Gefahr der Entfremdung der Patient-Arzt-Beziehung gesehen und eine technikbezogene Gesundheitsversorgung kritisiert. Die automatisierte Übertragung von Vitaldaten kann von Patienten als Überwachung empfunden werden. Die mangelnde Akzeptanz von Telemedizin und Telemonitoring wird durch fehlende Information und Intransparenz weiter verstärkt.

Der Telemedizinmarkt ist zudem sehr heterogen. Die verschiedenen Interessensgruppen (wie zum Beispiel Ärzte, Patienten, Lobbyisten, Dienstleister, Hersteller von Medizinprodukten, Kostenträger) haben jeweils eigene Zielvorstellungen entwickelt. Die aus der Vielfältigkeit der Interessensgruppen resultierenden divergenten Anforderungen an den Innovationsprozess hemmen die Entfaltung der Möglichkeiten der Telemedizin (Reiter et al. 2011).

Diese Diskrepanz zwischen Möglichkeiten und tatsächlicher Realisierung im Markt bietet den Ausgangspunkt für das S.I.T.E.-Projekt, in dem die Innovationstreiber für eine nachhaltige Umsetzung von telemedizinischen Versorgungsangeboten analysiert wurden. Ziel des vorliegenden Buches ist es, die wesentlichen Ergebnisse des S.I.T.E.-Projektes vorzustellen. Insbesondere werden bestehende Barrieren dargestellt und mögliche Lösungsansätze sowie konkrete Handlungsempfehlungen aufgezeigt, die eine Implementierung von Telemedizin unterstützen. Um die Vorgehensweise im Projekt und die gewonnenen Erkenntnisse systematisch zu beschreiben, gliedert sich das Buch in vier Abschnitte. Teil B enthält eine Einführung in den Themenbereich telemedizinischer Dienstleistungen. Es wird sowohl auf die Relevanz und Systematisierung telemedizinischer Dienstleistungen als auch auf deren historische Entwicklung eingegangen. Zudem wird eine kurze Übersicht über das

S.I.T.E.-Projekt gegeben und insbesondere die Vorgehensweise bei der Erarbeitung der Themenstellungen vorgestellt. Teil C widmet sich Barrieren und Erfolgsfaktoren, die die Einführung telemedizinischer Dienstleistungen maßgeblich beeinflussen. Im Teil D werden konkrete Lösungsansätze mit Fokus auf die Finanzierung, Standardisierung, Zertifizierung und Qualifizierung vorgestellt. Darauf aufbauend erfolgt in Teil E die Zusammenführung der Ergebnisse in einem Ausblick.

„Telemedizin – Wege zum Erfolg" richtet sich an Anbieter telemedizinischer Dienstleis-tungen, an Kostenträger sowie Entscheidungsträger in der Gesundheitspolitik. Akteure, die sich für das Thema Telemedizin interessieren und sich aktiv an der Gestaltung telemedizini-scher Konzepte beteiligen wollen, erhalten wertvolle, wissenschaftlich fundierte Anre-gungen und Handlungsempfehlungen.

B.2   Methodischer Ansatz im Projekt

Die telemedizinischen Projekte und Versorgungsprogramme in Deutschland umfassen ein breites Spektrum an Anwendungsfeldern. Dennoch bleibt die Überführung und Implemen-tierung der Erkenntnisse und der aufgebauten Strukturen in die Versorgungsrealität schwierig. Vor diesem Hintergrund hat das S.I.T.E.-Konsortium die zugrundeliegenden Barrieren identifiziert und Lösungsansätze sowie den resultierenden Handlungsbedarf formuliert. Abbildung 1 fasst die Vorgehensweise zusammen.

Das S.I.T.E.-Konsortium hat hierfür eine Workshop-Reihe mit einem ausgewählten Expertenkreis aus Ärzten, Anbietern telemedizinischer Dienste und Produkte, Vertretern von Krankenkassen und bundesweiten Verbänden, Wissenschaftlern und Politikern initiiert. Im mehrstufigen, qualitativen Verfahren haben die Experten die Situation des Telemonitoring in Deutschland mit Hilfe verschiedener interaktiver Instrumente und assoziativer Techniken zusammengetragen und darauf aufbauend richtungsweisende Lösungsstrategien abgeleitet. Die ersten beiden Workshops dienten der Analyse der Barrieren im Telemonitoring-Markt und der Ableitung von ersten Lösungsansätzen zu ihrer Überwindung (vgl. Kapitel D.1). Zunächst erfolgte hierzu eine Klassifizierung der Barrieren, wobei primär die spezifischen Anforderungen aus den Perspektiven der Kostenträger und Dienstleistungsanbieter fokussiert wurden. In einem zweiten Schritt wurden die relevanten Erfolgsfaktoren für eine Weiterentwicklung des Telemedizinmarktes aus den Perspektiven unterschiedlicher Stakeholder abgeleitet und die jeweils erforderlichen Erfolgsvoraussetzungen untersucht. Dabei wurde deutlich, dass es für eine erfolgreiche Umsetzung von telemedizinischen Konzepten tragfähiger Geschäftsmodelle bedarf. Im dritten Workshop wurden daher mögliche Geschäftsmodelle diskutiert und beschrieben (vgl. Kapitel E.3). Um die Ergebnisse unter Berücksichtigung der dynamischen technologischen und gesellschaftlichen Entwicklungen und der unsicheren (gesundheits-) politischen Rahmenbedingungen zu reflektieren, wurde zudem die perspektivische Entwicklung des Telemonitoring skizziert. Im vierten Workshop wurden schließlich die Möglichkeiten der Innovationsfinanzierung als Instrument zur Einführung neuer telemedizinischer Versorgungsformen erläutert und diskutiert (vgl. Kapitel E.2). Durch die Kontinuität dieser Veranstaltungen und die Dynamik, die sich aus dem immer größer werdenden Teilnehmerkreis ergab, konnte eine sehr große Bandbreite an relevanten Aspekten erfasst und daher erstmalig eine holistische Betrachtung und Analyse der Barrieren telemedizinischer Dienstleistungen durchgeführt werden.

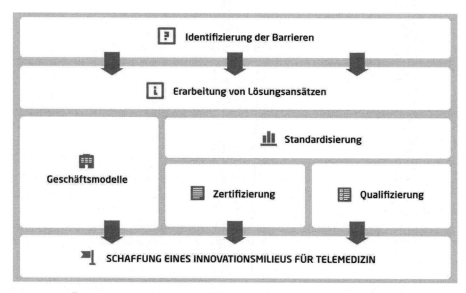

Abbildung 1: Überblick zur Vorgehensweise im S.I.T.E.-Projekt

Zusätzlich hat das S.I.T.E.-Konsortium gemeinsam mit der Continua Health Alliance (CHA) einen Workshop auf internationaler Ebene durchgeführt. Der Workshop mit dem Titel „Enabling integrated care: Marketing and delivering interoperable personal health systems" bot dem Konsortium sowie den geladenen Experten und Interessenten einen spannenden Einblick in den aktuellen Stand der Arbeit zur Interoperabilität der CHA und trug zur weiteren Vernetzung der Provider bei. Aufbauend auf den Workshop-Ergebnissen konnten aus verschiedenen Perspektiven die Handlungsspielräume für Anbieter und Nutzer in Deutschland aufgezeigt werden.

Parallel zu diesen Workshops wurden konkrete Lösungen, wie das Zertifizierungsverfahren, entwickelt. Auf Grundlage dieses Verfahrens wurde das bundesweit erste Telemedizin-Zentrum (TMZ) zertifiziert (vgl. Kapitel E.4). Darüber hinaus konnten die Qualifikationsmaßnahmen, welche für die Arbeit in einem TMZ notwendig sind, definiert und in ein generisches Curriculum überführt werden (vgl. Kapitel E.1). Die folgenden Kapitel beschreiben die Ergebnisse und Lösungen.

Exkurs: Gemeinsames Engagement als Erfolgsfaktor für Telemedizin

Dorothy Mehnert, Vertreterin der Kassenärztlichen Bundesvereinigung im S.I.T.E.-Projekt

Die Wissenschaftlichen Dienste des Deutschen Bundestages haben am 11. Mai 2011 eine aktuelle Beschreibung des Begriffes „Telemedizin" veröffentlicht. So spät erst, werden jetzt Manche sagen. Aber besser spät als nie!

Seit vielen Jahren beschäftigten sich viele Beteiligte aus dem Gesundheitssektor mit der Telemedizin. Was darunter zu verstehen ist, war bisher nicht einheitlich geregelt, insofern hilft schon einmal die o. g. Begriffsdefinition. Und es ist leider festzustellen, dass die Telemedizin bislang im KV-System kaum genutzt wird. Gründe dafür gibt es eine ganze Menge. Allein die Rechtslage wird sehr unterschiedlich beurteilt. Grundsätzlich sind telemedizinische Anwendungen möglich, aber es werden berufsrechtliche sowie datenschutzrechtliche Belange berührt und diese gilt es zu beachten. Insofern waren – und sind es teilweise heute noch – die Krankenkassen die Initiatoren für Telemedizin, die den Versicherten spezielle Programme anbieten, unterstützt von der Industrie – weniger die Vertragsärzteschaft. Eine aktivere Rolle des KV-Systems zur Telemedizin bietet jedoch die Chance, die bis jetzt vorhandenen Defizite zu verringern. Fehlende Standards und damit ungenügende Interoperabilität zwischen den einzelnen Anwendungen, geringe Akzeptanz bei den Leistungserbringern und auch bei den Patienten, unzureichende Kenntnis der Ergebnisse und deren Evidenz haben dazu beigetragen, dass eine flächendeckende Umsetzung mit verbindlichen Vereinbarungen zu personellen und technischen Voraussetzungen und Abläufen nicht erreicht werden konnte.

> *„Wir sind davon überzeugt, dass der Einsatz von telemedizinischen Anwendungen für medizinisch sinnvolle Indikationen im KV-System organisiert werden kann und dies die Arbeit der Vertragsärzteschaft langfristig unterstützt."*
>
> *Dorothy Mehnert*

Aus den genannten Gründen hat sich die Kassenärztliche Bundesvereinigung von Beginn an der Initiative S.I.T.E. beteiligt. Wir sind davon überzeugt, dass der Einsatz von telemedizinischen Anwendungen für medizinisch sinnvolle Indikationen im KV-System organisiert werden kann und dies die Arbeit der Vertragsärzteschaft langfristig unterstützt, und nicht nur im ländlichen Raum bei bestehender ärztlicher Unterversorgung. Auch die Verzahnung der Sektoren zwischen ambulant und stationär kann so besser erreicht werden. Für die Patienten entstehen ebenfalls Vorteile in der Vermeidung von stationären Aufenthalten wegen akuter Verschlechterung des Krankheitsbildes sowie in einer Verbesserung der Lebensqualität. Die Volkswirtschaft hingegen profitiert insgesamt von einer Reduzierung von Folgeerkrankungen und -kosten. Die gemeinsame Arbeit in S.I.T.E. hat gezeigt, dass zwar nach wie vor Barrieren bestehen – diese lassen sich jedoch abbauen, zum Vorteil aller Beteiligten.

C Grundlagen der Telemedizin

Jörg Pelleter

C.1 Bedeutung und Systematisierung der Telemedizin

Telemedizin, Telematik, Telemonitoring und Teleradiologie: Schon seit Jahren sind die verschiedensten Begrifflichkeiten rund um das Themenfeld telemedizinisch gestützter Anwendungen in vieler Munde. Hierbei fällt auf, dass oftmals die verschiedenen an der Diskussion Beteiligten über kein identisches oder auch nur grundsätzlich deckungsgleiches Verständnis davon verfügen, was unter den jeweiligen Begriffen im Einzelnen genau subsumiert werden soll. Diese fehlende definitorische Abgrenzung der verschiedenen Bezeichnungen sowie die Einführung des noch wesentlich weiter gefassten Begriffes „E-Health" haben nicht dazu beigetragen, das schier babylonische Sprachgewirr in den Diskussionen über Möglichkeiten und Grenzen der Telemedizin zu vereinfachen. Nachfolgend soll daher einleitend eine Definition der verschiedenen Begrifflichkeiten vorgenommen werden, die zumindest für den aktuellen Status Quo der Entwicklung eine verlässliche und einheitliche Nomenklatur ermöglicht.

Der Oberbegriff E-Health

Der Begriff „E-Health" oder auch „eHealth" wurde maßgeblich Ende der 1990er Jahre im Umfeld der New Economy geprägt. Ursprünglich eher aus dem Bereich der Wirtschaftswissenschaften kommend und als eine Art Oberbegriff analog zum mittlerweile ebenfalls gebräuchlichen eCommerce konzipiert, wird es heute zumeist als eine Art Sammelbecken oder kleinster gemeinsamer Nenner aller Varianten telemedizinischer oder telematischer Anwendungen verstanden.

Die WHO (2010) definiert E-Health als „the use, in the health sector, of digital data – transmitted, stored and retrieved electronically – in support of health care, both at the local site and at a distance."

Diese Definition ist bewusst sehr weit gefasst, so dass neben den verschiedenen Varianten der eigentlichen Telemedizin auch Themen wie die elektronische Gesundheitskarte (EGK) oder sogar der zielgerichtete Einsatz von gängiger Praxisverwaltungssoftware (PVS) bzw. Klinik-Informations-Systemen (KIS) hierunter fallen. Während sich der Begriff E-Health wegen dieser Allgemeingültigkeit grundsätzlich gut als griffiger Oberbegriff eignet, ist er zugleich für eine detaillierte Darstellung und Einordnung konkreter Vorhaben nur bedingt geeignet. Für eine exaktere Unterscheidung ist daher eine weitergehende Untergliederung unerlässlich.

Telemedizin

Die nach eHealth mit Abstand am häufigsten anzutreffende Begrifflichkeit ist die der Telemedizin selbst. Dabei wird unter dieser Bezeichnung oftmals eine Vielzahl an unterschiedlichen Konzepten und Programmen verstanden. Viele der unter diesem Label vereinten Ansätze sind hierbei so verschiedenartig, dass sie bei oberflächlicher Betrachtung kaum etwas miteinander gemein haben. Um zu verstehen, was all diese Vorhaben im Kern zusammenhält, soll daher nachfolgend ein kleiner Streifzug durch die Begrifflichkeiten der Telemedizin unternommen werden.

Das wichtigste Kernmerkmal der Telemedizin ist nach vorherrschender Meinung die Dissoziation des traditionellen, medizinischen Leistungsgeflechts. Sie ermöglicht durch den Einsatz geeigneter technischer Elemente die Aufhebung von räumlicher und mitunter auch zeitlicher Distanz zwischen den verschiedenen Beteiligten einer medizinischen Behandlung (Schöne 2005). Gängige Definitionen gleichen sich daher in wesentlichen Punkten und unterscheiden sich lediglich in Nuancen. Eine häufig genutzte und vergleichsweise weit gefasste Definition der Telemedizin besagt schlicht:

„Telemedizin ist die Übermittlung digitaler Bild- und anderer medizinischer Daten über Zeit- und Ortsgrenzen hinweg." (Rieger 2006)

In eine ähnliche Richtung geht die Definition von Field (1996):

„Telemedicine is the use of information and telecommunication technologies to provide and support healthcare when distance separates the participants."

Auffällig ist hierbei der Umstand, dass in allen Definitionen jeweils von den an der Behandlung Beteiligten, nicht jedoch explizit von behandelnden Ärzten und behandelten Patienten die Rede ist. Der Grund hierfür liegt darin begründet, dass Telemedizin per se keinesfalls auf die in der Öffentlichkeit in weit größerem Umfang wahrgenommenen Konzepte zwischen Arzt und Patient beschränkt ist. Vielmehr existiert parallel hierzu eine ganze Reihe an Anwendungen zwischen verschiedenen medizinischen Leistungserbringern.

Innerhalb der Telemedizin selbst kann wiederum insbesondere zwischen einer Anwendung der Telemedizin im Kontext einer bestimmten Funktion (z.B. Teleradiologie), einer spezifischen Indikation (z.B. Telekardiologie, Teledermatologie) oder einer Funktion innerhalb der Gesamttherapie (z.B. Telemonitoring, Telekonsultation) unterschieden werden. Das im Mittelpunkt des S.I.T.E.-Projekts angesiedelte Themenfeld des Telemonitoring befasst sich schwerpunktmäßig mit der telemedizinisch gestützten Erhebung, Übertragung, Dokumentation und Bewertung geeigneter Vitalparameter der betreuten Patienten. Eine treffende Definition aus dem Jahr 2003 beschreibt Telemonitoring wie folgt:

„The use of audio, video and other telecommunications and electronic processing technologies to monitor patient status at a distance." (Beolchi 2003)

Telemonitoring wird aufgrund des bislang noch relativ hohen Aufwands hauptsächlich bei chronisch Kranken und Hochrisiko-Patienten angewendet (Häcker et al. 2008). Hierbei wird grundsätzlich zwischen Risikomonitoring in einer sehr engen Indikation bei akut gefährdeten Patienten und flankierendem Monitoring zur Unterstützung einer bestimmten Therapie (z.B. poststationäre Nachsorge, Einstellung einer neuen Medikation, etc.) unterschieden (Heinen-Kammerer et al. 2005). Das ebenfalls an Bedeutung gewinnende Feld der Telekonsultation hat sich trotz einiger Anwendungen unter Einbezug von Patienten und Ärzten in erster Linie als klassisches doc2doc-Hilfsmittel etabliert und ermöglicht die Hinzunahme medizinischer Expertise auch über große räumliche Distanz hinweg. Während im Einzelfall sicher noch wesentlich feinere Abgrenzungen oder auch Mischformen aus den dargestellten Formen telemedizinischer Ansätze denkbar sind, bietet der dargestellte Überblick in jedem Fall einen praxistauglichen Rahmen, in den sich die überwiegende Anzahl der gegenwärtig angewandten Konzepte einordnen lässt.

Einen wichtigen Bestandteil vieler telemedizinischer Konzepte stellt die Telematik dar, die von der Europäischen Kommission und dem Sachverständigenrat zur konzertierten Aktion im Gesundheitswesen wie folgt definiert wird:

„Telematik umfasst die gemeinsame oder getrennte Anwendung von Telekommunikationstechnik und Informatik." (European Commission 1999)

Der Begriff Telematik selbst ist hierbei ein Kunstwort, welches sich aus den beiden Teilen Telekommunikation und Informatik zusammensetzt (Jäkel 2006). Telematik umfasst nach dieser sehr weit gefassten Definition eine große Bandbreite an informations- und kommunikationstechnischen Methoden und Systemkomponenten, die im Umfeld des Gesundheitswesens in verschiedenster Konfiguration zum Einsatz kommen (Roland Berger & Partner GmbH 1997). Ebenfalls häufig genutzt wird im Zusammenhang mit Telemedizin und xTelematik der Begriff der Telemetrie. Diese bezeichnet (vgl. Abbildung 2) die Übertragung von medizinischen Messdaten von einem Sensor zu einer Sende- bzw. Überwachungseinheit (Heinen-Kammerer et al. 2005).

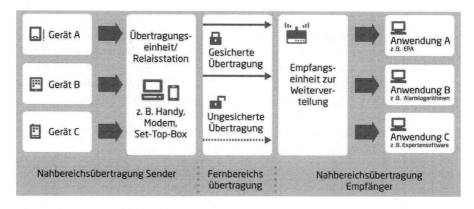

Abbildung 2: Beispielhafte Symptomatik der telemetrischen Übertragung von Messwerten

Ein telemetrisches Gerät wie eine Waage oder ein Blutdruckmessgerät unterscheidet sich also insofern von einer „normalen" Ausführung, als die damit gemessenen Werte entweder manuell durch den Nutzer oder vollautomatisch über eine geeignete Technologie (z.B. Bluetooth, Mobilfunk, Internet) an eine andere Stelle übertragen werden. Diese wiederum wertet die Daten selbst aus (z.B. in Form einer EPA mit Alertfunktion) oder leitet sie an eine entsprechende Stelle weiter (z.B. Sendeeinheit für die Fernbereichsübertragung).

Klassifizierung nach beteiligten Parteien

Die erste Unterscheidung kann bereits auf der ganz grundlegenden Ebene der an der Konzeption beteiligten Parteien vorgenommen worden (vgl. Abbildung 3). Befinden sich sowohl auf der Sender-, als auch auf der Empfängerseite medizinische Leistungserbringer, spricht man von den im Kontext der Telekonsultation bereits erwähnten doctor-to-doctor- oder abgekürzt auch doc2doc-Konzepten. Diese Variante der Telemedizin dient vor allem dazu, die Zusammenarbeit zwischen medizinischen Leistungserbringern zu verbessern oder zu erleichtern. Hierbei sind Konzepte innerhalb einer Einrichtung (z.B. Anbindung einer medizinischen Abteilung an eine räumlich getrennte Radiologie) ebenso denkbar wie einrichtungsübergreifende Lösungen. In vielen Fällen erstrecken sich die doc2doc-Konzepte über Fachbereichsgrenzen hinweg, es finden sich aber natürlich auch entsprechende Ansätze unter Leistungserbringern ein und derselben Fachrichtung (z.B. telemedizinisch gestützte „Second Opinion"-Verfahren).

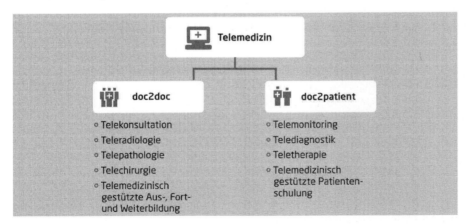

Abbildung 3: Systematik von Telemedizinvorhaben nach beteiligten Parteien

Doc2doc-Konzepte sind zumeist in einem Umfeld mit asymmetrisch verteiltem Wissen, Ressourcen oder Erfahrungen anzutreffen. Im Rahmen derartiger bilateraler Konzeptionen fungiert die eine Seite als Wissensgeber, während die andere Seite das zur Verfügung gestellte Wissen aufnimmt bzw. die übermittelten Anweisungen ausführt (Schultz 2006). Ein Beispiel hierfür wäre etwa die Fachabteilung eines kleinen Krankenhauses, die in komplexen Fällen mittels telemedizinischer Anbindung auf die Expertise einer zentralen Schwerpunktklinik zugreifen kann (Telekonsultation) oder aber im Rahmen der Teleradiologie erforderliche Auswertungen von Röntgenbildern durch die Abteilung eines anderen Krankenhauses durchführen lässt (Teleradiologie).

Neben den doc2doc-Anwendungen existieren als zweite große Gruppe die im Fokus des S.I.T.E.-Vorhabens stehenden doctor-to-patient- (kurz: doc2patient-)Konzepte. In diesem Bereich weist die Telemedizin in Abgrenzung zu den vorgenannten Anwendungen eine deutlich stärkere Patientenorientierung auf. Die meisten in der allgemeinen Presse beschriebenen Konzepte wie etwa Telemonitoring, Telediagnostik oder Teletherapie lassen sich in diese Kategorie einordnen. Die einzelnen Nutzungsszenarien bilden dabei entweder direkt die primären Behandlungsprozesse ab, beispielsweise der Erstdiagnostik über Videobildschirme bei Haupterkrankungen. Andererseits können entsprechende Anwendungen wie etwa das telemedizinische Monitoring von durch den Patienten übertragenen Vitalparametern und darauf aufbauende Schulungen bei Hypertonikern die eigentliche Therapie im Sinne von sekundären Prozessen auch lediglich begleiten und unterstützen.

Klassifizierung nach Anwendungsbereichen

Neben der Unterscheidung nach beteiligten Parteien bietet sich die jeweilige Funktion bzw. Indikation an, um die einzelnen telemedizinischen Anwendungen voneinander abzugrenzen. Nachdem der Einsatz von geeigneten telemedizinischen Konzepten vom Grundsatz her in nahezu jeder Funktion oder auch jeder medizinischen Indikation denkbar ist, kann die folgende Aufzählung mit Sicherheit nicht die Gesamtheit aller denkbaren Einsatzgebiete abdecken. Vielmehr sollen die bereits in größerem Umfang in der Praxis getesteten Anwendungen genannt und soweit möglich systematisiert werden (vgl. Abbildung 4).

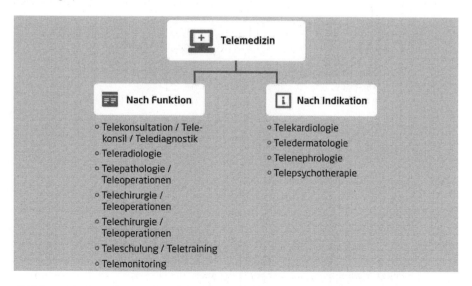

Abbildung 4: Systematik von Telemedizinvorhaben nach Anwendungsbereichen

In den kommenden Jahren werden in Folge des technischen Fortschritts und der gegenwärtig gesammelten Erfahrungen mit dem Einsatz telemedizinischer Konzepte sicherlich neue Funktionsbereiche und Indikationen hinzukommen und die vorliegende Aufzählung sukzessive erweitern.

Einen großen Einfluss auf Art und Umfang der weiteren Entwicklung der Telemedizin wird hierbei insbesondere die zukünftige Gestaltung der rechtlichen Rahmenbedingungen haben. Bereits heute aufgrund ihrer Komplexität und teils konkurrierender Zielsetzung eher als Verhinderungsgrund denn als konstruktiver Leitfaden für die Gestaltung neuer Versorgungskonzepte angesehen, wird die Art und Weise der regulatorischen Vorgaben maßgeblich darüber mitentscheiden, ob die Telemedizin in Zukunft einen Beitrag zur Weiterentwicklung des deutschen Gesundheitswesens leisten kann.

C.2 Historische Entwicklung der Telemedizin

Entgegen der ersten Vermutung gestaltet es sich im Falle der Telemedizin nicht gerade einfach, den tatsächlichen Ursprung dieser Versorgungsoption exakt zu bestimmen. Eine der ersten vom Grundsatz her telemedizinischen Anwendungen überhaupt war mit Sicherheit die bereits im Jahre 1906 vom Niederländer Willem Einthoven durchgeführte transtelefonische EKG-Übertragung. Diese aus heutiger Sicht höchst beeindruckende Pionierleistung lieferte wichtige Denkanstöße, die teilweise Jahrzehnte später insbesondere im Bereich der Telekardiologie aufgegriffen und verfeinert wurden (Müller et al. 2009).

Die Beantwortung der sich logisch anschließenden Frage, wann Telemedizin zum ersten Mal in einem größeren Umfang eingesetzt wurde, ist stark abhängig davon, wie weit oder eng hierbei die Definition einer telemedizinischen Anwendung gesetzt wird. Schon Ende des 19. Jahrhunderts setzte sich schrittweise die Übertragung von Informationen über Radiowellen durch. Zuerst erfolgte dies noch schwerpunktmäßig in Form von Morsezeichen, später zunehmend auch mit der bis heute üblichen Sprachübertragung. Schnell wurde das Potenzial dieser Technik auch für den medizinischen Bereich erkannt, v.a. in solchen Feldern, in denen die Überbrückung von großen Distanzen ein kritischer Faktor war. Ein Fokus lag hierbei beispielsweise auf der Versorgung von Patienten auf Schiffen auf See, für deren medizinische Unterstützung im Notfall bereits um 1920 die Mehrheit der größeren seefahrenden Nationen entsprechende Services etabliert hatte (Ferrer-Roca & Sosa-Iudicissa 1998). Zwar beschränkte sich der Informationsaustausch zumeist noch auf recht grundlegende Aspekte wie die Unterstützung bei der Diagnose, die Vorbereitung der Behandlung am Zielhafen oder auch bloß die Koordination eines Treffpunktes mit einem anderen Schiff mit besser ausgestatteter medizinischer Abteilung. Dennoch erfüllte auch diese frühe Nutzung von Technologie zur Übermittlung von gesundheitsbezogenen Daten über eine räumliche Distanz hinweg einen Großteil der Anforderungen, die bei der Definition von Telemedizin angeführt werden.

Weiterentwickelte Ansätze der Telemedizin kamen vermehrt im Windschatten des endgültigen Siegeszuges des Fernsehers in den 50er Jahren auf. So nutzten in den USA Einrichtungen wie das Nebraska Psychiatric Institute ab etwa 1955 die Möglichkeiten von Überwachungs-Videoanlagen für bidirektionale Konsultationen und Schulungen in Ton und Bild zwischen teilweise mehr als einhundert Meilen voneinander entfernten Allgemeinmedizinern und den Spezialisten in der Klinik (Brown 1995). Nur wenige Jahre darauf folgte im Jahre 1959 auch für den Bereich der Übertragung von originären medizinischen Informationen ein wichtiges Ereignis, das über 50 Jahre nach der Übertragung von Einthoven einen weiteren Grundstein für die heute praktizierte Teleradiologie legte. Über ein Koaxialkabel wurden hierbei im amerikanischen Montreal erstmalig Röntgenbilder über die Distanz von fünf Meilen zwischen zwei Krankenhäusern übertragen, am Zielort in ausreichender Qualität empfangen und im Nachgang erfolgreich ausgewertet (Häcker et al. 2008).

Im weiteren Verlauf waren es vor allem militärische und prestigeträchtige wissenschaftliche Vorhaben, welche wiederholt an die Grenze des zur jeweiligen Zeit technisch Machbaren stießen und diese stetig weiter verschoben. Nicht selten lag der Fokus hierbei eher auf der Erbringung des Nachweises, dass ein bestimmtes Verfahren theoretisch realisiert werden kann; die damit verbundenen Kosten hingegen spielten oftmals nur eine untergeordnete Rolle. Insbesondere der Bereich der Luft- und Raumfahrt entwickelte ab den 60er Jahren immer neuere Technologien, um beispielsweise die Vitaldaten der Astronauten im All automatisiert zu erheben, zu übertragen und in der Basisstation auszuwerten (Bashshur & Lovett 1977). Doch damit nicht genug: Die teilweise langen Signallaufzeiten in der Raumfahrt verhinderten darüber hinaus in vielen Fällen die erforderliche schnelle Reaktion auf einen konkreten Notfall und legten somit in Form von auch lokal zugänglichen, medizinischen Datenbanken den Grundstein für heutige medizinische Expertensysteme (Lindlar & Weber 2006).

Insbesondere seit den 80er Jahren fand Telemedizin dank des Siegeszuges von IT und modernen Kommunikationslösungen zunehmend auch in deutlich weniger prestigeträchtigen Einsatzgebieten der freien Wirtschaft Anwendung. Expeditionsbasen an abgelegenen Orten der Welt wurden mit telemedizinischem Equipment nachgerüstet, um medizinische Expertise schnell zu erkrankten Forschern oder Expeditionsteilnehmern übertragen zu können. Auch manche Arbeitgeber machten sich die Möglichkeiten der Technik zu Nutze, um teure Ausfallzeiten durch geeignete telemedizinische Vorkehrungen weitestgehend zu vermeiden. So begannen viele Ölbohrfirmen früh damit, entsprechende Lösungen für die Betreuung ihrer Arbeiter auf den großen Bohrinseln zu etablieren, um diesen einerseits einen attraktiven Standard der medizinischen Versorgung zu garantieren und zugleich im Ernstfall Produktionsausfälle und kostenintensive Rücktransporte zu minimieren (Perlitz 2010). Gemeint war jedoch auch diesen Ansätzen, dass sie sich jeweils nur an eine kleine Gruppe von Personen richteten und die reine Machbarkeit eine deutlich größere Rolle spielte als Faktoren der Wirtschaftlichkeit oder der Skalierbarkeit.

Ungeachtet dieser eindrucksvollen Historie waren viele dieser telemedizinischen Konzepte über lange Zeit nicht in der Lage, sich in einem nunmehr auch von wirtschaftlichen Überle gungen beeinflussten medizinischen Versorgungsalltag im größeren Stil gegen die existierenden Alternative durchzusetzen. Immer wieder wurden viel beachtete Modellvorhaben gestartet und später wieder als unwirtschaftlich, technisch überholt oder gegenüber anderen Verfahren als nicht hinreichend überlegen zu den Akten gelegt. Selbst spektakuläre Einzeldemonstrationen wie die im Jahr 2001 stattgefundene erstmalige transatlantische Operation einer französischen Patientin durch einen von einem Ärzteteam in New York gesteuerten Operationsroboter führten bestenfalls zu einer kurzen Euphorie der technikaffineren Kreise, nicht aber zu nennenswerten Impulsen für die Telemedizin selbst (Krupa et al. 2003).

Es brauchte schon eine gesellschaftliche Veränderung wie den Übergang zur Informationsgesellschaft und die rasant steigende Verfügbarkeit einer wachsenden Anzahl technischer Möglichkeiten zur Erhebung, Übertragung und Auswertung von Daten, um der Idee vom Einsatz der Telemedizin im medizinischen Alltag neues Leben einzuhauchen. Der Aufstieg von Mobilfunktechnologie zu einem selbstverständlichen Bestandteil des Alltags und der diese Entwicklung flankierende Siegeszug des Internets bescherten der Telemedizin seit Mitte der 90er Jahre ein eindrucksvolles Comeback, was wiederum in einer großen Anzahl neuer Vorhaben und Projekte resultierte. Doch ungeachtet der Tatsache, dass die Telemedizin seit einigen Jahren zunehmend als Lösungsansatz zur Überwindung von räumlicher und zeitlicher Distanz zwischen Behandler und Patient ins Feld geführt wurde, hat sie die in sie gesetzten Erwartungen bisher immer wieder klar verfehlt. Bereits 1996 konnte in einer vom BMBF in Auftrag gegebenen Studie einleitend die folgende Einschätzung nachgelesen werden:

„Trotz einer Vielzahl sinnvoller Anwendungen hat Telemedizin bisher jedoch keine bundesweite Umsetzung finden können. Es gibt erhebliche Diskrepanzen zwischen Möglichkeiten und deren Realisierung. So wurden zwar ambitionierte Forschungsprojekte und Anwendungserprobungen erfolgreich abgeschlossen, die praktische Umsetzung blieb dennoch auf einzelne Kliniken, Städte oder Regionen begrenzt." (Roland Berger & Partner GmbH 1997)

Heute, immerhin anderthalb Jahrzehnte später, hat diese Einschätzung in vielerlei Hinsicht wenig an Aktualität verloren. Zwar hat das deutsche Gesundheitswesen mittlerweile eine Vielzahl an weiteren Pilotvorhaben kommen und gehen gesehen und auch auf dem Gebiet der verwendeten Technologien hat sich Bemerkenswertes getan. Doch während die Telemedizin etwa in Bereichen wie der Teleradiologie und der Telepathologie aus ganz pragmatisch-wirtschaftlichen Gründen wie auch unter Effizienzgesichtspunkten mittlerweile fest im Versorgungsalltag angekommen ist, stellt sie in vielen anderen Anwendungsfeldern noch immer eine Randerscheinung dar, die sich gegen heterogene Interessen und Vorbehalte behaupten muss. Vor diesem Hintergrund ist es eines der wichtigsten Anliegen des S.I.T.E.-Projekts, diesen weitgehenden Stillstand in der Implementierung der Telemedizin zu durchbrechen und diese Versorgungsform zu einem leistungsfähigen zusätzlichen Pfeiler in der Gesamtarchitektur des deutschen Gesundheitswesens zu formen.

Exkurs: Stationärer Nutzen von Telemonitoring-Systemen

Univ.-Prof. Dr. med. Jörg O. Schwab, Med. Klinik und Poliklinik II, Universitätsklinikum Bonn

Die Implementation von Telemonitoring-Systemen im stationären Bereich hat in den letzten Jahren deutlich zugenommen. Aufgrund der nunmehr verbesserten physikalischen Voraussetzungen der Kliniken (lokale Netzwerke mit entsprechend hochleistungsfähigen Datenübertragungssystemen, WLAN) ist es nun möglich, die Versorgung der Patienten im stationären Bereich deutlich zu verbessern.

Diese Optimierung in der Patientenversorgung hat in der Kardiologie vor allem in der Notfallmedizin und der Notfallversorgung von akut kranken Patienten Einzug gehalten. Mit der Implementation sog. Chest-Pain-Units (CPU), d.h. der Versorgung von Patienten mit akutem Brustschmerz, sind Telemonitoring-Systeme mittlerweile zu einer „conditio sine qua non" geworden. In diesem Setting ist es möglich, über eine Zentraleinheit, an der sich entsprechende Monitore befinden, die Patienten bezüglich ihrer relevanten Parameter zu überwachen und ggf. entsprechende Akutinterventionen von ärztlicher und nicht-ärztlicher Seite vorzunehmen. Bei den relevanten und übertragenen Parametern handelt es sich um den Blutdruck des Patienten, die Herz- und Atemfrequenz sowie die Sauerstoffsättigung im peripheren Blut, die über einen Fingerclip direkt gemessen und übertragen werden kann.

Diese Telemonitoring-Einheiten sind weitergehend darüber hinaus in der Lage, nicht nur am Bett, sondern auch am mobilen Patienten eingesetzt zu werden. Dies ermöglicht dem Patienten eine nahezu selbständige Mobilität innerhalb des jeweiligen stationären Bereiches. Er ist in seiner persönlichen Freiheit nahezu uneingeschränkt. Da er jedoch durch das mobile Telemetrie-System kontinuierlich überwacht wird, kann er entsprechend auch außerhalb der Station im Notfall geortet werden. Darüber hinaus können sofort, je nach Vorliegen eines spezifischen Notfalls, entsprechende Akutmaßnahmen rasch und umgehend herbeigeführt werden.

> *„Die Ausstattung der Kliniken mit Telemetrie-Systemen nicht nur der Befriedigung des innovativen Ingenieurs, sondern auch der Sicherstellung einer adäquaten medizinischen Überwachung und Therapie eines innovationsfreudigen Gesundheitssystems."*
>
> *Prof. Dr. Jörg O. Schwab*

Durch diese beiden Entwicklungen in der Patientenversorgung kam es in der Kardiologie zu einer deutlichen Verbesserung nicht nur der medizinischen Behandlung der Patienten, sondern auch zu einer deutlichen Verbesserung der Lebensqualität der z.T. lebensbedrohlich erkrankten Patienten.

Durch den immer wichtiger werdenden Aufbau von Netzwerken mit niedergelassenen Internisten und Kardiologen ist es unabdingbar, entsprechende Innovationen in der Technologie zu nutzen. Paradebeispiel sind hierfür Patienten, welche im Krankenhaus ein invasives Telemonitoring-System erhalten. Hauptsächlich fallen hierunter Patienten, welche einen Herzschrittmacher oder einen implantierbaren Kardioverter-Defibrillator (ICD) erhalten haben. Die Daten dieser mit einem telemonitoringfähigen Aggregat behandelten Patienten werden schon in der Klinik in ein internetbasiertes Datenbanksystem eingegeben und können so auch vom niedergelassenen Internisten und Kardiologen sofort eingesehen werden. Alarmierungssysteme können mit entsprechender Hierarchisierung sofort entweder vom niedergelassenen Kardiologen oder von dem Spezialisten, welcher sich in der Klinik befindet, initiiert werden. Die Feinabsprache zwischen den niedergelassenen Ärzten und den Klinikspezialisten führt so zu einer noch optimaleren Versorgung in der Behandlung dieser zumeist schwerstkranken Patienten. Der Nutzen für den Patienten liegt klar darin, dass er rund um die Uhr versorgt wird und weniger das Gefühl einer Überwachung, sondern mehr ein Gefühl der Sicherheit erhält. Die Versorgung mit einem solchen Telemonitoring-System, welches in der Klinik im stationären Bereich implantiert wird, ist unabhängig von Zeit und Ort.

Ausblick in andere Bereiche:

In anderen Bereichen der Medizin, besonders in der Gynäkologie, in der Geburtshilfe sowie in der Anästhesie und der Epileptologie werden derzeit ähnliche Telemonitoring-Systeme implementiert oder sind an Universitätsklinika bereits aktiv in Benutzung. Der Einsatz ist besonders in der Geburtshilfe/Gynäkologie sinnvoll, da z.B. hier das Cardiotokogramm entsprechend übertragen werden kann und dadurch die werdende Mutter sowie der Fötus einen sicheren Schutz erhalten. Auf diese Weise kann sowohl tagsüber als auch nachts sowie am Wochenende eine rasche, medizinisch indizierte Intervention stattfinden. Auch in der Epileptologie katalysiert Telemetrie die spezifische Diagnostik in der Klinik. Patienten mit intermittierendem Anfallsleiden, d.h. Paroxysmen von konvulsiven Anfällen, können – durch die telemetrische Übertragung der Hirnstromkurven auf einen Zentralmonitor – ggf. erstmalig diagnostiziert und behandelt werden.

Erwartungen für die Zukunft:

Der Einsatz von Telemonitoring-Systemen wird sich weiter in den klinischen Alltag integrieren. Die zu erwartende Schwere der Erkrankungen der Patienten hat zur Folge, dass zusehends nur noch intensiv- oder überwachungspflichtige Patienten stationär behandelt werden können. Aufgrund der Verschärfung von Budgetvergaben werden alle anderen Leistungen in den ambulanten Sektor verlagert werden müssen. Somit wird der Anteil an Überwachungsbetten, respektive der überwachungspflichtigen Patienten in den Kliniken, spürbar zunehmen. Darüber hinaus werden auch komplexe, interventionelle Eingriffe vor dem Hintergrund neuer, innovativer Therapiestrategien (z.B. kathetergeschützte Implantation einer Aortenklappenprothese) zur alltäglichen Routine werden und Patienten hervorbringen, die eine unbedingte kontinuierliche Überwachung via Telemonitoring postulieren. Somit dient die Ausstattung der Kliniken mit Telemetrie-Systemen nicht nur der Befriedigung des innovativen Ingenieurs, sondern auch der Sicherstellung einer adäquaten medizinischen Überwachung und Therapie eines innovationsfreudigen Gesundheitssystems.

C.3 Kurzüberblick über vertragliche und ausgewählte rechtliche Rahmenbedingungen

Hinweis: Der vorliegende Text ist in weiten Teilen ein Auszug aus der in Buchform veröffentlichten Dissertation von Herrn Pelleter mit dem Titel „Organisatorische und institutionelle Herausforderungen bei der Implementierung von Integrierten Versorgungskonzepten am Beispiel der Telemedizin". Die Ausführungen zu den einzelnen Themen werden hierbei mit Blick auf den Gesamtumfang in Teilen deutlich gekürzt bzw. nur in Auszügen wiedergegeben.

Es kann zweifelsfrei als eine der größten Stärken der Telemedizin angesehen werden, dass sie in der Lage ist, Brücken zwischen bisher weitgehend voneinander getrennten medizinischen und nicht-medizinischen Fachdisziplinen zu schlagen. So verbindet sie die moderne, evidenzbasierte Medizin mit den neuesten Möglichkeiten der Kommunikation und nutzt die verhaltenspsychologisch als zunehmend wichtig anerkannte Eigenverantwortung der Patienten für die eigene Erkrankung im Sinne des „Patient Empowerment" (Funnel et al. 1991). Genau diese Hybridstellung ist es aber jedoch auch, welche die Verbreitung der Telemedizin an anderer Stelle be- oder in Einzelfällen sogar ganz verhindert. Die Telemedizin ist weder ein Arzneimittel mit genau definiertem Zulassungsverfahren, noch ein klassisches Medizinprodukt. Sie ist nicht Teil der Regelversorgung und kann daher in aller Regel nicht wie die große Masse an Heil- und Hilfsmitteln allein auf ärztliche Verordnung hin zur Verfügung gestellt werden. Und im Normalfall stellt sie nicht einmal eine eigene Therapieform dar, sondern vielmehr eine Ergänzung oder Erweiterung bestehender Behandlungsoptionen.

Der Umstand, dass viele der legislativen Fragestellungen im Umfeld der Telemedizin in einem Spannungsfeld zwischen der Regelungskompetenz des Bundes, der Länder und der Organisationsstrukturen der freien Berufe liegen, erschwert die schnelle und flexible Anpassung der rechtlichen Rahmenbedingungen zusätzlich. Durch das Nebeneinander von weitgehend konsensuell gestalteten und genormten Rechtsbereichen auf der einen und nicht immer eindeutig geregelten Zuständigkeiten auf der anderen Seite ergeben sich regelmäßig rechtliche Planungsunsicherheiten und dem Kompetenzgerangel geschuldete, zeitliche Verzögerungen, die der Gestaltung innovativer neuer Konzepte immer wieder aufs Neue unnötige Steine in den Weg zu legen drohen (DGTelemed 2010). Siehe hierzu beispielsweise die Thematik der möglichen Erweiterung der Bundeskompetenzen durch die sogenannte „Annex-Kompetenz" bzw. mit Hinweis auf einen im konkreten Einzelfall engen Sachzusammenhang.

In diesem gerade noch mitten in einer rasanten Weiterentwicklung befindlichen rechtlichen Umfeld versteht sich die vorliegende Darstellung der rechtlichen und vertraglichen Rahmenbedingungen der Telemedizin in erster Linie als Momentaufnahme des Status Quo, die aber zugleich für die einzelnen grundlegenden Problematiken sensibilisieren soll. Im weiteren Verlauf dieser Ausführung wird daher ein (keinesfalls vollständiger) Überblick über ausgewählte Rechtsbereiche gegeben, die gegenwärtig im Kontext der Umsetzung und Weiterentwicklung von Telemedizin-Konzepten relevant sind. Angefangen mit einem schnellen Überblick über das vertragliche Rahmenkonstrukt der Integrierten Versorgung (IV) werden hierbei zusätzlich verschiedene Aspekte des Datenschutzes sowie weiterer in diesem Zusammenhang relevanter Vorschriften (wie z.B. das ebenso gerne wie oft zitierte „Fernbehandlungsverbot") behandelt.

Grundsätzlich sind natürlich auch IV-Programme ohne Telemedizin oder telemedizinische Konzepte auf einer gänzlich anderen rechtlichen Grundlage denkbar. Zugleich besteht hinsichtlich der grundlegenden Zielsetzung beider Konzepte (z.B. die Verbesserung der Kommunikation und Abstimmung zwischen medizinischen Leistungserbringern verschiedener Sektoren oder Fachbereiche) jedoch eine bemerkenswert große Übereinstimmung, die sie für eine Verquickung geradezu prädestiniert erscheinen lässt. Es ist daher nur eine logische Konsequenz, dass die große Mehrheit der gegenwärtig in Deutschland anzutreffenden Telemedizinprojekte in Form von IV-Vorhaben umgesetzt wird. Um zu verstehen, in welchem Umfang und auf welchen Feldern sich beide Konzepte bei der Bewältigung zukünftiger Herausforderungen des deutschen Gesundheitswesens ergänzen, wird nachfolgend in aller Kürze ein Blick auf die archetypischen Einsatzgebiete der IV sowie auf die durch den Einsatz von telemedizinischen Konzepten zusätzlich generierbaren Effekte geworfen.

C.3.1   Vernetzung durch Integrierte Versorgung

Die Kernidee der IV, verschiedene Sektoren und Fachbereiche miteinander zu verbinden, ist vom Grundsatz her keinesfalls neu. Schon Jahre vor der IV gab es eine ganze Reihe an Versuchen, insbesondere den stationären und den ambulanten Sektor enger miteinander zu verknüpfen. Zu nennen sind hier insbesondere die belegärztliche Tätigkeit niedergelassener Ärzte im Krankenhaus (§ 121 SGB V), die Ermächtigung angestellter Krankenhausärzte für ambulante Operationen (§ 116 SGB V) oder umgekehrt die Möglichkeit, ambulante Operationen im Krankenhausumfeld (§ 115b SGB V) zu erbringen. Auch die Modellvorhaben (§ 63 SGB V), Strukturverträge (§ 73a SGB V), DMPs (§ 137f-g SGB V) oder auch die vergleichsweise neuen Ansätze der hausarztzentrierten bzw. besonderen ambulanten Versorgung (§ 73b bzw. § 73c SGB V) hatten die Intention, den Versicherten eine möglichst gut aufeinander abgestimmte Versorgung „aus einer Hand" zu ermöglichen.

Bei den Konzepten nach § 73a SGB V sowie den mit dem GKV-NOG II (zweites Gesetz zur Neuordnung von Selbstverwaltung und Eigenverantwortung der gesetzlichen Krankenversicherung) neu geschaffenen Modellvorhaben nach § 63ff SGB V stand sowohl in qualitativer, wie auch fiskalischer Hinsicht primär die Optimierung innerhalb eines Sektors im Vordergrund (Melchert 2001). Sowohl die Disease Management Programme (DMP) als auch die 2004 mit dem GKV-Modernisierungsgesetz (GMG) eingeführten Versorgungsansätze nach § 73b bzw. 73c SGB V richteten jedoch in der Tendenz bereits einen deutlich breiteren Fokus auf die Verbesserung der patienten- oder indikationsbezogenen Gesamtversorgung.

Ungeachtet einzelner, durchaus viel versprechender Erfahrungen aus derartigen Konzepten brachte jedoch bis heute keiner dieser Vorstöße für sich allein genommen den erhofften Effekt. Ursache hierfür ist nicht zuletzt der bereits spürbare, aber für weit reichende, risikobehaftete Schritte dann doch noch nicht ausreichend hohe Leidensdruck aller Beteiligten. Die Folge kann als eine Art gesundheitspolitischer Strukturkonservatismus beschrieben werden. Das System verharrt also weitestgehend im Status Quo und bewegt sich abgesehen von einigen Korrekturen kontinuierlich weiter auf die sich bereits seit Längerem abzeichnende, kritische Schwelle der Versorgungslast zu (Ballast 2004).

Als weiteres Werkzeug im Baukasten einer besser verzahnten Gesundheitsversorgung wurde daher nicht zuletzt im Zusammenhang mit den im Kern durchaus positiven Erfahrungen mit Managed Care Ansätzen Ende der 1990er Jahre in einem neuen Anlauf das Konzept der IV eingeführt (Amelung et al. 2008). Der Grundstein für die IV, wie sie heute fester Teil der deutschen Versorgungslandschaft ist, wurde im Rahmen des GKV-Gesundheitsreformgesetzes bereits im Jahr 2000 gelegt (Greiling 2010). Im Kern sieht die IV insbesondere vor, dass ein Patient sektorenübergreifend und/oder interdisziplinär von allen an der Behandlung beteiligten Leistungserbringern nach einem einheitlichen, abgestimmten und widerspruchsfreien Behandlungskonzept therapiert wird (Riedel et al. 2004).

Die ursprünglichen Regelungen der IV mit den bis heute gültigen Grundsätzen „ambulant vor stationär" und „Rehabilitation vor Pflege" wurden jedoch in ihrer Gesamtheit von den potentiellen Akteuren als so komplex und daher unzweckmäßig angesehen, dass entsprechende Vorhaben trotz des unzweifelhaften Bedarfs fast ausnahmslos noch in der Planungsphase versandeten (Riedel et al. 2004). Neben komplexen Bereinigungsregelungen der sektoralen Budgets kristallisierte sich insbesondere die in dieser frühen Phase noch zwangsweise vorgeschriebene Beteiligung der unter politischen Gesichtspunkten gar nicht an IV-Konzepten interessierten Kassenärztlichen Vereinigungen als größtes Hindernis heraus (Kuhlmann 2004; Mühlbacher & Ackerschott 2007). Angesichts der wirtschaftlich geringen Attraktivität der denkbaren Integrationsansätze und der starken Position der potentiell eher verhindernden als unterstützenden KVen dümpelte das vom Gesetzgeber gut gemeinte Instrument der IV daher zu Beginn weitestgehend ungenutzt im Paragraphendschungel des fünften Sozialgesetzbuches vor sich hin (Orlowski & Wasem 2003).

Diese Situation änderte sich grundlegend, als mit dem GMG im Jahr 2004 die Rahmenbedingungen der IV gleich in mehrfacher Hinsicht verbessert wurden. Mit dem Ziel vor Augen, den am Aufbau der IV Beteiligten weitgehende Verhandlungs- und Gestaltungsspielräume für innovatives unternehmerisches Handeln zu geben, sollte diesem Versorgungskonzept nach dem Willen des Gesetzgebers nunmehr tatkräftig Starthilfe gegeben werden (Kingreen 2004). Neben der Beseitigung der zwingend vorgeschriebenen Beteiligung der KVen und dem Verzicht auf komplizierte Verrechnungserfordernisse war es aber vor allen Dingen die sogenannte Anschubfinanzierung, welche diese Versorgungsform aus der Bedeutungslosigkeit in die tatsächlich gelebte Versorgungsrealität katapultierte (Hildebrandt GesundheitsConsult 2003). Durch die veränderten Rahmenbedingungen sollte – so der Wunsch des Gesetzgebers und der innovationsfreudigeren Leistungserbringer – die

Grundlage für eine „Spielwiese der Ideen" geschaffen werden – eine Art kreativen Sandkasten, in dem neue Konzepte und Prozesse im Kleinen getestet und zugleich in einem umfassenden Wettbewerb zwischen verschiedenen, qualitativ hochwertigen und vom Patienten positiv wahrgenommenen Behandlungsansätzen hinsichtlich ihrer Performance in der Versorgungsrealität bewertet werden können (Mickley 2004).

Die IV versteht sich nach § 140a SGB V als eine transsektorale und/oder fachübergreifende Versorgungsform. Im Wortlaut besagt § 140a (1) SGBV:

„Abweichend von den übrigen Regelungen dieses Kapitels können die Krankenkassen Verträge über eine verschiedene Leistungssektoren übergreifende Versorgung der Versicherten oder eine interdisziplinär-fachübergreifende Versorgung mit den in § 140b Abs. 1 genannten Vertragspartnern abschließen. Soweit die Versorgung der Versicherten nach diesen Verträgen durchgeführt wird, ist der Sicherstellungsauftrag nach § 75 Abs. 1 eingeschränkt. Das Versorgungsangebot und die Voraussetzungen seiner Inanspruchnahme ergeben sich aus dem Vertrag zur integrierten Versorgung."

Damit ist möglicher Kerninhalt der IV sowohl die Etablierung einer sogenannten Versorgungskette (ambulant-stationär – stationäre Rehabilitation – ambulante Nachbetreuung) als auch die Bildung interdisziplinärer Schwerpunkte im ambulanten oder stationären Bereich, wie zum Beispiel ein ambulantes onkologisches Netzwerk (Preißler 2000). Für die Erfüllung der Voraussetzungen der IV ist also grundsätzlich eines der beiden Merkmale fachübergreifend bzw. sektorenübergreifend ausreichend (Kuhlmann 2004).

Der Begriff der sektorenübergreifenden Versorgung lässt sich hierbei trotz des Fehlens einer expliziten rechtlichen Definition vergleichsweise einfach durch die faktische Beteiligung von mindestens zwei Leistungserbringern aus unterschiedlichen Sektoren im Sinne der IV erfüllen (Landessozialgericht Baden-Württemberg 2006). In der Praxis wird hinsichtlich dieses Merkmals in aller Regel eine primär zweckorientierte Auslegung genutzt. So lieferte etwa das „Barmer-Urteil" (Bundessozialgericht 2008a) die folgende Definition:

„Sektorenübergreifend ist eine Versorgung dann, wenn die im konkreten Fall genutzten Prozesse in der normalen Versorgungsrealität in aller Regel institutionell und inhaltlich getrennt sind und durch das genutzte Konzept deutlich enger verknüpft werden."

Mögliche Kombinationen zur Erfüllung des Merkmals sektorenübergreifend sind also etwa die gemeinsame Erbringung ambulanter und stationärer ärztlicher Leistungen durch niedergelassene Ärzte und ein oder mehrere Krankenhäuser oder auch eine engere Verzahnung von Krankenhausbehandlung und stationärer Rehabilitation (Bäune 2008). Einem der denkbaren Schlupflöcher – der Kombination von ambulanten und stationären Leistungen innerhalb eines Krankenhauses ohne Beteiligung externer Leistungserbringer – wurde hingegen bereits früh eine klare Absage erteilt. Diese Konstellation falle, so die richterliche Feststellung, in erster Linie in die krankenhausinterne Optimierungsverantwortung und erfülle somit nicht die Anforderungen einer sektorenübergreifenden Versorgung nach der Intention des Gesetzgebers (Bundessozialgericht 2008b).

Während das Merkmal der sektorenübergreifenden Versorgung also relativ exakt abprüfbar ist, verursachte die im Gesetz selbst ebenfalls nicht definierte Begrifflichkeit der interdisziplinär-fachübergreifenden Versorgung insbesondere in den frühen Tagen der IV deutlich mehr Kopfzerbrechen (Pelleter et al. 2005). Die hieraus resultierende Unschärfe führte in der Vergangenheit regelmäßig dazu, dass rein auf dieses Merkmal ausgerichtete IV-Konzepte mit großem Aufwand von konventionellen Versorgungsprozessen abgegrenzt werden mussten. Die endgültige Beantwortung der Frage, ob ein konkretes Konzept die Forderungen des § 140a Abs. 1 SGB V erfüllt, wurde daher immer wieder erst nach langwierigen, rechtlichen Auseinandersetzungen geklärt. Denn auch wenn die grundlegende Bedeutung weitestgehend außer Frage steht, bietet das komplexe Umfeld des deutschen Gesundheitswesens eine ganze Reihe von theoretisch möglichen, in der Praxis der Intention der IV jedoch faktisch zuwider laufenden Konstellationen. Nicht zuletzt aus diesem Grund wurde die später durch die Rechtsprechung konkretisierte Hürde aufgebaut, dass die fachübergreifende Zusammenarbeit zusätzlich im Rahmen eines langfristigen, am Patientennutzen ausgerichteten Konzepts objektivierbar sinnvoll sein muss. Rein formal-juristisch denkbare Kombinationen werden hingegen mit Hinweis auf die Intention des Gesetzgebers, über konventionelle Möglichkeiten hinausgehende Versorgungsstrukturen zu schaffen, als nicht ausreichend angesehen.

So wird zu Recht immer dann von fachübergreifender Versorgung gesprochen, wenn mindestens zwei verschiedene Facharztgruppen vertreten sind, es also zu einer echten interdisziplinären Zusammenarbeit kommt. Die ebenfalls mögliche Deutung, dass die Anforderung der IV auch bereits dann erfüllt ist, wenn sich mindestens ein Arzt und mindestens ein nichtärztlicher Leistungserbringer (z.B. Apotheken (§ 129 SGB V) oder Heil- und Hilfsmittelerbringer (§ 124 bzw. § 126 SGB V)) zusammenschließen, wurde hingegen regelmäßig abgelehnt. Begründet wurde dies nicht zuletzt mit einer Orientierung am originären Ziel des Gesetzes, durch verbesserte Zusammenarbeit von bisher weitgehend getrennt agierenden Fachrichtungen Redundanzen und Reibungsverluste abzubauen. Im Kern geht es daher um die Kombination von indikationsspezifischen Behandlungselementen, die bisher getrennt erbracht wurden. Als Beispiel für eine solche Zusammenarbeit kann etwa die strukturierte Abstimmung des Hausarztes mit dem Diabetologen und dem Augenarzt angesehen werden, um die Therapie einer Diabetes-Erkrankung möglichst umfassend mit allen anderen Behandlung Beteiligten abzustimmen und solchermaßen zu optimieren (Dierks 2004).

Als Beispiele für IV-Vorhaben im Sinne des § 140a Abs. 1 SGB V können also etwa geeignete Konzepte in fachgebietsübergreifenden Ärztenetzen oder auch Kooperationen von Krankenhäusern mit niedergelassenen Ärzten oder Ärztenetzen angeführt werden. Ebenfalls ein klassisches Anwendungsgebiet stellen solche Konzeptionen dar, die eine bessere Verzahnung von stationärer und ambulanter Behandlung (vorstationär – stationär – nachstationär) ermöglichen oder auch ganz konkret durch eine engere und abgestimmte Kooperation etwa das Überleitungsmanagement optimieren. Der Einbezug von Pflegekassen, aber auch zugelassenen Pflegeeinrichtungen war in der ersten Fassung der Integrierten Versorgung nach dem GMG gar nicht vorgesehen. Dieser Ausschluss wog nach Ansicht der meisten

Gesundheitsexperten jedoch eher gering, da insbesondere die in der Startphase der IV etablierten Vorhaben zumeist ohnehin diagnosebezogen oder im Kontext von stationären Leistungen stattfanden. Durch das WSG wurde, so der Wille des Gesetzgebers:

„… der Gedanke der Integration über die Verzahnung einzelner Sektoren innerhalb der gesetzlichen Krankenversicherung hinaus auf eine bessere Verzahnung von Leistungen der Kranken- und Pflegeversicherung ausgedehnt …, um damit eine die Versicherungszweige übergreifende Leistungserbringung im Rahmen von Verträgen zur integrierten Versorgung zu ermöglichen." (Deutscher Bundestag 2006)

Die mit einer hohen fachlichen Spezialisierung und mitunter nicht ausreichenden strategischen Ausrichtung gehandicapten Pflegeeinrichtungen tun sich aber bis heute schwer, sich als attraktive Partner in Konzeptionen einzubringen. So wurden im Zeitraum bis Ende 2008 gerade einmal 35 Verträge unter Einbezug einer Pflegekasse oder einer Pflegeeinrichtung geschlossen, was verglichen mit der Gesamtanzahl an Verträgen umgerechnet einem Anteil von gerade einmal 2 % entspricht. Ob dies dem Umstand geschuldet ist, dass der „Kuchen" der IV zum Zeitpunkt der Hinzunahme dieser Gruppe bereits weitgehend aufgeteilt war, die Ursachen in rechtlich komplexen Herausforderungen derartiger Konzepte lagen oder Berührungsängste zwischen den etablierten und den neuen Vertragspartnern existieren, lässt sich rückblickend nicht mehr mit letzter Sicherheit sagen (Gemeinsame Registrierungsstelle zur Unterstützung der Umsetzung des § 140d SGB V 2009).

C.3.2   Grundlagen des Datenschutzes

Weitgehend unabhängig von dem für telemedizinische Vorhaben gewählten Vertragsrahmenkonstrukt ergeben sich zumeist bereits in der Planungs- und Konzeptionsphase weitere Berührungspunkte mit verschiedenen rechtlichen Regelungen und Vorgaben. Da die vollständige Behandlung aller theoretisch relevanten rechtlichen Themenfelder den Umfang dieses Beitrags bei Weitem sprengen würde, soll nachfolgend zumindest ein grober Überblick über einige der am häufigsten auftretenden Grundproblematiken gegeben werden.

Wie bereits einleitend skizziert, berührt sowohl die IV wie auch die Telemedizin durch die Verbindung verschiedener, traditionell zumeist getrennt existierender Bereiche eine ganze Reihe von teils hochkomplexen Rechtsnormen, die nicht selten völlig unterschiedliche Blickwinkel auf ein und denselben Sachverhalt haben (Mühlbacher & Ackerschott 2007). Ein besonders gutes Beispiel hierfür ist der Bereich des Datenschutzes, der zu den wichtigsten Rechtsnormen im Kontext der Telemedizin gehört und sich durch ein überdurchschnittlich hohes Maß an Komplexität auszeichnet. Dabei stellt der Datenschutz im Vergleich zu anderen Regelungen eine noch vergleichsweise junge Disziplin dar. Das erste Bundesdatenschutzgesetz (BDSG) stammt aus dem Jahr 1977 und noch einmal erst vier Jahre später verfügten alle Bundesländer der damaligen BRD erstmals über eigene Landesdatenschutzgesetze. Doch im Zuge der zunehmenden Digitalisierung von Daten und der damit einhergehenden Schwierigkeiten in Hinblick auf die Beherrschbarkeit der ständig anwachsenden Datenmassen traten in Folge in immer kürzeren Abständen neue und umfassendere Regelungen in Kraft.

Dabei bestünde dem Grundsatz nach im Zusammenhang mit der Telemedizin eigentlich gar kein Erfordernis spezifischer Datenschutzgesetze. Denn der über allen anderen diesbezüglichen Regelungen stehende § 203 StGB („Verletzung von Privatgeheimnissen") legt grundsätzlich klar fest, dass es den an der Behandlung beteiligten Leistungserbringern unter Androhung empfindlicher Strafen verboten ist, personenbezogene Informationen („Sozialdaten") an Dritte zu verraten. Das deutsche Recht wäre aber kaum es selbst, wenn es trotz der Existenz dieser gemeinhin als datenschutzrechtlichen Übernorm bezeichneten Regelung des § 203 StGB im Lauf der Jahre unter aktiver Beteiligung der EU nicht eine stetig wachsende Vielfalt an Vorgaben und Richtlinien für nahezu jede denkbare Konstellation erarbeitet hätte.

Als logische Konsequenz hieraus existiert mittlerweile eine große Anzahl an teilweise untereinander konkurrierenden, datenschutzrelevanten Regelungen. Auf europäischer Ebene ist die maßgebende Bestimmung zum Datenschutz bis heute die Richtlinie 95/46/EG des Europäischen Parlaments und des Rates vom 24. Oktober 1995 zum Schutz natürlicher Personen bei der Verarbeitung personenbezogener Daten und zum freien Datenverkehr. Ergänzt wird diese durch die Richtlinie 2002/58/EG vom 12. Juli 2002, welche sich speziell mit der Verarbeitung personenbezogener Daten und dem Schutz der Privatsphäre unter besonderer Würdigung der Besonderheiten der elektronischen Kommunikation befasst (Ackermann & Zylajew 2010). Auf nationaler Ebene finden sich in Deutschland die wichtigsten Regelungen zum Datenschutz im Bundesdatenschutzgesetz (BDSG), in den Landesdatenschutzgesetzen, dem Sozialgesetzbuch und den Krankenhausgesetzen der einzelnen Bundesländer. Ferner können – je nach konkretem Sachverhalt – auch noch weitere Normen des Strafgesetzbuches, der jeweiligen Berufsordnungen oder fallspezifische Sonderfallregelungen (z.B. Infektionsschutzgesetz) relevant sein (Schurig 2006).

Erschwerend kommt hinzu, dass kaum eine dieser rechtlichen Rahmenbedingungen kontinuierlich mit dem technischen Fortschritt mithalten kann und folgerichtig innovative und für den Patienten klar vorteilhafte Telemedizin-Konzepte nicht selten insbesondere in den ersten Jahren zumindest in Teilen in einer rechtlichen Grauzone angesiedelt sind. Möchte man die elementaren und daher im Zeitverlauf weitestgehend unverändert geltenden Grundlagen des Datenschutzes betrachten, welche sich in der einen oder anderen Form in nahezu allen datenschutzrechtlichen Bestimmungen wieder finden, kann man die Kerninhalte des Datenschutzes mit folgender Beschreibung charakterisieren: Datenschutz regelt die gesamte Kette von der Erhebung über die Verarbeitung (z.B. in Form von Speicherung, Veränderung, Übermittlung, Sperrung oder Löschung) bis hin zur Nutzung von personenbezogenen Daten. Er folgt den Prinzipien der Datensparsamkeit bzw. Datenvermeidung, postuliert das Gebot der Erforderlichkeit und schreibt eine unbedingte Zweckbindung der jeweils genutzten Daten vor. Der Datenschutz stellt somit primär ein Schutzrecht dar, welches den Bürgern innerhalb gewisser Grenzen die Möglichkeit zur informationellen Selbstbestimmung eröffnet, die das Bundesverfassungsgericht in verschiedenen Entscheidungen aus den verfassungsmäßigen Grundrechten abgeleitet hat.

Übereinstimmend hierzu definiert auch § 1 Absatz 1 BDSG die zentrale Zielsetzung des Datenschutzes wie folgt:

„Zweck dieses Gesetzes ist es, den Einzelnen davor zu schützen, dass er durch den Umgang mit seinen personenbezogenen Daten in seinem Persönlichkeitsrecht beeinträchtigt wird."

Eine besondere Bedeutung kommt in beiden oben genannten Definitionen dem Begriff der „personenbezogenen Daten" zu. Es fallen also nur solche Daten in den Wirkungsbereich der Datenschutzgesetze, bei denen ein Bezug zu einer spezifischen, natürlichen Person hergestellt werden kann. Entsprechende Verfahren zur Aufhebung dieses Zusammenhangs wie Anonymisierung oder Pseudonymisierung sind demnach geeignete Ansätze, um Datenschutzproblematiken zu entschärfen oder teilweise auch vollständig zu vermeiden.

Neben den allgemeinen Schutzvorschriften des Datenschutzes greift im Rahmen von telemedizinischen Konzepten und der Verarbeitung von medizinischen Informationen und Sozialdaten der Patienten zusätzlich der bereits erwähnte und noch einmal ungleich strengere Sozialdatenschutz als „lex specialis". Sozialdaten – so die zugrundeliegende Überlegung des Gesetzgebers – stellen ein besonders schützenswertes Gut dar und unterliegen aus diesem Grund einer noch einmal merklich erhöhten Sorgfaltspflicht (Schurig 2006). Für medizinische Daten hat der Gesetzgeber mit der strafrechtsbewehrten Verschwiegenheitspflicht und den Sanktionsmöglichkeiten des § 203 StGB daher die größte Drohkulisse aufgebaut, die ihm zur Verfügung steht. Diese ärztliche Schweigepflicht wird an verschiedener Stelle aufgegriffen und wiederholt, etwa in § 9 MBO-Ä. Doch auch für die alltägliche Arbeit der Telemedizinischen Zentren hat das Sozialgeheimnis weitreichende Konsequenzen.

Die wichtigsten Vorschriften zum Sozialgeheimnis finden sich in § 35 SGB I in Verbindung mit § 67 SGB X, welcher eine abschließende Definition aller Daten liefert, die zu den Sozialdaten zu zählen sind. § 35 SGB I besagt im Detail:

„Jeder hat Anspruch darauf, daß die ihn betreffenden Sozialdaten (§ 67 Abs. 1 Zehntes Buch) von den Leistungsträgern nicht unbefugt erhoben, verarbeitet oder genutzt werden (Sozialgeheimnis). Die Wahrung des Sozialgeheimnisses umfaßt die Verpflichtung, auch innerhalb des Leistungsträgers sicherzustellen, daß die Sozialdaten nur Befugten zugänglich sind oder nur an diese weitergegeben werden. [...] Die Beschäftigten haben auch nach Beendigung ihrer Tätigkeit bei den genannten Stellen das Sozialgeheimnis zu wahren."

Unter den Sozialdatenschutz fallen gemäß § 67 Absatz 1 Satz 1 SGB X alle

„[...] Einzelangaben über persönliche oder sachliche Verhältnisse einer bestimmten oder bestimmbaren natürlichen Personen (Betroffener), die von einer in § 35 des Ersten Buches genannten Stelle im Hinblick auf ihre Aufgaben nach diesem Gesetzbuch erhoben, verarbeitet oder genutzt werden."

Für den Bereich der GKV ist der Schutz der Sozialdaten umfassend im zehnten Kapitel (§ 284 bis 287 SGB V) geregelt. Im Kontext von telemedizinischen Versorgungskonzepten werden demnach zum überwiegenden Teil klassische Sozialdaten erhoben, verarbeitet und genutzt. In Folge dessen sind Telemedizinische Zentren den besagten strengen Regelungen unterworfen, deren Detailinhalte und Auswirkungen im Folgenden näher beleuchtet werden.

Anforderungen des Datenschutzes an arbeitsteilige telemedizinische Versorgungskonzepte

Grundsätzliche Problemstellungen

Die Eckpunkte bei der datenschutzrechtlichen Debatte zur Telemedizin sind einerseits regelmäßig Fragestellungen zur Wahrung des Arzt – bzw. Sozialdatengeheimnisses und auf der anderen Seite die Beachtung des Rechts der Bürger auf informationelle Selbstbestimmung, welches sich aus den verschiedenen Datenschutzgesetzen ergibt (Vetter 2005). Nachdem sich der Anwendungsbereich der Landesdatenschutzgesetze v.a. auf Behörden und sonstige öffentliche Stellen des jeweiligen Landes, der Gemeinde und Gemeindeverbände sowie weiterer der Landesaufsicht unterstehenden Stellen des öffentlichen Rechts erstreckt, wird dieser im Folgenden nur eine untergeordnete Rolle spielen. Für private oder freie gemeinnützige Unternehmen wie Krankenhäuser oder auch Arztpraxen findet zumeist das BDSG Anwendung, welches daher im weiteren Verlauf dieser Abhandlung im Zentrum des Interesses stehen wird (Laufs & Uhlenbruck 2002).

Zwei der grundsätzlichsten Probleme arbeitsteiliger Konzepte stellen der Zugriff verschiedener Leistungserbringer auf eine einheitliche Datenbasis sowie die Frage der sicheren Übertragung der Daten dar. Während der Zugriff durch entsprechende Aufklärung und Einwilligung des Patienten in der Praxis verhältnismäßig einfach rechtssicher geregelt werden kann, stellt die Übermittlung von Daten zum gegenwärtigen Zeitpunkt in vielen telemedizinischen Konzepten noch eine ernstzunehmende Herausforderung dar. Dabei wäre die technische Grundlage für eine sichere Übertragung per SSL, VPN und Co. bereits seit Jahren existent. Die Realität in vielen Krankenhäusern und erst recht in der Mehrzahl der Arztpraxen ist jedoch noch immer eine andere (Bultmann et al. 2002). Zwar besitzen alle Kliniken und ein Großteil der Arztpraxen mittlerweile zumindest ein KIS bzw. ein Praxis-EDV-System. Schon bei der Anbindung dieser EDV an andere Systeme oder gar das Internet werden aber regelmäßig noch schier unüberwindbare Hürden offenbar.

Bis auf einen geringen Anteil technikbegeisterter Enthusiasten wird ein Telemedizinzentrum keine Arztpraxis davon überzeugen können, für gerade einmal eine Handvoll in einem IV-Programm betreute Patienten einen eigenen VPN-Client mit sicherem Passwort auf einem internetfähigen Rechner in der Praxis einzurichten. Und auch im Fall der EDV-technisch deutlich besser aufgestellten Klinik überwiegt in den meisten Fällen die Angst, durch eine zunehmende Durchlöcherung der Abschottung des KIS gegenüber dem Internet Einfalltore für Schadsoftware zu schaffen oder sich durch Software von Drittanbietern kaum zu beherrschende Systemkonflikte einzuhandeln.

In Folge dessen sind die meisten in Telemedizinzentren genutzten EPAs/EFAs bislang mangels Nachfrage entweder gar nicht extern vernetzt oder aber der externe Zugriff ist zumindest weitestgehend deaktiviert. Einzelne Ausnahmen wie z.B. die Plattform MROL der

Firma SHL Telemedicine oder die von der Vitaphone GmbH für die Programme „Telemedizin fürs Herz" und „Leicht erreicht" angebotenen Zugriffsmöglichkeiten für Ärzte und Patienten können nicht darüber hinwegtäuschen, dass der Idealfall einer einrichtungsübergreifenden EPA (eEPA) aktuell noch nicht etabliert ist (Baden et al. 2007). Dabei wäre eine derartige zentrale Sammelstelle von Behandlungsdokumenten und -informationen, auf die neben der führenden Stelle (in diesem Fall das Telemedizin Zentrum) auch von weiteren externen Beteiligten (z.B. behandelnde Ärzte, Krankenhausärzte, Patienten) zugegriffen werden kann, ein wichtiger Schritt, um die Möglichkeiten der Telemedizin in vollem Umfang zu nutzen und die Zielsetzung der Vernetzung verschiedener Leistungserbringer weiter zu befördern (Geis 2009). Grundsätzlich steht zwar zu vermuten, dass durch verschiedene Projekte wie die EGK und den kontinuierlichen Ausbau der Telematik-Infrastruktur die Chancen des elektronischen Datenaustauschs zunehmend erkannt und genutzt werden. Insbesondere das seit einer gefühlten Ewigkeit andauernde Gerangel um die EGK lässt jedoch vermuten, dass es bis dahin noch ein steiniger Weg sein wird.

Bis auf weiteres bleiben also nur die bereits etablierten und auch in den Praxen und Kliniken hinreichend bekannten Übertragungswege. Die datenschutzrechtliche Unzulässigkeit des Versands von Sozialdaten in Form einer unverschlüsselten Mail ist mittlerweile landläufig bekannt und soll aus diesem Grund an dieser Stelle nicht näher erörtert werden. Doch auch zu der in einem Großteil der Arztpraxen üblichen Übersendung von Faxen äußerte sich der bayrische Landesbeauftragte für den Datenschutz (2008) wie folgt:

„Insbesondere bei der Übertragung von Telefaxen mit besonders schutzwürdigem Inhalt (sensible personenbezogenen Daten wie Sozial-, Steuer-, Personal- oder medizinische Daten) kann eine Fehlzustellung gravierende Folgen für den Absender, Empfänger und Betroffene haben. Deshalb sollte zumindest in diesen Fällen eine unverschlüsselte Datenübertragung unterbleiben."

Damit bleibt aktuell also neben der telefonischen Übermittlung von Informationen unter dem Strich nur der postalische Versand von Berichten und Auswertungen, um alle kooperierenden Leistungserbringer entsprechend der Intention der IV mit umfassenden Informationen zu versorgen. Angesichts der theoretisch vorhandenen Möglichkeiten ist dies eine reichlich unbefriedigende Lösung, für die in Zukunft besser früher als später ein geeigneter Lösungsansatz gefunden mehr muss.

Deutlich einfacher gestaltet sich der Informationsaustausch abseits der reinen Übertragungsproblematik. Grundsätzlich können bei der Beurteilung von angemessenem Umgang mit personenbezogenen Patientendaten durch telemedizinische Service Center ähnliche Maßstäbe angelegt werden wie für die Vorgänge in einer Arztpraxis. Hierunter fällt insbesondere § 28 Abs. 7 S. 1 des BDSG, wonach die für die Erfüllung der Verpflichtung aus dem Behandlungsverhältnis erforderlichen Daten auch ohne eine ausdrückliche Einwilligung des Patienten erhoben und verarbeitet werden dürfen. Hiermit sind in den Praxen nach gängiger Auffassung präventive Untersuchungen ebenso abgedeckt wie diagnostische Maßnahmen, therapeutische Behandlungen, Nachsorgevorkehrungen sowie mit der medizinischen Versorgung einhergehende administrative Arbeitsschritte (Geis 2009).

Dieser grundlegende Fall ist jedoch im Kontext der Telemedizin bestenfalls Ausgangspunkt für weiterführende Überlegungen, da die Datenerhebung und -speicherung bei der Telemedizin zumeist in einer Art bzw. in einem Umfang erfolgt, der – auf den Horizont des Patienten abstellend – nicht durch das normale Behandlungsverhältnis zwischen Arzt und Patient abgedeckt ist (Dierks 2006). In der Praxis wird dieser Mangel dadurch behoben, dass für die Teilnahme des Patienten an einem Telemedizin-Programm eine gesonderte Aufklärung über die Inhalte der Datenerhebung, -übermittlung und -speicherung erfolgt und dieses Vorgehen durch eine gesonderte Einwilligung („Datenschutzerklärung") legitimiert wird. Vor diesem Hintergrund wird nun im Folgenden zuerst die Thematik der ärztlichen Schweigepflicht thematisiert, bevor im darauf folgenden Schritt die Bedeutung der umfassenden Aufklärung von Patienten und die Besonderheiten derartiger gesonderter Einwilligungen näher beleuchtet werden.

Die ärztliche Schweigepflicht

Der bedeutsamste Ausgangspunkt bei der Betrachtung der ärztlichen Schweigepflicht findet sich, wie bereits an vorstehender Stelle erwähnt, in § 203 StGB. Dieser droht nicht nur strafrechtliche Konsequenzen an, sondern gebietet zugleich auch aus sich heraus eine Verpflichtung zur Geheimhaltung besonders schützenswerter, personenbezogener Daten. Die ärztliche Schweigepflicht versteht sich im Kontext des Gesundheitswesens als Grundlage für das besondere Vertrauensverhältnis zwischen dem Patienten und seinem behandelnden Arzt. Diese häufig auch als „Arztgeheimnis" bezeichnete Schweigepflicht ist ferner in den verschiedenen Berufsordnungen festgeschrieben (z.B. § 9 MBO-Ä) und umfasst grundsätzlich sämtliche Daten eines Patienten, nicht nur medizinische Daten im Rahmen von Diagnostik und Therapie. Ärztliche Schweigepflicht und Datenschutz sind grundsätzlich voneinander getrennte Verpflichtungen der behandelnden Leistungserbringer. Aufgrund zahlreicher Querverbindungen zwischen beiden Bereichen sollen beide Bereiche an dieser Stelle aber vor dem Hintergrund der Anwendbarkeit in telemedizinischen Konzeptionen zusammen betrachtet werden.

Jegliche Weitergabe von Informationen – entgegen landläufiger Meinung auch zwischen Ärzten erfordert grundsätzlich die Zustimmung des Patienten. Ausnahmen von den strengen Schutzvorschriften sind nur auf Grundlage gesetzlicher Vorschrift (z.B. Infektionsschutzgesetz) oder aber auf Basis einer ausdrücklichen, idealerweise schriftlichen Einwilligung des Patienten möglich. Lediglich innerhalb einer Praxis oder entlang eines mit dem Patienten besprochenen Behandlungspfades, bei dem mehrere Ärzte einen Patienten parallel oder nacheinander behandeln, wird unter Bezugnahme auf § 9 Abs. 4 MBO-Ä die Zustimmung des Patienten gemeinhin als gegeben angenommen. Hingegen wäre die Einsichtnahme eines weiteren, nicht an der Behandlung beteiligten Arztes in die Dokumentation eines Patienten oder die Besprechung eines konkreten Falls (z.B. im Rahmen eines Telekonsils) ohne Einwilligung des Patienten immer dann ein Verstoß gegen die ärztliche Schweigepflicht, wenn aus den eingesehenen Daten der Bezug zu einem spezifischen Patienten hergestellt werden kann, es sich also nicht nur um einen allgemeinen fachlichen Austausch handelt (Ulsenheimer & Heinemann 1999). Bei einem datenschutzrechtlichen

Verstoß gegen die ärztliche Schweigepflicht drohen dem Arzt schnell umfassende Sanktionen. Neben den möglichen berufs- und standesrechtlichen Konsequenzen soll an dieser Stelle insbesondere auf die zivilrechtlichen Rechtsfolgen aus unerlaubter Handlung nach § 823 Abs. 1 BGB (Nichtigkeit der Verträge und mögliche Haftungstatbestände) sowie zusätzlich die Möglichkeit strafrechtlicher Sanktionen nach § 203 StGB hingewiesen werden. Insbesondere letztgenannte strafrechtliche Implikation ist die schärfste Drohung, die dem Gesetzgeber zur Verfügung steht, und unterstreicht den Stellenwert des Sozialdatenschutzes noch einmal nachdrücklich.

Telemedizinische Konzepte speziell wenn sie im Zuge der eingangs dargestellten Vernetzungszielsetzung der IV als arbeitsteilige Prozesse angelegt sind stellt dieser undifferenziert starke Schutz der personenbezogenen Daten vor gewisse Schwierigkeiten. Telemedizin generiert einen Großteil ihres Nutzens aus der Dissoziation der verschiedenen an einer Behandlung beteiligten Parteien. Ohne die Möglichkeit eines zeitgleichen Datenaustauschs wäre dieses Verfahren aber in jedem Fall deutlich erschwert – wenn nicht gar völlig unmöglich. Perspektivisch wäre es natürlich das Einfachste, wenn etablierte telemedizinische Verfahren der arbeitsteiligen Behandlung zwischen Ärzten gleichgestellt würden und die Erhebung, Verarbeitung und Nutzung der jeweiligen Daten ohne explizite Einwilligung des Patienten möglich wären. Bis es hierzu kommt und nach herrschender Meinung die Telemedizin ein derart fester Bestandteil der medizinischen Versorgungsrealität ist, dass eine solche geteilte Datennutzung auch aus dem Blickwinkel des Patientenhorizonts als implizit genehmigt anzunehmen ist, bleibt die rechtliche Absicherung über die nachfolgend im Detail betrachteten Teilnahme- und Datenschutzerklärungen jedoch unabdingbar.

Die Bedeutung von Patientenaufklärung und Teilnahme-/Datenschutzerklärungen

Wie bei der Betrachtung der ärztlichen Schweigepflicht gezeigt, ist eine Erhebung, Verarbeitung und Nutzung von personenbezogenen Sozialdaten immer dann rechtlich einwandfrei möglich, wenn der jeweilige Versicherte diesem Vorgehen explizit zustimmt. So besagt § 4a Abs. 1 BDSG:

„Die Einwilligung ist nur wirksam, wenn sie auf der freien Entscheidung des Betroffenen beruht. Er ist auf den vorgesehenen Zweck der Erhebung, Verarbeitung oder Nutzung sowie, soweit nach den Umständen des Einzelfalles erforderlich oder auf Verlangen, auf die Folgen der Verweigerung der Einwilligung hinzuweisen. Die Einwilligung bedarf der Schriftform, soweit nicht wegen besonderer Umstände eine andere Form angemessen ist. Soll die Einwilligung zusammen mit anderen Erklärungen schriftlich erteilt werden, ist sie besonders hervorzuheben."

Für die Einholung einer rechtssicheren Zustimmung ist es also wichtig, dass dem Versicherten vollumfänglich klar ist, welche seiner Daten in welchem Umfang von wem zu welchem Zweck und über welche Dauer genutzt werden. Ferner ist bereits vorab festzulegen, was im Falle eines Widerrufes mit den Daten zu geschehen hat, wie der Versicherte Einsicht in die Daten nehmen kann und in welchem Umfang er selbst z.B. Korrekturen oder auch die Löschung der vorgehaltenen Daten einfordern kann. Das Recht zur Löschung der Daten kann beispielsweise immer dann durch ein Recht auf Sperrung der Daten ersetzt werden, wenn der Löschung einer oder mehrere der Gründe des § 20 Abs. 3 BDSG oder § 20 Abs. 4 BDSG (z.b. gesetzliche oder vertragliche Aufbewahrungsfristen, unverhältnismäßiger Aufwand einer Löschung, nicht zu klärende Strittigkeit der Richtigkeit von Angaben, etc.) entgegenstehen.

Viele Krankenkassen und auch einige Anbieter von telemedizinischen Konzepten haben zu diesem Zweck spezielle Teilnahme- und Datenschutzerklärungen angefertigt, die für integrierte, telemedizinische Programme bereits seit Jahren erfolgreich im Einsatz sind. Aufgrund der extrem streng formulierten Anforderungen an die Datenschutzerklärungen können in der Praxis aber auch diese umfassend geprüften Erklärungen mit einer Vielzahl anderer Faktoren im Spannungsverhältnis stehen. Nutzt eine Kasse beispielsweise zur besseren Beherrschbarkeit für alle ihre IV-Verträge (unabhängig vom genauen Inhalt der jeweiligen IV-Konzepte) einheitliche Datenschutzerklärungen, decken diese mitunter nicht exakt die im Rahmen der jeweiligen Betreuung enthaltenen Sachverhalte ab. Ein Beispiel für ein solches einheitliches Dokument ist die kombinierte Teilnahme- und Datenschutzerklärung, welche von der Techniker Krankenkasse in weitgehend unveränderter Form über mehrere Jahre für alle ihre Verträge genutzt wurde.

Auch diese Vorlage wurde im Vorfeld umfassend juristisch geprüft und sie berücksichtigt alle grundlegenden Erfordernisse wie z.b. die Schriftform, den deutlichen Hinweis auf die Freiwilligkeit der Erklärung sowie die Belehrung der Versicherten über die Möglichkeit des Widerrufs. Bereits bei der Erfüllung einer weiteren Anforderung, dem Verbot von pauschalen Einwilligungen ohne Spezifizierung der aus der Erklärung resultierenden Folgen (vgl. § 4a Abs. 1 Satz 2 BDSG), hingegen ist solch eine universelle Teilnahme- und Datenschutzerklärung zur Schaffung von Rechtssicherheit jedoch auf ergänzende, fallspezifische Informationsmaterialien angewiesen (Schurig 2006). Denn ebenso wie bei sonstigen medizinischen Therapien ist auch die Gültigkeit der Einwilligung zur telemedizinischen Betreuung von einer umfassenden Aufklärung über Inhalte und ggf. Risiken und mögliche Nebenwirkungen des Verfahrens abhängig. Ohne hinreichende Aufklärung ist die Einwilligung in eine Heilbehandlung bzw. einen Eingriff unwirksam. Der Eingriff wird dadurch rechtswidrig und es besteht die Möglichkeit für die Patienten, Schadensersatz und Schmerzensgeld zu verlangen. Dies gilt nach geltender Rechtsprechung selbst dann, wenn die Behandlung kunstgerecht durchgeführt wurde (Kern 2006).

Die Aufklärung erfolgt, wann immer dies möglich ist, zumindest in Teilen mündlich, um dem Patienten im direkten Gespräch mit seinem medizinischen Leistungserbringer die Möglichkeit von Rückfragen zu unklaren Sachverhalten zu geben. Zwar kann grundsätzlich auch schriftliches Informationsmaterial eingesetzt werden, um dem Patienten vorbereitend alle wichtigen Informationen zu der jeweiligen Behandlungsoption zu geben. Nach einer Entscheidung des BGH (Urteil vom 15.02.2000, AZ: VI ZR 48/99) muss aber zumindest ein Teil der Aufklärung des Patienten zwingend ein persönliches Arzt-Patientengespräch sein. Hierfür reicht im Prinzip die explizite Rückfrage des Arztes aus, ob der Patient alle Inhalte des Merkblattes gelesen habe und hierzu noch weiterer Klärungsbedarf bestehe.

Ein vollständiger Ersatz der ärztlichen Aufklärung durch Merkblätter ist hingegen nicht rechtmäßig und führt unter Umständen zu der oben genannten Unwirksamkeit der gesamten Einwilligung. Wie knifflig der Sachverhalt der Aufklärung selbst im Fall von konventionellen Behandlungen durch Ärzte im ambulanten oder auch stationären Bereich sein kann, belegt ein einziger Blick auf die zahlreichen Gerichtsverfahren zu diesem Thema. Hierbei werden regelmäßig die Schwierigkeiten medizinischer Leistungserbringer offenbar, im Streitfall vor Gericht die ordnungsgemäß erfolgte Aufklärung nachzuweisen. In der Vergangenheit konnten in manchen Fällen selbst durch sowohl vom Patienten, als auch dem aufklärenden Arzt unterzeichnete Aufklärungsbögen nicht als Beweis ausreichen, sofern auf den Bögen vorformulierte Elemente und nicht ein individuell gefertigtes Aufklärungsprotokoll eingesetzt wurden (Schöne 2006).

All diese Beispiele sollen keinesfalls den Eindruck entstehen lassen, dass die Versuche der rechtssicheren Aufklärung der Patienten ein von Anfang an zum Scheitern verdammtes Unterfangen darstellen. Sehr wohl aber soll es dafür sensibilisieren, dass es sich hierbei um ein durchaus kniffliges Verfahren handelt, das insbesondere bei der Erbringung von neuartigen, telemedizinischen Behandlungsangeboten nicht auf die leichte Schulter genommen werden darf.

Im konkreten Kontext der Telemedizin ist die Aufklärung des Patienten immer dann vergleichsweise unproblematisch, wenn das telemedizinische Programm primär unterstützend tätig wird und die Behandlungsführung zu jeder Zeit in der Verantwortung des Arztes vor Ort verbleibt. Es existieren jedoch auch telemedizinische Konzepte, in denen einer umfassenden Patientenaufklärung eine entscheidende Bedeutung zukommt. Dies ist insbesondere immer dann der Fall, wenn bei der Übertragung von Informationen nur der telemedizinische Arzt selbst und der behandelte Patient involviert sind, nicht aber ein weiterer Arzt oder sonstiges qualifiziertes medizinisches Personal vor Ort. Ein typisches Beispiel hierfür wäre die Bilddatenübermittlung einer erkrankten Hautpartie im Rahmen der ad-hoc Tele-Dermatologie mit der Bitte um Diagnose (Schaffernack 2006). Nachdem sich der Arzt in diesem Fall ausschließlich auf das übermittelte Bild und die Aussage des Patienten ohne unterstützende Informationen eines anderen medizinisch gebildeten Leistungserbringers verlassen muss, besteht ein deutlich erhöhtes Risiko von Fehldiagnosen und daraus resultierenden Behandlungsfehlern, welches durch umfassende Aufklärung des Patienten und eine lückenlose Dokumentation dieses Vorgangs abgesichert werden sollte.

Zusammenfassend sind die Hürden für eine solche Patientenaufklärung und die Einholung der entsprechenden Zustimmung also alles andere als niedrig. Zugleich sind sie jedoch unverzichtbarer Bestandteil eines jeden telemedizinischen Konzepts. Denn nur wenn eine rechtssichere Zustimmung eingeholt wurde, ermöglicht diese im Rahmen des erteilten Einverständnisses und bis zur Beendigung der Betreuung bzw. Widerruf des Patienten eine umfassende Nutzung im Rahmen von arbeitsteiligen (telemedizinischen) Konzepten.

Zusammenfassende Würdigung des Datenschutzes im Kontext der Telemedizin

Datenschutz wird gegenwärtig von vielen Experten in erster Linie als Verhinderungsinstrument für die Etablierung neuer Versorgungsformen angesehen und gerade wenn man die vorstehenden Ausführungen im Detail betrachtet, ist man stark geneigt, dieser Einschätzung zuzustimmen. Die datenschutzrechtlichen Anforderungen legen hohe Hürden auf, die selbst bei bestem Willen teils nur mit gewaltigem organisatorischen und finanziellen Aufwand zu meistern sind. Zu allem Überfluss ist dieser Bereich kein Feld, in dem man als Anbieter telemedizinischer Leistungen potentielle Auftraggeber oder auch teilnehmende Versicherte durch besonderes Engagement für ein Konzept begeistern könnte. Die Erfüllung aller Regelungen wird als selbstverständlich erachtet, während eventuelle Verstöße schnell zu schwerwiegenden Folgen führen, wie das Beispiel der durch einen Datenschutzskandal massiv geschädigten Value5 Healthcare gezeigt hat. Hierbei wurden Patienten der BKK Gesundheit von dezentral im Home-Office arbeitenden Mitarbeitern der Value5 Healthcare GmbH betreut. Diese hatten ohne hinreichende Schutz- und Kontrollmaßnahmen Zugriff auf eine zentrale Datenbank der Krankenkasse, der von einem der Value5 Mitarbeiter für die Entwendung von Versichertensozialdaten und im Anschluss für einen erfolglosen Erpressungsversuch missbraucht wurde. Nach Bekanntwerden des Falls wurden alle dazugehörigen Verträge mit der Value5 Healthcare GmbH mit sofortiger Wirkung gekündigt und eine umfassende datenschutzrechtliche Untersuchung des Vorfalls eingeleitet.

Dennoch ist Datenschutz seinem Schutzgedanken nach unerlässlich und sollte daher in telemedizinischen Konzepten möglichst frühzeitig in die Planungen miteinbezogen werden. Aufgrund der für das Gesundheitswesen ungewöhnlich klar strukturierten Datenschutzrichtlinien können telemedizinische Konzepte perspektivisch nach Ansicht vieler Experten den Datenschutz und die Datensicherheit im deutschen Gesundheitswesen gegenüber dem aktuellen Status Quo (v.a. in vielen Arztpraxen) sogar deutlich steigern (Roland Berger & Partner GmbH 1997). Denn nicht selten wird der Datenschutz in großen, neu geplanten Vorhaben weit exakter befolgt als etwa im Fall kleiner, gewachsener Insellösungen z.B. innerhalb eines Ärztenetzes, wo nach Untersuchungen datenschutzrechtliche Aspekte zugunsten besserer Alltagstauglichkeit noch immer häufig weitgehend ausgeblendet oder in unverantwortlichem Ausmaß simplifiziert werden.

Von daher ist es insbesondere wichtig, dass die vielen parallelen Vorhaben zur Weiterentwicklung des Datenschutzes einen gangbaren Kompromiss zwischen dem legitimen Recht der Patienten auf den Schutz ihrer sensiblen Daten und dem ebenfalls nachvollziehbaren Recht auf eine effiziente und bezahlbare medizinische Versorgung auf höchstmöglichem Niveau aufzeigen. Die bereits initiierten Schritte wecken hierbei durchaus Hoffnungen. So legte der Vierte Europäische Datenschutztag am 28. Januar 2010 in Berlin zum Jahrestag der bereits 1981 erfolgten Unterzeichnung der Europaratskonvention 108 zur Achtung der Rechte und Grundfreiheiten (insbesondere des Persönlichkeitsrechts) bei der automatisierten Datenverarbeitung eine ganze Reihe von Vorschlägen zur Vereinbarkeit von hohem Schutzniveau und Alltagspraktikabilität vor. Parallel erarbeiten und überarbeiten verschiedene Institutionen wie beispielsweise der Verband Organisations- und Informationssysteme e.V. laufend neue organisatorische Grundsätze für die Ordnungsmäßigkeit, Revisionssicherheit und rechtliche Anerkennung elektronisch erzeugter und gespeicherter Daten, welche Schritt für Schritt einen zunehmend rechtssicheren Raum für Telemedizinvorhaben schaffen (Henstorf et al. 1999).

Abschließend kann man feststellen, dass Telemedizin in Bezug auf die Weiterentwicklung des Datenschutzes eine schwierige, aber zugleich wichtige Pionierrolle einnimmt. Bei allen datenschutzrechtlichen Vorgaben darf hierbei jedoch das eigentliche Ziel, die Gewährleistung der informationellen Selbstbestimmung, nie völlig aus den Augen verloren werden. Angesichts der gegenwärtigen Schwierigkeiten etwa bei der Einblicknahme in klassische medizinische Papierakten darf aber mit Sicherheit davon ausgegangen werden, dass die in telemedizinischen Vorhaben existierenden und im Rahmen der elektronischen Dokumentation ständig weiterentwickelten Protokollierungs- und Indizierungsroutinen mündigen Patienten schon bald wahrnehmbare Vorteile für einen eigenverantwortlichen Umgang mit der eigenen Gesundheit bieten können (Vetter 2005). Und vielleicht ist es am Ende ja doch so, dass entgegen der Forderung nach der totalen Informiertheit aller Beteiligten mancher Patient gar nicht bis ins kleinste Detail mit teilweise auch als belastend empfundenen Informationen hinsichtlich all seiner Daten im Bilde sein will und muss, solange er auf einen grundsätzlich verantwortungsvollen Umgang aller Beteiligten vertrauen kann. Dieses Vertrauen zu generieren und im Zeitverlauf durch umsichtige und sorgfältige Handhabung aller sensibler Daten stetig weiter zu stärken, wird daher neben der parallelen Weiterentwicklung des rechtlichen Rahmens die zweite großen Aufgabe sein, der sich Anbieter von telemedizinischen Konzepten stellen müssen.

C.3.3   Das Fernbehandlungsverbot

Das in der Diskussion um die rechtliche Zulässigkeit von Telemedizin gemeinhin am häufigsten ins Feld geführte Schlagwort ist das sogenannte „Fernbehandlungsverbot". Auf der Suche nach den dazugehörigen rechtlichen Grundlagen ist als erstes festzustellen, dass eine solche explizite zivilrechtliche Regelung mit dem Verbot der Diagnosestellung und/oder der Therapie eines Patienten ohne persönlichen Kontakt nur mittels geeigneter Telekommunikationsmedien aktuell de facto gar nicht existiert (Tillmanns 2006). Daher wird die Nennung dieses Verbotes in aller Regel mit einem Verweis auf § 7 Absatz 3 der Muster-Berufsordnung für deutsche Ärztinnen und Ärzte (MBO-Ä) untermauert, in welchem sich faktisch jedoch ausschließlich ein Verbot der „ausschließlichen Fernbehandlung" finden lässt. So besagt § 7 Absatz 3 der MBO-Ä:

„Ärztinnen und Ärzte dürfen individuelle ärztliche Behandlung, insbesondere auch Beratung, weder ausschließlich brieflich noch in Zeitungen oder Zeitschriften noch ausschließlich über Kommunikationsmedien oder Computerkommunikationsnetze durchführen."

Unter einer Fernbehandlung gemäß dieser Norm versteht man die Konstellation, in der der Kranke (oder für ihn ein Dritter) dem behandelnden Arzt, der die Erkrankung diagnostizieren und bzw. oder therapieren soll, über eine größere räumliche Distanz hinweg Angaben zu einer Krankheit (insbesondere Beschreibung der Symptomatik bzw. vorangegangene Befunde) übermittelt und dieser ohne stattgehabten persönlichen Kontakt mit dem Patienten (also ohne eigene Untersuchung) nur auf Grundlage der übermittelten Aussagen und Unterlagen eine Diagnose stellt bzw. einen Therapievorschlag äußert (Ratzel & Lippert 2001). Auch in der GOÄ (hier z.b. in den allgemeinen Bestimmungen des Kapitels „O") sowie in der RöV finden sich insbesondere im Zuge der Regelung der Abrechenbarkeit von Leistungen Passagen, die eine vollständige Erbringung durch nur einen Leistungserbringer verlangen und damit einer Behandlung aus der Ferne entgegenstehen.

Grundsätzlich ist es unbestritten und auch in der rechtlichen Literatur weitestgehend Konsens, dass die ausschließliche Fernbehandlung bzw. Ferndiagnose aufgrund der damit verbundenen Risiken für den Patienten grundsätzlich unzulässig ist und unter gewissen Umständen den Haftungstatbestand eines groben Behandlungsfehlers erfüllen kann (Heyers 2001; Kern 2001). Zugleich fällt der Großteil der gegenwärtig praktizierten Telemedizinkonzepte aufgrund des lediglich unterstützenden und keinesfalls therapieersetzenden Charakters zumeist überhaupt nicht unter diese Regelungen. Und selbst die wenigen Konzeptionen, die de facto tatsächlich eine eigenständige, verantwortliche Therapieführung beinhalten, können durch eine am eigentlichen Schutzzweck der o.g. Norm orientierte Auslegung der Regelung nicht selten trotzdem in Übereinstimmung mit den bestehenden rechtlichen Normen durchgeführt werden (Hennies 2001; Tillmanns 2006).

Denn das Fernbehandlungsverbot verfolgt im Kern gute und sinnvolle Zielsetzungen wie die Erhaltung des vertrauensvollen Arzt-Patienten-Verhältnisses sowie die Gewährleistung einer adäquaten und kunstgerechten medizinischen Therapie (Rieger 2006; BerufsG für Heilberufe VG Frankfurt 2005). Zugleich geht diese Regelung unter bestimmten Bedingungen allerdings komplett an der heutigen medizinischen Versorgungsrealität vorbei. So wird in der gängigen Rechtsprechung auch regelmäßig auf den originären Schutzgedanken dieses Verbots abgestellt. Danach ist eine Behandlung bereits dann nicht ausschließlich eine Fernbehandlung, wenn im Rahmen des therapeutischen Gesamtkonzepts sichergestellt ist, dass der Patient ungeachtet der Teilnahme an einer spezifischen Maßnahme dennoch die Möglichkeit zu einer ausreichenden persönlichen Arzt-Patienten-Beziehung hat (Dierks 2006). Dies gilt insbesondere, wenn diese Beziehung mit einem anderen Leistungserbringer als dem „Fernbehandler" besteht und die flankierende telematische Betreuung in Folge nicht als risikoerhöhend eingestuft werden kann. Der Großteil der gegenwärtigen Telemedizin-Programme, die sich in aller Regel als Unterstützung und Ergänzung der weiterhin stattfindenden Behandlung durch z.B. einen niedergelassenen Arzt vor Ort bzw. ein Krankenhaus verstehen, erfüllt daher nicht einmal den durch das Fernbehandlungsverbot geregelten Sachverhalt.

Die Abgrenzung gestaltet sich aber auch bei Konstellationen schwierig, die auf den ersten Blick klar unter die Regelung des § 7 Abs. 3 MBO-Ä fallen. Prüft man diesen Satz Stück für Stück durch, so ergeben sich schnell unklare Abgrenzungen, die in erster Instanz durch eine begründete Auslegung und in nachfolgenden Instanzen durch gängige Praxis und die Rechtsprechung festgelegt werden müssen. So unterscheidet § 7 Abs. 3 MBO-Ä zwischen einer individuellen ärztlichen Behandlung, einer Beratung ohne Behandlungscharakter und sonstiger, allgemeiner Beratung im Sinne einer „allgemeinen Gesundheitsinformation" (Tillmanns 2006). Eine fehlerhafte individuelle ärztliche Beratung wird grundsätzlich als Behandlungsfehler klassifiziert, während die allgemeine Gesundheitsinformation in aller Regel lediglich als ergänzendes Element angesehen wird (Kern 2001; Beck 2005). Wo in der Praxis eines telemedizinischen Konzepts die allgemeine Information aufhört und die ärztliche Beratung anfängt, dürfte mindestens ebenso schwer abzugrenzen sein wie die exakte Trennung zwischen einer im Rahmen eines Telemedizin-Konzeptes tatsächlich geäußerten Aussage und der vom Patienten subjektiv aufgenommenen Information.

Auch der nächste Begriff des § 7 Abs. 3 MBO-Ä, die „Ausschließlichkeit", bietet eine Vielzahl von Interpretationsmöglichkeiten. Grundsätzlich wird diese Forderung dergestalt ausgelegt, dass sie sich auf das individuelle Arzt-Patienten-Verhältnis (im Sinne eines eins-zu-eins-Verhältnisses) bezieht. Es genügt also nicht der Forderung nach einer nicht ausschließlich telekommunikationsbasierten Behandlung, wenn ein Arzt z.B. Montag bis Mittwoch konventionell und dann von Donnerstag bis Freitag telemedizinisch behandelt. Ebenso wenig ist die Unterteilung der Behandlung von bestimmten Patientengruppen (z.B. nach Nachnamen sortiert) in ausschließlich konventionell und telemedizinisch betreute Patienten zulässig. Vielmehr wird die Forderung dahingehend ausgelegt, dass jeder Arzt den konkret zu behandelnden Patient nicht ausschließlich telemedizinisch betreuen darf (Rieger 2006). Dass ein Arzt nach erfolgtem persönlichen Kontakt oder bei langjährig bestehendem Arzt-Patienten-Verhältnis im Einzelfall einem ihm vertrauten Patienten auch einmal telefonische Beratung, Diagnose oder Behandlungsvorschläge zukommen lassen oder eine bereits begonnene Therapie anpassen kann, ist hingegen ohne Konflikt mit § 7 Abs. 3 MBO-Ä möglich (Dierks 2000; Laufs & Uhlenbruck 2002).

Speziell mit Blick auf andere spezialisierte Anwendungen erscheint der Tatbestand des ausschließlichen Fernbehandlungsverbotes im Kontext der Telemedizin als nur begrenzt stichhaltig. So gibt es bereits heute medizinische Felder, für deren ordnungsgemäße Leistung die persönliche Kenntnis des Versicherten nur in wenigen Ausnahmefällen relevant ist. Als Beispiele hierfür kann in weiten Teilen die Laborbefundung oder auch die Pathologie genannt werden. Richtigerweise könnte das Fernbehandlungsverbot also auf diejenigen Felder beschränkt werden, in denen die persönliche Leistungserbringung zwingend im Vordergrund steht. Natürlich wird auch diese Abgrenzung nicht ohne Weiteres möglich sein, die Möglichkeit einer Differenzierung und einer Weiterentwicklung im zeitlichen Verlauf erscheint aber in jedem Fall gegeben.

Nach aktueller Rechtsprechung des BGH ist eine Fernbehandlung immer dann als nicht pflichtwidrig bzw. als (behandlungs-) fehlerhaft zu werten, wenn für den behandelten Patienten im konkret vorliegenden Sachverhalt ungeachtet der räumlichen Trennung von Arzt und Patient eine Behandlung lege artis sichergestellt werden kann. Dies trifft vor allem dann zu, wenn durch den Einsatz der Telemedizin zusätzliche quantitative und/oder qualitative Behandlungsmöglichkeiten aufgetan werden, die ohne eine solche auf Fernbehandlung basierende Betreuung nicht möglich gewesen wären (Tillmanns 2006). Beispiele hierfür wären z.B. die Sicherstellung einer schnelleren Versorgung im Notfall im ländlichen Raum durch Nutzung der telemedizinischen Diagnosemöglichkeiten, die Hinzunahme einer qualifizierten Zweitmeinung bei nicht eindeutiger Verdachtsdiagnose oder auch die Möglichkeit eines kontinuierlichen Wertemonitoring im häuslichen Alltag oder auf Reisen.

Von der regulären Betreuung zu trennen sind weiterhin auch Notfallmaßnahmen. Im organisierten Notdienst durch in aller Regel nur telefonisch angebundene Notrufzentralen ist die ärztliche Beratung aus der Ferne bereits seit Jahren fest etabliert (Kosek 2002). Abseits dieser institutionalisierten Stellen ist es nach gängiger Rechtsprechung und herrschender Meinung der Literatur einem Arzt in Notfällen gestattet, telefonische Auskünfte und Anordnungen provisorischer Therapieoptionen oder Verhaltensvorgaben zu geben. Diese „notfallinduzierte Fernbehandlung" wird in aller Regel angesichts einer mangelnden medizinischen Versorgung vor Ort gegenüber dem völligen Ausbleiben medizinischer Hilfe als das kleinere Übel angesehen bzw. zur Überbrückung der Zeit bis zum Eintreffen eines Arztes vor Ort genutzt (Laufs & Uhlenbruck 2002; Hanika 2002). Analog zu diesem Szenario sind also auch durchaus Situationen vorstellbar, in welchen die Mitarbeiter eines grundsätzlich nur auf begleitende Betreuung und Schulung ausgerichteten Telemedizinkonzeptes in einer Notfallsituation auf Grundlage der vorliegenden medizinischen Daten eine Notfallferndiagnose stellen bzw. Therapieschritte anordnen müssen, obwohl es sich hierbei in Ermangelung einer stattgehabten persönlichen Untersuchung zumindest für eine kurze Zeit tatsächlich um eine „ausschließliche Fernbehandlung" gemäß dem Wortlaut des § 7 Abs. 3 MBO-Ä handelt (Tillmanns 2006). In diesen Fällen überwiegt jedoch das Interesse des Patienten an einer zeitnah eingeleiteten medizinischen Intervention zur Vermeidung von Folgeschäden (z.B. Absterben von Herzmuskelgewebe nach einem Herzinfarkt) bzw. zur Vorbereitung des Transports bzw. der Folgebehandlung vor Ort klar den originären Schutzgedanken des Fernbehandlungsverbotes.

Zusammenfassend lässt sich feststellen, dass die Regelung des sogenannten Fernbehandlungsverbotes gemäß § 7 Abs. 3 MBO-Ä – genau wie die in ihrer grundlegenden Zielsetzung (Schutz des Patienten, Sicherstellung einer kunstgerechten Diagnose und Therapie) nicht unähnlichen Regelungen zur persönlichen Leistungserbringung und zur Wahrung des Facharztstandards – auch in modernen Behandlungskonzepten wie der Telemedizin durchaus ihre Berechtigung hat. Zugleich ist es jedoch erforderlich, die Regelung schrittweise und nach erfolgter Abwägung von Risiken und Chancen an den medizinischen und technischen Fortschritt sowie insbesondere an die veränderte, stark von Arbeitsteilung und Spezialisierung geprägte Arbeitsrealität anzupassen.

Bereits heute werden in manchen medizinischen Feldern wie der Pathologie oder der Virologie telemedizinisch gestützte Verfahren als gleichwertig oder, z.B. in bestimmten Feldern der Psychotherapie, sogar vorteilhafter als konventionelle Behandlungsvarianten angesehen. Schnelle und aufwändig gegen Ausfall gesicherte Datenleitungen, auf den jeweiligen Bedarf angepasste Arbeitsmittel (z.B. hochauflösende Monitore in der Teleradiologie) und standardisierte Arbeits- und Dokumentationsverfahren in der Telemedizin, aber auch finanzielle Restriktionen und steigende räumliche Distanz lassen in manchem medizinischen Fachbereich den Vorsprung konventioneller Behandlung schnell zusammenschmelzen.

Ein anderes mögliches Anwendungsfeld, welches zur schrittweisen Aufweichung – wenn nicht sogar zur perspektivischen Abschaffung des Fernbehandlungsverbotes – führen dürfte, findet sich auf dem Gebiet der Bagatellerkrankungen. Analog zur iterativen Lockerung des Arzneimittelrechts und Stärkung der Möglichkeiten einer Selbstmedikation mittels OTC-Präparaten wird es auch in der Therapie von weit verbreiteten, vergleichsweise unkritischen Volkskrankheiten Felder geben, bei denen die Beratung aus der Ferne, verglichen mit der Nichtbehandlung oder der völligen Selbsttherapie durch die Betroffenen, kein erhöhtes Risiko nach sich zieht (Rieger 2006; Tillmanns 2006). Hier bestehen bereits heute bei genauer Betrachtung existierender, niedrigschwelliger Angebote wie z.B. dem TK-Ärztetelefon gewisse Abgrenzungsschwierigkeiten der faktischen Behandlung gegenüber der bloßen Beratung. Ein solches Anwendungsfeld ist daher v.a. in Hinblick auf die Weiterentwicklung der Regelungen des § 7 Abs. 3 der MBO-Ä, nicht aber im Zusammenhang auf die Evolution von zukünftigen Telemedizinanwendungen interessant.

Als Kernbotschaft des auf den vorangegangenen Seiten Gesagten kann also festgehalten werden, dass die Telemedizin sich nur in wenigen Fällen in einem vollständig geklärten rechtlichen Terrain bewegt. Vielmehr leistet sie mit jedem neuen, innovativen Konzept einen kleinen Beitrag dazu, dass die bestehende Rechtslage hinsichtlich ihrer Eignung für die sich verändernden Anforderungen der heutigen Versorgungsrealität hinterfragt und schrittweise angepasst wird. Andererseits heißt dies jedoch selbstverständlich nicht, dass sich jedes telemedizinische Konzept gleich im rechtlichen Niemandsland bewegt und die Verantwortlichen somit kontinuierlich unwägbaren Haftungsrisiken ausgesetzt wären. Vielmehr kann mit ausreichend Sorgfalt – eine gründliche und frühzeitige Beschäftigung mit den individuell relevanten Rechtsnormen vorausgesetzt – der Großteil an möglichen Stolperfallen bereits im Vorfeld entschärft und somit Rechtssicherheit hergestellt werden. Bei besonders ambitionierten Vorhaben ergeben sich – in direkter Korrelation mit dem Innovations- und Komplexitätsgrad des Konzepts – jedoch mit großer Regelmäßigkeit Sachverhalte, die durch die gesicherte Rechtsprechung schlichtweg nicht erfasst sind. Hier ist es dann an den Verantwortlichen, abzuwägen zwischen dem Vorteil der Sicherheit des etablierten rechtlichen Terrains und der Bereitschaft, für eine spürbare Weiterentwicklung der Versorgungsstrukturen und zum Wohle der Patienten das klassische Risiko eines Entdeckers und Innovators zu schultern und neue Wege zu beschreiten.

D   Telemedizin als radikale Systeminnovation: Hürden und Handlungsfelder

D.1   Innovationsbarrieren und Erfolgsfaktoren des Telemonitoring

Carsten Schultz und Sie-Youn Lee

Telemedizin hat eine grundlegende Veränderung des Wertschöpfungsnetzwerkes bewirkt; sie stellt daher eine radikale Innovation dar. Telemonitoring zeichnet sich dabei durch komplexe Prozessabläufe und ein unsicheres und sich stark veränderndes Umfeld aus. Zudem wird der Patient als aktiver Partner verstärkt in den Behandlungsprozess eingebunden und die Patient-Arzt-Beziehung so durch ein neues Rollenverständnis intensiviert. Um diese neuartige Kombination von Technologie und medizinischer Dienstleistung, die eine wertsteigernde Problemlösung für alle Netzwerkspartner bieten kann, am Markt zu implementieren, sind vielfältige und nachhaltige Veränderungsprozesse erforderlich.

In den Experten-Workshops wurden die umfangreichen Potenziale des Telemonitoring, aber auch zahlreiche Hemmnisse bei der Entwicklung und Markteinführung deutlich. Es zeigte sich, dass die beschriebenen Hemmnisse unterschiedliche Ursachen haben können. Die existierenden Innovationsbarrieren wurden identifiziert und den jeweils notwendigen Maßnahmen zugeordnet.

Durch eine genauere inhaltliche Analyse ließen sich schließlich insgesamt fünf Barrieren-Cluster bzw. Handlungsfelder bilden: Technologie, Gesundheitsmarkt, organisationsinterne Faktoren, Unternehmensumfeld und Wertschöpfungssystem (vgl. Abbildung 5). Aufgrund der Fülle an notwendigen Anpassungen und Entwicklungsschritten im Vergleich zum Status quo ist die Telemedizin durch einen hohen Innovationsgrad gekennzeichnet. Sie ist eine radikale Innovation, mit der ausgehend von den technologischen Möglichkeiten vielfältige Potenziale, aber auch Barrieren einhergehen (Kock et al. 2011).

Häufig gibt es mehrere Wege zur Überwindung der Barrieren, die oftmals zudem das Engagement von unterschiedlichen Stakeholdern erfordern. Die Analyse zeigt, welche Veränderungen im Sektor Telemonitoring im deutschen Gesundheitsmarkt notwendig sind, und kann somit einen wesentlichen Beitrag zur weiteren Förderung der Entwicklung leisten. Im Folgenden sollen nun die identifizierten Barrieren sowie die von den Experten als relevant erachteten Handlungsfelder vorgestellt werden

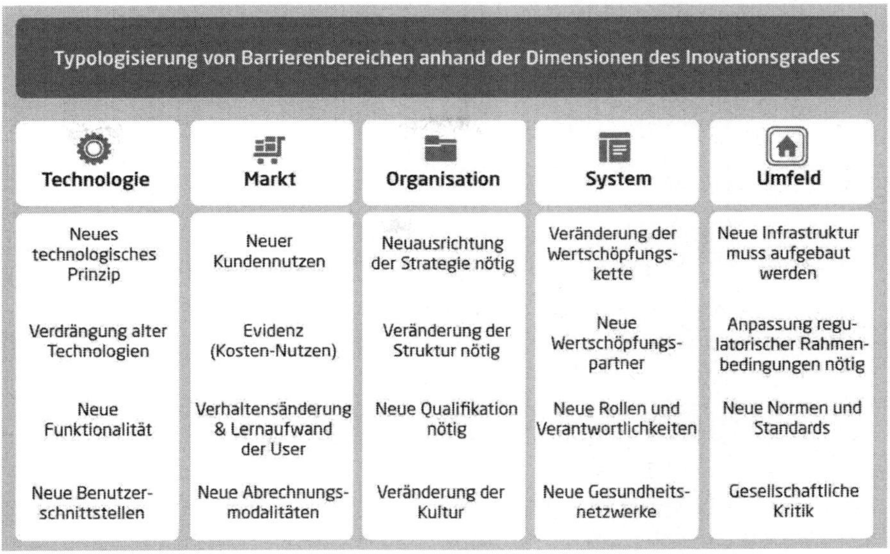

Typologisierung von Barrierenbereichen anhand der Dimensionen des Inovationsgrades				
Technologie	**Markt**	**Organisation**	**System**	**Umfeld**
Neues technologisches Prinzip	Neuer Kundennutzen	Neuausrichtung der Strategie nötig	Veränderung der Wertschöpfungskette	Neue Infrastruktur muss aufgebaut werden
Verdrängung alter Technologien	Evidenz (Kosten-Nutzen)	Veränderung der Struktur nötig	Neue Wertschöpfungspartner	Anpassung regulatorischer Rahmenbedingungen nötig
Neue Funktionalität	Verhaltensänderung & Lernaufwand der User	Neue Qualifikation nötig	Neue Rollen und Verantwortlichkeiten	Neue Normen und Standards
Neue Benutzerschnittstellen	Neue Abrechnungsmodalitäten	Veränderung der Kultur	Neue Gesundheitsnetzwerke	Gesellschaftliche Kritik

Abbildung 5: Typologisierung von Barrierenbereichen im Telemonitoring

D.1.1 Technologie

Telemedizinische Konzepte basieren auf einer innovativen Kombination von medizinischen Datenmessgeräten und moderner Kommunikationstechnologie und benötigen – insbesondere im Kontext von Case und Care Management-Programmen – eine entsprechende IT-Infrastruktur. Zudem müssen neue Schnittstellen geschaffen und standardisiert werden, um komplexere Verarbeitungsprozesse und Datentransfers zuzulassen (Schultz et al. 2011).

Eine große Schwierigkeit stellt die mangelnde Interoperabilität der vielen eigenständigen technischen Komponenten dar, da zahlreiche Unternehmen jeweils ihre eigenen Lösungen für einzelne Komponenten einer Telemonitoring-Gesamtlösung entwickelt haben. Insbesondere im ambulanten ärztlichen Bereich hat sich im Laufe der Jahre eine Vielzahl an unterschiedlichen Primärsystemen herausgebildet, mit denen Telemonitoring-Systeme kompatibel sein müssen. Die mangelnde Kompatibilität mit bestehenden technischen Lösungen und Prozessen führt schließlich zu einer gesteigerten Unsicherheit bei Anwendern.

Darüber hinaus bedeutet die unzureichende Interoperabilität der von unterschiedlichen Akteuren entwickelten Prozesse und technischen Komponenten ein erhöhtes Investitionsrisiko und damit einhergehend – bedingt durch die abwartende Haltung der Investoren – eine Behinderung der Weiterentwicklung des Marktes. Die derzeit teilweise unausgereiften Schnittstellenlösungen schränken zudem reibungslose Prozessabläufe und Datentransfers ein, z.B. in der Interaktion mit Praxis- und Krankenhausinformationssystemen. Nicht nur die Hersteller sind dabei an einer schnellen Einigung auf technische

Standards und Normen interessiert, sondern auch die Ärzte sind auf einen reibungslosen Ablauf der Prozesse und Datentransfers angewiesen. Schließlich sehen auch die Kostenträger die Interoperabilität als notwendige Voraussetzung an, um den bundesweiten Einsatz sowie eine Vergleichbarkeit der Systeme zu ermöglichen.

Exkurs: Sicherheit durch Interoperabilität

Petra Wilson, General Secretary, Continua Europe
Michael Strübin, Programme Manager, Continua Europe

Telemedizin wartet weiterhin auf seine Einführung im großen Stil. Warum? Gemeinhin werden ins Feld geführt die fehlenden Anreize und Geschäftsmodelle; die Skepsis der Ärzte und Pfleger; die unzureichenden rechtlichen Grundlagen; die Sorgen um die Vertraulichkeit der Patientendaten; und natürlich die Beharrungskräfte unserer Gesundheitssysteme, in denen es sich die Akteure behaglich eingerichtet haben. Klagen kommen vor allem von Vertretern der Industrie, die gemeinhin sagen, die technischen Lösungen und Produkte gebe es doch schon; allein es fehlten die Käufer.

> *„Wie lange halten Telemedizin-Lösungen mit dem technischen Fortschritt mit? Begebe ich mich in Abhängigkeiten, wenn ich mich für Systeme eines Herstellers entscheide?"*
>
> *Petra Wilson, Michael Strübin*

Solche Klagen sind nicht ganz falsch. Während technikaffine Patienten in Amerika und Asien für Telemedizin-Dienste und -Ausrüstungen in die eigene Tasche greifen, um kostspielige Arzt- und Krankenhausbesuche zu sparen, bieten die öffentlichen Gesundheitssysteme Europas solche Anreize in einem weitaus geringeren Ausmaß. Zwar besteht weitgehend Konsens, dass unsere Gesellschaften durch Telemedizin Geld sparen und zusätzlich Lebensqualität sowie Patientensicherheit verbessert werden können. Aber jene, die Gesundheitsbudgets verwalten und über Investitionen entscheiden, zögern. Mit Recht, denn für sie stellen Telemedizin-Anwendungen Risiken dar.

Eines dieser Risiken hängt zusammen mit der Zukunftsfähigkeit der Anwendungen: Telemedizin verlangt eine ganze Kette von Sensoren und Geräten, die miteinander zuverlässig kommunizieren müssen. Wie lange halten sie mit dem technischen Fortschritt mit? Begebe ich mich in Abhängigkeiten, wenn ich mich für Systeme eines Herstellers entscheide?

An diesen Fragen und Sorgen setzt die Continua Health Alliance an, ein offener und gemeinnütziger Verband von Unternehmen im Gesundheits- und Technologiesektor. Gegründet 2006 und mit gegenwärtig über 230 Mitgliedern arbeitet Continua an der Interoperabilität persönlicher Medizinsysteme. Ziel von Continua ist es, ein offenes technisches Ökosystem für Interoperabilität zu schaffen, das dem Käufer von Telemedizinlösungen Zukunftssicherheit für seine Investitionen gibt.

Continua-Mitglieder eint der Wunsch nach gemeinsamen Richtlinien, mit denen sie kompatible Sensoren und Geräte für den privaten Gebrauch oder den Einsatz in Telemedizineinrichtungen herstellen oder innovative Dienstleistungen im Gesundheits- und Fitnessbereich anbieten können. Wie arbeitet Continua? Der Verband ist organisiert in verschiedene Arbeitsgruppen, zu denen interessierte Mitglieder ihre Mitarbeiter freistellen. Diese Arbeitsgruppen entwickeln technische Richtlinien in einem einjährigen Prozess, der sich an Anwendungsfällen („use cases") orientiert und stetige Konsultationen und Abstimmungen beinhaltet. Continua kooperiert mit Industrieverbänden wie der GSM Association und IHE, Standardorganisationen wie ETSI und ISO, und anderen Organisationen, um zu gewährleisten, dass sie nicht in Konkurrenz zu anderen Akteuren handelt. Am Ende des Zyklus werden die Richtlinien freigegeben, zunächst für ein halbes Jahr exklusiv für Mitglieder, dann für die Öffentlichkeit, und der Prozess beginnt von Neuem.

Dreimal jährlich bietet Continua ein „Plugfest" an, in denen Hersteller die Interoperabilität mit anderen Geräten konkret testen können. Am Ende steht das Continua-Zertifikat, das von einem unabhängigen Institut vergeben wird. Gegenwärtig (Stand September 2011) sind 42 Produkte Continua zertifiziert, mit einer noch größeren Anzahl in der Warteschlange.

Gewiss, das ist noch keine kritische Masse, zumal diese Produkte noch längst nicht in allen Ländern verfügbar sind. Und verständlicherweise zögern Prokuristen, eine Continua-Zertifizierung in ihren öffentlichen Ausschreibungen verbindlich zu machen. Aber erste Ergebnisse können sich sehen lassen. Personenwaagen mit Wi-Fi-Funktionalität und Pulsoximeter mit Bluetooth waren 2009-10 unter den ersten zertifizierten Geräten. Und bereits im November 2010 präsentierte das Continua Mitglied Ándago aus Spanien eine komplett integrierte Telemonitoring-Lösung, ausgehend von der eigenen Software Open Health Assistant und mit Geräten und Diensten von A&D, Google und Nonin.

Neben der Entwicklung technischer Richtlinien betreibt Continua eine aktive Öffentlichkeitsarbeit, um über das Potenzial der Telemedizin aufzuklären, die rechtlichen und regulatorischen Rahmenbedingungen zu verbessern, und bei Entscheidungsträgern in der Gesundheitswirtschaft das Bewusstsein über Telemedizin im Allgemeinen und Continua im Besonderen zu schärfen. Wann immer möglich, arbeitet Continua dabei in Partnerschaft mit anderen Organisationen, wie zum Beispiel der europäischen Kampagne „Telehealth in Support of Integrated Care" oder in der europäischen eHealth Governance Initiative (eHGI).

Besondere Bedeutung kommt der Beteiligung am EU-Projekt Renewing Health zu, in dem neun Regionen in Europa (darunter auch Berlin) Telemedizin-Anwendungen in der Praxis erproben und wissenschaftlich begleiten. Die Erfahrungen fast aller Regionen bei der Anschaffung ihrer Systeme haben gezeigt, dass es bis zum „plug and play" noch ein weiter Weg ist. Aber die Anfänge sind gemacht.

Um die erforderliche Interoperabilität voranzutreiben, bedarf es zunächst der Verständigung auf einheitliche Standards. Entsprechende Bemühungen sind bereits zu beobachten, sie gehen jedoch mit langwierigen und diffizilen Abstimmungsprozessen einher. Der stark gesplittete Markt stellt zwar eine große Herausforderung für die Hersteller dar, gleichzeitig jedoch bietet er auch die Chance zur möglicherweise entscheidenden Bündelung von Marktkräften durch eine Einigung auf einige wenige international geltende Spezifikationen. Eine Interoperabilität verschiedener Komponenten im Telemonitoring-System kann daher nur durch die Zusammenführung und Einigung auf allgemein akzeptierte Standards und Normen gewährleistet werden.

Die Gebrauchstauglichkeit der Endgeräte stellt einen weiteren wesentlichen Schlüsselfaktor dar. Hier gilt es, sowohl den Ansprüchen der medizinischen Leistungserbringer nach einem effizient in den Praxisalltag integrierbaren System als auch den Bedürfnissen der gesundheitlich eingeschränkten Endnutzer, die auf eine möglichst intuitive und leicht zu erlernende Bedienung angewiesen sind, gerecht zu werden.

Schließlich stellt der Umgang mit den im Verlauf des Nutzungsprozesses gewonnen Daten eine weitere Herausforderung dar, da zahlreiche gesetzlich geforderte Datenschutzanforderungen, z.B. hinsichtlich der Zugriffsrechte auf die Daten, erfüllt werden müssen. Dabei steigen die Komplexität der Daten und die technischen Anforderungen an die Verarbeitung der großen Datenmengen mit dem Anspruch nach Kompatibilität. Denn je stärker kompatibel die unterschiedlichen Systeme untereinander sind, desto leistungsfähiger und ausgeklügelter müssen auch die Verarbeitungssysteme und -prozesse sein. Zudem müssen die technischen Systeme nicht nur den jeweils aktuell geltenden Prozess- und Qualitätsstandards entsprechen, sondern derart konzeptioniert sein, dass durch entsprechende Anpassungen flexibel auf neue technische Entwicklungen sowie sich ändernde regulative Vorgaben reagiert werden kann. Insbesondere angesichts der sich bereits abzeichnenden konvergenten Entwicklung von telemedizinischen und AAL-Dienstleistungen ist mit einer deutlich stärker werdenden Daten- und Prozesskomplexität zu rechnen. Diese Herausforderungen können die Dynamik des Marktes verlangsamen, da die medizinischen Dienstleistungsanbieter – in der Hoffnung auf ein ausgereifteres Produkt – die Entwicklungen des Marktes zunächst abwarten, was sich wiederum in einem weniger investitionsfreudigen Verhalten zeigt. Tabelle 1 fasst die Erfolgsfaktoren der Technologie zusammen.

Erfolgsfaktor	Relevanz	Umsetzung
Interoperabilität	• Entwicklung von ganzheitlichen Systemlösungen • Bessere Vergleichbarkeit • Erhöhung der Investitionsbereitschaft • Effizientere Prozessabläufe • Bessere Integration in den (Praxis-)Alltag	• Verständigung auf Standards
Benutzerfreundlichkeit der TM-Systeme	• Bessere Integration in den (Praxis-)Alltag	• Integration des Kunden in die Entwicklungsprozesse

Tabelle 1: Erfolgsfaktoren – Handlungsfeld Technologie

D.1.2 Gesundheitsmarkt

Erfolgsfaktoren für die erfolgreiche Umsetzung von Telemonitoring sind auch im Gesundheitsmarkt zu suchen. Der sich aus dem Telemonitoring ergebende Patientennutzen sowie die damit verbundenen Kosteneinsparungen lassen sich erst über einen längeren Beobachtungszeitraum erfassen. Die daraus resultierende unzureichende Evidenz der angestrebten Qualitäts- und Effizienzsteigerungen der telemedizinischen Lösungen stellt eine große Herausforderung für die Implementierung von Telemonitoring dar. Darüber hinaus ist der Mangel an generell verfügbaren Abrechnungsmöglichkeiten auch darauf zurückzuführen, dass derzeit nur wenige erprobte Evaluierungsmaximen vorliegen und auch klassische Ansätze des Health Technology Assessments (HTA) für derart komplexe Fragestellungen der Versorgungsforschung wie im Bereich des Telemonitoring nur bedingt geeignet sind.

Der Evidenznachweis ist nicht nur für die Kostenträger und die Gesundheitspolitik relevant. Insbesondere den Ärzten und Patienten sollte der Zusatznutzen von Telemonitoring vermittelt werden. Da der Einsatz von Telemonitoring dabei sowohl die Implementierung von neuer Technologie als auch von neuen Prozessen umfasst, bedarf es Hilfestellungen zur Integration dieser Innovation in den Alltag dieser Nutzer sowie der Etablierung lokal verankerter Versorgungsnetzwerke.

Erfolgsfaktoren sind bei allen beteiligten Nutzergruppen zu suchen – bei den Patienten, Ärzten, Kostenträgern. Im Folgenden sollen sie näher beleuchtet werden.

Patienten

Die aktive Mitarbeit des Patienten bildet im Telemonitoring eine wichtige Voraussetzung für den Erfolg der Intervention und für die Optimierung von Qualität und Effizienz. Damit der Patient den Umgang mit der neuen Technik erlernt und ggf. seinen Alltag entsprechend anpasst, muss der Patient im Umgang mit seiner Krankheit geschult und für eine bewusste Änderung bestimmter gesundheitsschädlicher Verhaltensweisen sensibilisiert werden.

Liegt der Schwerpunkt hingegen auf der kontinuierlichen Überwachung von Vitalparametern, wird der Patient aktiv in die Übermittlung der Daten eingebunden. Während die bislang in den Pilotprojekten eingeschlossenen Patienten in der Regel eine hohe Compliance aufweisen, da sie sich freiwillig für eine Teilnahme an einem entsprechenden Programm gemeldet haben, werden längerfristig auch weitere Patientengruppen gewonnen werden müssen, damit so eine Ausweitung der telemedizinischen Anwendungen auf breitere Indikationen gelingt. Die Herausforderung hierbei liegt darin, den unterschiedlichen Ansprüchen der Patienten gerecht zu werden sowie eine geeignete und auf die jeweiligen Bedürfnisse ausgerichtete Ansprache zu wählen. So müssen u.a. das Alter, der Bildungsstand sowie eventuell vorhandene Komorbiditäten berücksichtigt werden.

Die Motivation der Teilnehmer und deren Vertrauen in den behandelnden Arzt und in das Telemonitoring-Zentrum sowie die Möglichkeiten, die telemedizinische Betreuung in den Alltag des Patienten zu integrieren, sind weitere wichtige Erfolgsfaktoren auf Seiten des Patienten. Hier gilt es, im Vorfeld verschiedene anwendertaugliche Anwendungsszenarien zu entwickeln, die auch gewisse individuelle Spielräume zulassen. Aus Sicht der Kostenträger ist die geringe Compliance des Patienten die entscheidende Barriere. Weitere, als einfacher zu überwinden gesehene Barrieren sind die Angst vor einer mangelnden Unterstützung der Ärzte, ein schwer kommunizierbarer Nutzen oder auch fehlendes Vertrauen in die Telemonitoring-Anbieter.

In diesem Zusammenhang muss auch die Art und Weise, wie telemedizinische Dienstleistungen den Markt durchdringen, betrachtet werden. Wendet sich der am Telemonitoring Interessierte (Patient, Krankenkasse oder Anbieter) selbst an den behandelnden Arzt und wird von diesem nur unzureichend über die Möglichkeiten der telemedizinischen Betreuung informiert und aufgeklärt, so kann dies bereits dazu führen, dass er seine Absicht aufgibt. Eine gute Voraussetzung für eine stärkere Durchdringung ist daher eine sich ergänzende fachliche Kooperation zwischen einem telemedizinischen Dienstleister und dem niedergelassenen Arzt. Durch die Einbettung der telemedizinischen Betreuung in ein kompetentes Versorgungsnetzwerk muss der Patient keine Befürchtungen vor Versorgungslücken haben, die aus Kompetenzstreitigkeiten oder mangelnden Absprachen zwischen den medizinischen Partnern resultieren.

Für eine erfolgreiche telemedizinische Versorgung gilt es also, den Nutzen der telemedizinischen Dienstleistung überzeugend zu kommunizieren um somit eine hohe Bereitschaft zur Veränderung der Alltagsprozesse auf Seiten des Patienten zu erreichen. Technikunerfahrenen oder gar technikaversen Patienten gilt es, die Angst vor den Unsicherheiten und vermeintlichen Risiken zu nehmen und ihnen dabei zu helfen, ein nachhaltiges Vertrauensverhältnis zu den Telemonitoring-Anbietern aufzubauen. Aus Sicht der Kostenträger könnten durch Bonus- und Malus-Systeme geschaffene Anreize die aktive Mitarbeit der Patienten unterstützen. Dabei ist zu beachten, dass sich der Nutzen einer hochgradig innovativen und komplexen Dienstleistung wie Telemonitoring nicht von selbst einer breiten Masse erschließt. Nur durch positive Erfahrungen mit dieser Dienstleistung sowie der Kommunikation des erlebten Nutzens werden sich mittel- und langfristig auch die erforderlichen strukturellen und systemimmanenten Veränderungen durchsetzen. Dabei geht es nicht um geringfügige Veränderungen des bestehenden Systems, sondern um das Aufbrechen alter Strukturen und die Initiierung und Verstetigung von neuen Wertschöpfungsketten in der Gesundheitsversorgung.

Eine wichtige Voraussetzung hierfür ist die Durchführung einer evidenzbasierten Studie, die den klaren Nutzen der telemedizinischen Versorgung gegenüber der konventionellen Versorgung – also einen medizinischen Patientennutzen bei gleichzeitiger Kostenersparnis – zeigt. Damit wäre die Voraussetzung für eine Aufnahme des Telemonitoring in den Leistungskatalog der gesetzlichen Krankenkassen gegeben und damit die Abrechnung als medizinische Leistung möglich. Bislang gibt es zwar eine Vielzahl an Studien, darunter jedoch keine, die alle Anforderungen in ausreichender Form erfüllt. Ursachen hierfür sind bestehende Unklarheiten bezüglich der zu erfüllenden Kriterien sowie die Schwierigkeit, unter Studienbedingungen die Realität abzubilden. Die Patienten- und Arztauswahl, die medizinische Versorgung der Maßnahmen- und Kontrollgruppen sowie der getestete Umfang des Telemonitoring sind wichtige Variablen, die das Studienergebnis beeinflussen und damit die Übertragbarkeit auf die Versorgungsrealität einschränken können.

Exkurs: Telemonitoring aus gesundheitsökonomischer Sicht

Dr. Cornelia Henschke, Uta Augustin, Prof. Dr. Leonie Sundmacher, Prof. Dr. Med. Reinhard Busse
Technische Universität Berlin, Fachgebiet Management im Gesundheitswesen

Nach der Definition des *European Network for Health Technology Assessment* (EUnetHTA) fallen unter den Begriff Gesundheitstechnologie neben Arzneimitteln und medizintechnischen Produkten auch Diagnose- und Behandlungsmethoden, Rehabilitations-, Präventions- und Behandlungsprogramme (z.B. Disease Management Programme) sowie Organisationsstrukturen (z.B. Schlaganfalleinheiten). Diese Definition wird dem vorliegenden Kommentar zugrunde gelegt.

„Für in Zukunft durchzuführende gesundheitsökonomische Evaluationen ist es u.a. von Bedeutung, dass das zugrunde liegende Studiendesign einer hohen Evidenzklasse angehört."

Dr. Cornelia Henschke

Es ist unumstritten, dass sowohl neue Gesundheitstechnologien als auch steigende Kosten und begrenzte Ressourcen unser Gesundheitssystem vor Herausforderungen stellen, die es jetzt und in Zukunft zu meistern gilt. Zu den meist genannten kostensteigernden Faktoren zählen der demografische Wandel sowie die Zunahme chronisch Erkrankter. Auch der schnelle Technologiewandel, der nicht zwangsläufig mit einer „verbesserten" Versorgung einhergeht, wird oftmals für ein Ansteigen der Kosten im Gesundheitswesen verantwortlich gemacht. Vor dem Hintergrund begrenzter Ressourcen als auch der zum Teil qualitativ suboptimalen Versorgung bestimmter Patientengruppen sind Versorgungskonzepte erforderlich, die eine verbesserte Patientenversorgung bei adäquatem Mitteleinsatz ermöglichen.

Sowohl der Telemedizin im Allgemeinen als auch dem Telemonitoring im Speziellen werden große Potenziale bei der Sicherstellung einer qualitativ hochwertigen Versorgung bei gleichzeitiger Kostenoptimierung zugesprochen. Telemonitoring kann zu Verbesserungen gesundheitsbezogener Outcomes wie der Verbesserung klinischer Parameter, der Reduktion der Anzahl und Dauer von Krankenhausaufenthalten sowie einer Steigerung der Lebensqualität führen. Vor allem Patienten in infrastrukturschwachen, medizinisch unterversorgten Gebieten sollen telemedizinische Anwendungen durch eine Überbrückung räumlicher Distanzen eine verbesserte Versorgung ermöglichen.

Primär muss dafür geklärt werden, welche neuen Gesundheitstechnologien für welche Patienten(sub)gruppen tatsächlich Verbesserungen erbringen und wie für diese eine Bewertung stattfinden soll. Insbesondere innerhalb eines solidarisch finanzierten Systems mit begrenzter Ressourcenkapazität bedarf es Methoden, die medizinische Effekte und Kosten neuer Gesundheitstechnologien nicht singulär betrachten, sondern ins Verhältnis zueinander setzen und mit bestehenden Versorgungsmöglichkeiten vergleichen. Genau hier setzt die Gesundheitsökonomie an. Sie bietet Methoden, die eine Bewertung alternativer Interventionen hinsichtlich der medizinischen und ökonomischen Effekte ermöglichen und somit eine evidente Entscheidungsgrundlage für eine optimale Ressourcenallokation zur Verfügung stellen. Ein derartiges Instrument stellen gesundheitsökonomische Evaluationen dar, die eine Bestimmung der Kosteneffektivität, d.h. eine Bewertung der Konsequenzen in Relation zu den dafür eingesetzten Mitteln, ermöglichen. Die Kosteneffektivität einer angewandten Technologie ist umso höher, je besser das Ergebnis – d.h. der zusätzliche medizinische Nutzen – bei gleichem oder geringerem Ressourceneinsatz bzw. je niedriger der Ressourceneinsatz bei gleich bleibendem Ergebnis ist. Anfangs waren Arzneimittel typischerweise die Technologien, die einer gesundheitsökonomischen Evaluation unterzogen wurden. Im Rahmen der Gestaltung von Leistungskatalogen werden international jedoch zunehmend gesundheitsökonomische Evaluationen zur Beurteilung von Technologien jeglicher Art herangezogen (Busse 2006). Der Nachweis der Kosteneffektivität stellt damit eine Voraussetzung für eine flächendeckende Einführung von Telemonitoring-Programmen für spezifische Patienten(sub)gruppen und die Erstattungsfähigkeit dar. Ohne die genaue Kenntnis der Kosten- und Nutzengrößen im Vergleich zur Standardtherapie sind Entscheidungen hinsichtlich einer (Nicht-)Aufnahme in den Leistungskatalog der gesetzlichen Krankenkassen verfrüht.

Ein Anwendungsbeispiel des Telemonitoring in Deutschland ist die telemedizinische Betreuung chronisch herzinsuffizienter Patienten. Die konsequente Überwachung chronisch herzkranker Patienten soll eine optimierte Therapieführung ermöglichen. Die Übermittlung vorgegebener Vitalparameter an das telemedizinische Zentrum gewährleistet bei Überschreitung festgelegter Grenzwerte eine umgehende Einleitung therapeutischer Maßnahmen. Da die chronische Herzinsuffizienz zu einer der häufigsten und kostenintensivsten chronischen Erkrankungen in Deutschland zählt, würde die Verbesserung der medizinischen und ökonomischen Effekte einen wesentlichen Beitrag sowohl für die betroffenen Patienten als auch – bei Kostenreduktion – für das Gesundheitssystem leisten.

Ein systematischer Review des Fachgebietes Management im Gesundheitswesen der TU Berlin bezüglich der Outcomes des Telemonitoring bei chronischer Herzinsuffizienz hat gezeigt, dass sowohl internationale als auch nationale Studien bisher keinen ausreichend evidenten Nachweis der Effektivität und Kosteneffektivität bieten (Augustin & Henschke 2012). Nur wenige methodisch hochwertige Studien untersuchen den Erfolg des Telemonitoring unter deutschen Rahmenbedingungen. Methodisch unterschiedliche Konzeptionen beschränken zusätzlich die Vergleichbarkeit der Studien. Die Frage, ob Telemonitoring aus gesundheitsökonomischer Sicht die kosteneffektivere Behandlungsstrategie darstellt, ist daher derzeitig noch nicht zu beantworten.

Für in Zukunft durchzuführende gesundheitsökonomische Evaluationen ist es von Bedeutung, dass das zugrunde liegende Studiendesign einer hohen Evidenzklasse angehört, der vollständige Ressourcenverbrauch sowohl in der Interventions- als auch in der Kontrollgruppe berücksichtigt wird, lange Follow-up Perioden angestrebt werden sowie auch eine Vereinheitlichung der untersuchten Outcome-Parameter erfolgt. Wünschenswert ist zudem, dass die verfügbaren Daten umfassende klinische Informationen enthalten (z.B. NYHA-Klassifizierung), um mögliche Verzerrungen und Ungenauigkeiten in der Analyse zu vermeiden. Die Gesundheitsökonomie stellt somit das notwendige Werkzeug zur Verfügung, welches evidenzbasierte Entscheidungen zur optimalen Ressourcenallokation im Kontext solidarisch finanzierter Gesundheitssysteme unterstützt.

Medizinische Leistungserbringer

Die niedergelassenen Ärzte stellen eine wesentliche Schnittstelle zwischen dem Patienten und dem Telemedizin-Zentrum dar, da sie als direkte und persönliche Ansprechpartner oftmals bereits ein gewachsenes Vertrauensverhältnis zu ihren Patienten haben und diese im telemedizinischen Versorgungsprogramm daher unterstützen können. Insofern gilt es, den Ärzten die Überzeugung zu vermitteln, dass sie keinesfalls einen Patientenverlust an einen vermeintlichen Wettbewerber erleiden, sondern vielmehr in Kooperation mit einem Telemedizin-Zentrum eine effizientere Gesundheitsversorgung ihrer Patienten erreichen und sogar eine Entlastung bei den eigenen alltäglichen Praxisprozessen erfahren können. Der niedergelassene Arzt ist stets der erste Ansprechpartner für den Patienten; die bisherige Arzt-Patienten-Beziehung bleibt daher unangetastet. Die Rolle des Telemedizin-Zentrums besteht dabei in einer unterstützenden Funktion der Primärversorger, insbesondere durch eine engmaschigere Erhebung der medizinisch relevanten Daten. Bei Bedarf ordnet es – in Abstimmung mit dem behandelnden Arzt – den Besuch eines Hausarztes oder im Notfall auch die Einlieferung in eine Klinik an.

Insbesondere in der flächendeckenden Versorgung in ländlichen Regionen gewinnen telemedizinische Konzepte angesichts des dort herrschenden Ärztemangels an Bedeutung. Im ambulanten Bereich gibt es jedoch noch zahlreiche Vorbehalte gegen Telemonitoring. Im stationären Bereich hingegen ist ein latentes Spannungsverhältnis zu beobachten zwischen den überregional und unabhängig fungierenden Telemedizin-Zentren und dem Bestreben der Krankenhäuser, selbst stärkeren Einfluss auf den ambulanten Markt zu nehmen. Daher bevorzugen die Kliniken eigene Angebote bzw. Kooperationslösungen, um alle Gesundheitsdienstleistungen aus einer Hand anbieten zu können. Damit sich die einzelnen beteiligten Institutionen zu sektorenübergreifenden Gesundheitsdienstleistern entwickeln können, bedarf Telemonitoring einer Adaption der Strategie sowie einer strukturellen und organisationskulturellen Veränderung in den etablierten Organisationen des Gesundheitswesens.

Weitere wichtige Erfolgsfaktoren sind die Kooperationsbereitschaft der Ärzte – insbesondere die Bereitschaft zur Veränderung von Praxisalltags- und Behandlungsprozessen. Die Innovationsbereitschaft der Ärzte ist dabei insofern wichtig, als der eigentliche Nutzen des Telemonitoring in einer Qualitäts- und Effizienzverbesserung durch die Verbesserung des intersektoralen Versorgungsprozesses besteht. Es bedarf daher der aktiven Mitarbeit aller Beteiligten sowie der Integration der telemedizinischen Betreuung in die Behandlungsprozesse.

Die Einbindung von Ärzten in die ganzheitliche, durch Telemedizin unterstützte Betreuung geht anfänglich jedoch mit einem hohen Implementierungsaufwand einher. Eine solche Kooperation bedeutet neben dem Erlernen des Umgangs mit neuen Technologien und Teilnahmen an Schulungen auch eine Integration entsprechender Software in die bestehende IT-Infrastruktur der Praxis und eine Umstellung von Routineprozessen. Dies stellt ambulante Leistungserbringer insbesondere in ländlichen Gebieten häufig vor hohe Herausforderungen angesichts mangelnder Ressourcen.

Daher ist eine intensive Aufklärungsarbeit notwendig, um die Innovationsbereitschaft der Ärzte zu stärken. Die Kommunikation der Leistungspotenziale und der Wirtschaftlichkeit von Telemonitoring muss sich dabei stärker an den spezifischen Bedürfnissen der Ärzte orientieren. Wichtig sind in dem Zusammenhang auch eine angemessene Risikoverteilung der finanziellen Investition, die z.B. durch die Entwicklung entsprechender Konzepte zur Investitionsfinanzierung erreicht werden kann, sowie die Schaffung geeigneter Abrechnungsmodalitäten der telemedizinischen Leistungen, so dass Aufwand und wirtschaftlicher Nutzen im Einklang stehen.

Es gilt, die Primärversorger bei der Implementierung zu unterstützen und durch geeignete Anreize deren Motivation zu fördern. Möglichkeiten der Unterstützung reichen dabei über die Aufklärung und Schulung des Praxis- und Krankenhauspersonals hinaus. So kann der Aufbau lokaler Gesundheitsnetzwerke aktiv gefördert werden, indem Moderationsaufgaben übernommen und nachhaltige Geschäftsmodelle entwickelt werden, die z.B. Synergieeffekte durch Einkaufsgemeinschaften oder zusätzliche Erlöse durch weitere Selektivverträge nutzen. Zudem sollte den Leistungserbringern das Potenzial aufgezeigt werden, das mit dem Engagement in innovativen Selektivversorgungsverträgen einhergeht und in einer besseren wirtschaftlichen Leistungsfähigkeit durch die Qualitätssteigerung besteht. Damit

Fehlanreize, die zum Einschließen nur bedingt geeigneter Patienten führen, vermieden werden, sollten sich die Anreize auf ärztlicher Seite im Sinne eines Pay-for-Performance-Ansatzes an den realisierten Ergebnissen orientieren und nicht auf reine Einschreibeprämien beschränkt sein.

Aus Sicht der niedergelassenen Ärzte ist schließlich die Thematik der hohen Datenschutzanforderungen gerade im Praxisalltag hoch relevant. Gefordert wird dabei eine pragmatische Lösung, die den Alltag nicht mehr als notwendig behindert und dennoch alle – regional teilweise unterschiedlichen – Anforderungen einhält. Hier gilt es, eine Vielzahl an offenen Detailfragen, die z.B. die nochmalige Validierung übermittelter Diagnosen oder die Reichweiten von Überprüfungspflichten betreffen, durch eine explizite Klärung der Datensicherheitsanforderungen zu beantworten.

Exkurs: Telemedizin – ein kritischer Blick aus Sicht der ärztlichen Praxis

Uwe Korth, IEM, Stolberg

In nahezu allen Fachbereichen der Medizin werden mittlerweile telemedizinische Versorgungsmodelle in Studien und integrierten Versorgungsprozessen eingesetzt. Vorzugsweise wird das Telemonitoring bei chronischen Erkrankungen angewendet. In der Indikation der Herzinsuffizienz ist auf Grund der Studienlage eine evidenzbasierte Medizin nunmehr auch bei solchen Patienten denkbar, die im häuslichen Umfeld verbleiben. Durch Telemonitoring kann frühzeitig eine Dekompensation erkannt und eine Gegensteuerung kostengünstig ermöglicht werden. Die interventionelle Telemetrie ist ferner eine effektive Methode, um Patienten bei Therapiebeginn oder Therapieresistenz schnell und erfolgreich mit Medikamenten zu titrieren. Obwohl in diversen Studien eine signifikant bessere Patientenversorgung und Kosteneffektivität nachgewiesen werden konnte, findet dennoch die telemedizinische Umsetzung in der täglichen ärztlichen Routine bisher noch nicht in großem Umfang statt.

Prozesse und Indikation

Telemedizinische Versorgungsmodelle greifen in Themen wie Datenschutz, Kosten-/ Nutzen-Effektivität und Leistungserstattung ein. Solange diese Themen nicht in erschöpfender Weise auf ihre Relevanz und Wirkzusammenhänge untersucht und beantwortet werden, bleiben für die Akteure im Gesundheitswesen noch Fragen offen, die eine intensivere Nutzung der Telemedizin verhindern.

> *„Telemedizin ist eindeutig als verbesserter Versorgungsansatz für eine effektivere ärztliche Betreuung anzusehen. Sie intensiviert den Kontakt von Arzt zu Patient. Dies ist stets additiv zum konventionellen Patienten-Arzt-Kontakt zu sehen und bietet somit keine Grundlage für arztersetzende Versorgung."*
>
> *Uwe Korth*

Für die Umsetzung der telemedizinischen Versorgung ist insbesondere eine Anpassung der Behandlungsprozesse notwendig. Dies bedeutet, dass viele Aspekte im Behandlungsmanagement in der Beziehung Arzt und Patient bei telemedizinischen Betreuungsmaßnahmen neu strukturiert und validiert werden müssten (Weltärztebund 2009). So ist die Therapiefindung nach Diagnose bei aktuellen, telefonisch übermittelten Vitaldaten einfacher als vergleichsweise bei der klassischen Wiedereinbestellung in die Praxis. Damit kann in kurzer Zeit eine sichere und effektive Therapie-Titration mit Leistungsnachweis möglich gemacht werden.

Die Akzeptanz der Telemedizin richtet sich nach den Indikationen. Teleradiologie oder Telezytologie sind beispielsweise unverkennbare Größen und bereits allgemein akzeptiert. Weitere Indikationen, wie das Telemonitoring von Herzinsuffizienz-Patienten, sollten in erster Linie als Unterstützung für den behandelnden Arzt angesehen werden. Dabei könnte die Telemetrie verstärkt als Hilfsmittel für den behandelnden Arzt in Form einer Dienstleistung ausgelagert werden, wobei Therapieentscheidungen in der Hand des behandelnden Arztes verbleiben.

Ärztliches Handeln bei telemedizinischen Verfahren geschieht unter Berücksichtigung der vorhandenen Kommunikations- und Dokumentationsstandards. Eine Implementierung der Berichte und Datensätze aus der Telemedizin findet nicht statt. Verschiedene proprietäre Systeme erhöhen den Arbeitsaufwand bei Dokumentation und Analyse der erhobenen telemedizinischen Daten. Fehlende Datenübergabeprotokolle über GDT und HL7 verhindern eine Implementierung in Praxisverwaltungs- oder in Krankenhaus-Informationssysteme und somit ist ein einheitliches Dokumentenmanagement nicht gegeben. Zusätzlich zu der fehlenden einheitlichen Datenstruktur ist festzustellen, dass der Telemedizin – insbesondere von Seiten der Ärzte – mit Vorbehalten, „Ängsten" und abstrakten Befürchtungen begegnet wird. Transparenz, Diagnostik, Therapiehoheit und Datenschutz erscheinen für viele Ärzte bislang noch weitestgehend unklar. Somit ist der Einzug telemedizinischer Verfahren in die Patientenversorgung mit einer ganzen Reihe von Herausforderungen für die Ärzteschaft verbunden.

Telemonitoring unterstützt ärztliches Handeln – ersetzt es jedoch nicht!

Telemonitoring dient der Unterstützung und Erleichterung der täglichen ärztlichen Arbeit. Hier soll das Eine das Andere nicht ersetzen, sondern vielmehr ergänzen. Telemedizin ist eindeutig als verbesserter Versorgungsansatz für eine effektivere ärztliche Betreuung anzusehen. Sie intensiviert den Kontakt von Arzt zu Patient. Dies ist stets additiv zum konventionellen Patienten-Arzt-Kontakt zu sehen und bietet somit keine Grundlage für eine Kompensation der ärztlichen Versorgung. So stellte auch der 113. Deutsche Ärztetag im Jahre 2010 fest, dass Telemedizin kein Instrument ist, ärztliche Kompetenz zu ersetzen.

Häufig wird Telemedizin zunehmend von einigen Akteuren als neuer lukrativer Absatzmarkt in der Gesundheitswirtschaft angesehen. Die Entwicklung telemedizinischer Verfahren muss von Ärzten entsprechend den medizinischen Notwendigkeiten initiiert werden. Bei der Überbrückung der räumlichen oder zeitlichen Distanz zwischen Arzt und Patient mittels Telekommunikation kann eine sofortige Therapieanpassung (Titration) über die interventionelle Telemetrie vorgenommen oder ein kostensenkendes Telemonitoring von Herzinsuffizienz-Patienten eingeleitet werden. Telemedizinische Anwendungen sollen von den Fachgesellschaften in ihrer spezifischen Thematik untersucht und als Vorlage für den gemeinsamen Bundesausschuss herangezogen werden. Erste Fachgesellschaften wie die „Society of Hypertension" haben erstmalig in ihrer Empfehlung die Telemetrie als geeignetes Hilfsmittel identifiziert, um Bluthochdruckpatienten effektiv zu titrieren (Mancia et al. 2007). Was noch immer fehlt, sind jedoch strukturierte Leistungs- und Qualitätsindikatoren, die den Raum für „Pay-for-Performance" schaffen.

Vergütungsregelung Telemedizin

Sinnhaftigkeit und Nutzen der Telemedizin sind inzwischen erprobt und erwiesen. Einen Anreiz für den Arzt, sie in der Praxis auch anzuwenden, gibt es bislang jedoch nur in wenigen Ausnahmefällen. Bei entsprechender Berücksichtigung in der Gebührenordnung der Ärzte und im einheitlichen Bewertungsmaßstab könnten notwendige Anreize zur praktischen Umsetzung der Telemedizin gesetzt werden (Pay-for-Performance).

Zusammenfassung

Telemedizinische Leistungen sind in erster Linie medizinische Hilfsmittel für den Arzt in der Praxis oder im Krankenhaus. Sie machen eine Prozessmodifikation in der Patientenversorgung erforderlich und helfen Ärzten und Patienten gleichermaßen. Derzeit fehlt jedoch der Konsens zu den Themen Datenschutz, Kosten-/Nutzen-Effektivität und Kostenerstattung bei Leistungsnachweis, z.B. bei Abschluss erfolgreicher Therapieeinstellung oder eine monatliche Vergütung bei Überwachung chronisch kranker Patienten.

Kostenträger

Aus Sicht der Anbieter sind eine stärkere Offenheit und Flexibilität der Krankenkassen im Umgang mit neuen Versorgungsansätzen und damit einhergehend auch eine längerfristige Orientierung und Budgetplanung wesentliche Voraussetzungen für eine erfolgreiche Implementierung des Telemonitoring. Die Kostenträger selbst hingegen führen eine mangelnde Evidenz des Patientennutzens und der Kosteneinsparungen als wesentliche Schwierigkeiten an. Um den Patientenschutz umfassend zu gewährleisten, dürfen ausschließlich Leistungen in den Leistungskatalog der Kassen aufgenommen werden, deren Nutzen nachgewiesen worden ist. Zwar liegen bereits zahlreiche Studien und Erfahrungsberichte vor, diese weisen jedoch aus Sicht der Kostenträger erhebliche Schwachstellen auf, insbesondere werden hier eine zu geringe Evidenzklasse sowie eine mangelnde Unabhängigkeit angeführt. Die schwierige Vergleichbarkeit vieler Studien, die ebenfalls bemängelt wird, lässt sich auf die Heterogenität des Telemonitoring sowie auf die komplexen und sich erst langfristig manifestierenden Effekte zurückführen. Klassische Evaluierungsansätze aus der Medizintechnik und aus dem pharmazeutischen Bereich und die damit einhergehenden Anforderungen an das Studiendesign werden dem ganzheitlichen Versorgungsmanagement-Ansatz des Telemonitoring nur bedingt gerecht. Daher müssen klare und verbindliche Anforderungen an klinische und gesundheitsökonomische Studien definiert werden, die neben Qualitäts- auch Effizienzeffekte abdecken. Zudem ist auch die Evaluierung von patientenzentrierten Outcomes wichtig, wie z.B. der Compliance oder der Patientenzufriedenheit. Es gilt daher, geeignete Bewertungskriterien zu entwickeln. Liegen nach der Durchführung der geforderten Studien schließlich positive Resultate vor, die den Nutzen des Telemonitoring belegen, kann ein Zulassungsverfahren über den Gemeinsamen Bundesausschuss initiiert werden, so dass schließlich Telemonitoring in den Regelleistungskatalog aufgenommen wird.

Der Zulassungsprozess über den G-BA wird von vielen Beteiligten als aufwendig und gleichzeitig unsicher in seinem Ausgang empfunden. Als kritisch wird oftmals auch die Preisbildung angesehen, da die Preise nach erfolgreicher Zulassung nicht mehr individuell, sondern kollektiv ausgehandelt werden und daher unter Umständen auch mit Preissenkungen zu rechnen ist. Kommt es zu einer erfolgreichen Umsetzung einer Vergütungsregelung im Rahmen des SGB V, könnten zudem auch alle anderen Anbieter dieser Gesundheitsleistung von der Pionierleistung profitieren – ohne selbst ein Risiko eingegangen zu sein. Die fehlende Aufnahme in den Regelleistungskatalog stellt daher auch eine wichtige Markteintrittsbarriere für Imitatoren dar.

Es gibt jedoch auch andere Wege der Finanzierung von telemedizinischen Dienstleistungen. So besteht zum einen grundsätzlich die Möglichkeit einer Kostenübernahme durch Krankenkassen, z.B. im Rahmen von Selektivverträgen oder im Rahmen der integrierten Versorgung nach § 140 SGB V. Die Freiräume und Gestaltungsmöglichkeiten für die integrierte Versorgung reichen aber für einen stärkeren Einsatz der Telemedizin bei weitem nicht aus, da es sich immer um eine Einzelfallentscheidung handelt, die individuell zwischen dem Patienten in Verbindung mit dem Leistungserbringer und der Krankenkasse abgeschlossen werden muss. Zum anderen gibt es auch die Alternative, Telemonitoring durch die Rentenversicherung im Rahmen des SGB IX zu finanzieren.

Betrachtet man die Problematik im Kontext der aktuellen Entwicklungen, gestaltet sich die Finanzierung neuer medizinischer Dienstleistungen durch die Krankenkassen jedoch schwierig, da diese vorwiegend kameralistisch ausgerichtet sind und eine Kumulation von Ressourcen zur Unterstützung innovativer Dienstleistungen daher nur sehr eingeschränkt möglich ist. Eng damit verbunden ist auch die Fokussierung auf kurzfristig realisierbare Effizienzsteigerungen, was insbesondere angesichts des sich oftmals erst längerfristig manifestierenden Nutzens von Telemonitoring problematisch erscheint. Die Krankenkassen sind sich der Notwendigkeit einer längerfristigen Orientierung bewusst, verweisen jedoch gleichzeitig darauf, dass dies eine regulative Veränderung voraussetzt und zudem mit einem erhöhten Aufwand einhergeht.

Darüber hinaus haben sowohl die in den letzten Jahren zunehmende Dynamik gesetzlicher Änderungen als auch die Fusionsbewegungen der Krankenkassen zu einer noch stärkeren Zurückhaltung gegenüber innovativen Projekten geführt. Stabile gesundheitspolitische Rahmenbedingungen stellen daher eine wichtige Voraussetzung dar, um eine Innovationsfinanzierung zur Initiierung innovativer Gesundheitsdienstleistungen zu ermöglichen. Eine mögliche Lösung könnte dabei auch die private oder öffentliche Finanzierung einer anbieterübergreifenden Studie sein, z.B. durch Bundesfördermittel oder Stiftungen.

Eine weitere Schwierigkeit ergibt sich aus der Anforderung an die gesetzlichen und die privaten Krankenkassen, künftig stärker neue Wege im Umgang mit innovativen Versorgungsformen (z.B. Disease Management, Integrierte Versorgung oder auch Ärztenetzwerke) beschreiten zu müssen. Dies zieht jedoch Prozessveränderungen innerhalb der Kostenträgerorganisationen nach sich und erfordert teilweise strukturelle Anpassungen. Erschwerend kommt hinzu, dass sich auch die Kostenträger in einem Lernprozess hinsichtlich des Umgangs mit innovativen Versorgungsformen befinden und die erforderlichen Kompetenzen im Versorgungsmanagement noch nicht in ausreichender Form vorliegen.

Erfolgsfaktor	Relevanz	Umsetzung
Finanzierbarkeit von TM-Leistungen	• Erhöhte Akzeptanz der medizinischen Leistungserbringer • Längerfristige Orientierung und Budgetplanung der Kassen	• Evidenznachweis und Aufnahme von TM in Leistungskatalog • Finanzierung über Selektiv- oder IV-Verträge • Beteiligung des Patienten an den Kosten
Nachweis von Patientennutzen und Kosteneinsparungen	• Aufnahme von TM in Leistungskatalog • Abrechenbarkeit	• (Neu-)Definition von klaren Anforderungen an Studien • Durchführung von evidenzbasierten Studien • private oder öffentliche Finanzierung von anbieterübergreifenden Studien
Bereitschaft zu Veränderungen der bestehenden Prozesse	• Verbesserung der intersektoralen Versorgungsprozesse • Erhöhte Motivation der Ärzte • Integration von TM in die Alltagsprozesse • Erhöhte Compliance des Patienten	• Kommunikation des Nutzens von TM • Kooperation von TMZ und behandelnden Ärzten • Bonus-Malus-Systeme • Entwicklung von Konzepten zur Investitionsfinanzierung • Aufklärung und Schulung des Praxis- und Krankenhauspersonals • Aufbau lokaler Gesundheitsnetzwerke

Tabelle 2: Erfolgsfaktoren – Handlungsfeld Markt

Die im Rahmen der Workshops befragten Experten haben schließlich auch darauf hingewiesen, dass nicht von der vollen Kostenübernahme der telemedizinischen Leistungen durch die Krankenkassen oder andere Kostenträger ausgegangen werden soll; vielmehr gilt es, den Patienten als Selbstzahler an den Kosten zu beteiligen. Die realisierbaren Einsparungen sowie weitere Mehrwerte, die sich aus einer telemedizinischen Behandlung ergeben, sollten hingegen bei den Leistungserbringern in die Refinanzierungssystematik mit einfließen. So können beispielsweise Krankenhäuser, die durch eine bessere Planbarkeit der Behandlung chronisch Kranker durch Telemonitoring profitieren, dieses bewusst auch als Element des Einweisungs- und Entlassungsmanagements nutzen. Tabelle 2 fasst die Erfolgsfaktoren aus der Marktsicht zusammen.

Exkurs: Telemedizin – Ein Ansatz für eine bessere Patientenversorgung

Mandy Kettlitz, Techniker Krankenkasse, Hamburg

Die Telemedizin kann grundsätzlich in die Anwendungsbereiche „Doc2Doc" und „Doc2Patient" eingeteilt werden. „Doc2Doc"-Telemedizin kann zu einer verbesserten Zusammenarbeit der Leistungserbringer untereinander beitragen. Wird Telemedizin im Rahmen der Diagnostik, Therapie, Prävention oder Nachsorge am Patienten eingesetzt, so spricht man von der „Doc2Patient"-Telemedizin. Die Krankenkassen nutzen überwiegend das Telemonitoring aus dem Bereich „Doc2Patient"-Telemedizin. Hierbei handelt es sich um sog. Add-on-Leistungen, also zusätzlich bzw. ergänzend eingesetzte telemedizinische Versorgungsleistungen zu bereits bestehenden Untersuchungs- und Behandlungsmethoden der gesetzlichen Krankenversicherung. Diese gehen mit einem zusätzlichen Ressourceneinsatz einher bzw. weiten den Versorgungsbedarf aus.

> *„Vor dem Hintergrund der bisherigen Erfahrungen gilt es zukünftig zu beantworten, welche Patienten am stärksten von einem Telemonitoring profitieren bzw. bei welchen Patienten sich ein Telemonitoring als effizient darstellt."*
>
> *Mandy Kettlitz*

Da telemedizinische Versorgungsleistungen größtenteils keine abrechenbaren Leistungen der gesetzlichen Krankenversicherung sind, müssen sie extrabudgetär vergütet werden. Diese zusätzlichen Interventionskosten wirken nur dann nicht ausgabensteigernd im Gesundheitswesen, wenn sie kausal und direkt das Versorgungsergebnis im Sinne des Outcome verbessern und die resultierenden krankheitsspezifischen Ausgaben senken können. Insbesondere ist dies vor dem Qualitäts- und Wirtschaftlichkeitsgebot gemäß §§ 2, 12, 70 SGB V von Bedeutung. Demnach ist eine ausreichende, zweckmäßige, wirtschaftliche, das Maß des Notwendigen nicht überschreitende Versorgung in der fachlich gebotenen Qualität zu gewährleisten.

Die Techniker Krankenkasse bietet ihren Versicherten telemedizinische Leistungen in integrierten Versorgungsverträgen an. Die telemedizinischen Dienste werden in Form des Telemonitoring für Patienten mit Herzinsuffizienz oder mit Asthma bronchiale eingesetzt. Zusätzlich werden indikationsspezifische Inhalte in entsprechenden Schulungen vermittelt und das Selbstmanagement in Form von täglichen Messungen und der Medikamenten-Compliance gefördert.

In einer repräsentativen Befragung zum telemedizinischen Versorgungsangebot gaben die Patienten mit Herzinsuffizienz an, dass sie sich besser auf Arztgespräche vorbereitet fühlen, sicherer im Umgang mit ihrer Erkrankung sind und diese auch besser bewältigen können. Mehr als ein Drittel der Patienten gab an, seit der telemedizinischen Betreuung eine Änderung ihrer Arzneimitteltherapie erfahren zu haben.

In einer gesundheitsökonomischen Auswertung spiegeln sich diese positiven Tendenzen nicht durchgängig wider. In einer Subgruppenanalyse von Patienten entsprechend NYHA II-Stadium und stärker morbiden Patienten entsprechend NYHA III/IV-Stadium zeigen sich bislang inkonsistente Ergebnisse. Patienten entsprechend NYHA II-Stadium scheinen von der intensivierten telefonischen Betreuung und Schulung ohne Telemonitoring zu profitieren. Hingegen zeigt sich bei den stärker morbiden Patienten mit Retro-Monitoring kein Effekt in Bezug auf die monetarisierte Leistungsinanspruchnahme im Vergleich zu einer gematchten Kontrollgruppe.

Vor dem Hintergrund dieser Erfahrungen gilt es zukünftig zu beantworten, welche Patienten am stärksten von einem Telemonitoring profitieren bzw. bei welchen Patienten sich ein Telemonitoring als effizient darstellt. Auch die Frage der Nachhaltigkeit einer telemedizinischen Intervention stellt sich angesichts dieser Erkenntnisse. Telemonitoring kann nur ein Teilaspekt der Versorgung sein und keine Untersuchungs- und Behandlungsalternative übergreifend für alle Patienten eines Erkrankungsbildes. Daneben haben die Krankenkassen gemäß § 1 SGB V allen Versicherten durch Aufklärung, Beratung und Leistung zu helfen und auf gesunde Lebensverhältnisse hinzuwirken.

Aus der Perspektive der Krankenkassen ist es somit ebenso wichtig zu ermitteln, in welcher Art und Intensität die Betreuungs- und Versorgungsangebote gestaltet sein sollten für Patienten, die nicht oder noch nicht von einem Telemonitoring profitieren.

D.1.3 Anbieter

Auch auf Seiten der Anbieter von technischen Lösungen und telemedizinischen Dienstleistungen bedarf es bestimmter Erfolgsfaktoren für eine Überführung der Telemedizin in die Regelversorgung. Bei den Anbietern handelt es sich in der Regel um kleine und mittlere Unternehmen, zunehmend ist jedoch auch ein Interesse von Großkonzernen an der Thematik zu beobachten. Die involvierten KMU besitzen allerdings kaum die notwendigen Ressourcen für die Durchführung der für den Nutzennachweis geforderten klinischen und gesundheitsökonomischen Studien; neben finanziellen Mitteln mangelt es hier oftmals auch an entsprechenden Kompetenzen, wie z.B. Kenntnissen im Innovations- oder Netzwerkmanagement. Insbesondere die eingeschränkte gesundheitsökonomische und medizinische Expertise der Anbieter erschwert eine an den Bedürfnissen der Nutzer orientierte Ausgestaltung von Produkten und Dienstleistungen und erhöht so das Risiko einer rein technologiegetriebenen Entwicklung. Um die Betriebs-, Kosten-, Versorgungs- und Abrechnungsprozesse der Kliniken, niedergelassenen Ärzte und Krankenkassen besser zu verstehen und auf dieser Grundlage mit diesen auch besser kooperieren zu können, müssen die Telemedizin-Anbieter daher über eine umfassende Expertise in den Bereichen Gesundheitsökonomie, medizinische Versorgung, therapeutische Prozesse und medizinisch-rechtliche Aspekte (z.B. Medizinprodukte-Gesetz) verfügen.

Junge Märkte sind geprägt von verschiedenen Unsicherheiten, die von der unbekannten Wettbewerbssituation über fehlende Marktregularien und unzureichende Standards bis zu bestehenden Gesetzeslücken reichen. Der Telemonitoring-Markt ist dabei besonders durch heterogene Lösungen und uneinheitliche Qualitätsstandards gekennzeichnet, die bei den Anwendern und Kostenträgern Unsicherheiten und damit Zurückhaltung hervorrufen. Zudem bedarf es für die Durchführung der geforderten Studien sowie für die Entwicklung komplexer Telemonitoring-Systeme oftmals umfangreicher materieller und immaterieller Ressourcen, die über die Möglichkeiten einzelner Anbieter hinausgehen.

Eine mögliche Lösung stellt angesichts dieser Schwierigkeiten eine Bündelung von Interessen und Ressourcen durch stärkere strategische Kooperationen der unterschiedlichen Akteure dar. Auf diese Weise könnten nicht nur die für die Entwicklung, den Test und die Markteinführung von Telemonitoring-Systemen notwendigen Ressourcen besser zur Verfügung gestellt werden; darüber hinaus könnten so auch die aktuell aktiven Pioniere in ihrer Position auf dem Markt gegenüber ressourcenstarken Großkonzernen gestärkt werden. Die stärkere Vernetzung mit Mitbewerbern und insbesondere mit vor- und nachgelagerten Marktpartnern (z.B. Technikzulieferern, Kliniken) wirkt sich zudem förderlich auf die Entwicklung der notwendigen interdisziplinären Kompetenzen aus. Schließlich stellen Kooperationen unter den Telemedizin-Anbietern eine geeignete Möglichkeit dar, um die geforderte Standardisierung und die Interoperabilität der einzelnen Systeme und Komponenten voranzutreiben.

Erfolgsfaktor	Relevanz	Umsetzung
Zusammenarbeit der Anbieter	• Bündelung von Ressourcen und dadurch bessere Möglichkeiten für Studienfinanzierungen • Weiterentwicklung von Standards • Erhöhung der Akzeptanz bei den Anwendern • Stärkere Orientierung an den Nutzerbedürfnissen	• Strategische Kooperationen • Einrichtungsübergreifende Qualifizierungsprogramme
Innovationsfähigkeit und -bereitschaft	• Entwicklung interdisziplinärer Kompetenzen	• Förderung der Innovationsfähigkeit

Tabelle 3: Erfolgsfaktoren – Handlungsfeld Anbieter

Exkurs: Wo steht die Telemedizin heute – Eine Einschätzung aus der Sicht eines Telemedizin-Anbieters

Dr. Stefan Kottmair, almeda GmbH, München

Betrachtet man die globale Marktsituation der Telemedizin, so spricht eine jüngst veröffentlichte Marktstudie (BCC Research Report 2011) bereits im Jahr 2010 von einem weltweiten Umsatzvolumen von 9,8 Mrd. US$, das bis 2015 mit einer jährlichen Wachstumsrate von 18,6% auf 23 Mrd. US$ anwachsen soll. Aktuell entfallen auf D2D-Anwendungen 71% und auf D2P 29% des Umsatzvolumens, wobei letztgenannter Sektor bis 2015 mit jährlich 22,5% noch rascher wachsen wird. Etwa 40% des Umsatzes macht dabei die Telemedizin-Technologie (Hardware, Software, Telekommunikations- und Netzwerk-Infrastruktur) aus, die restlichen 60% gehen auf das Konto der telemedizinischen Dienstleistung, wobei der Technologieanteil über die Jahre betrachtet zunimmt (BCC Research Report 2007).

> *„Telemedizin-Projekte sind häufig rein technologiegetrieben und nicht problemlösungsorientiert. Der Weg kann nicht lauten „von der Lösung zum Problem", sondern muss mit einer sorgfältigen Analyse des Versorgungsgeschehens und der Identifikation von Defiziten beginnen."*
>
> *Dr. Stefan Kottmair*

Diese globalen Zahlen sind beeindruckend, stehen aber in Widerspruch zur Stimmung in der (Technologie-)Branche in Deutschland. Hier herrscht der Eindruck vor, dass in der Regel der Übergang von der Pilotphase eines Projekts zur flächendeckenden Ausrollung nicht vollzogen wird.

Wie stellt sich der Markt in Deutschland tatsächlich dar?

Um diese Frage zu beantworten, soll zunächst die weitere Betrachtung auf den Bereich des telemedizinischen Disease Managements beschränkt werden, also im Wesentlichen auf die Anwendungen aus dem D2P-Bereich. Hier steht der Einsatz von strukturiertem telefonbasierten Coaching (Telecoaching) in Kombination mit der Fernüberwachung von Vitalparametern durch ein Telemedizinzentrum (Telemonitoring) bei Menschen mit chronischen Erkrankungen im Vordergrund. Da häufig der Begriff der Telemedizin stark verkürzt und zu Unrecht mit Telemonitoring gleich gesetzt wird, soll im Folgenden also die Formel Telemedizin = Telecoaching plus Telemonitoring zum Einsatz kommen. Für diesen Bereich schätzen Häcker et al. (2008) das deutsche Marktpotenzial auf eine Größenordnung von 1,5 Mrd. € jährlich. Davon sind nach eigener Markteinschätzung, die sich insbesondere auf Wettbewerbsanalysen stützt, bisher aber deutlich weniger als 10% ausgeschöpft.

Zusammengefasst kann man schlussfolgern, dass – global betrachtet – die Telemedizin insgesamt ein absolutes Wachstumsfeld darstellt, Deutschland aber in der Umsetzung hinterherhinkt. Es ist daher sinnvoll, über mögliche Hindernisse bei der Verbreitung der Telemedizin nachzudenken.

Zunächst muss man die extrinsischen Faktoren, die in den systembedingten Rahmenbedingungen liegen, von den intrinsischen Hemmnissen, die der Telemedizin selbst zu eigen sind, unterscheiden.

Bei den extrinsischen Hürden werden folgende Faktoren häufig genannt: die Trägheit bzw. Innovationsfeindlichkeit des Gesundheitssystems insgesamt, die sektorale Trennung auf der Leistungserbringer-Ebene, Widerstände der Ärzteschaft und – in engem Zusammenhang damit stehend – fehlende Vergütungsanreize. Bei den rechtlichen und organisatorischen Rahmenbedingungen stehen die Themen Datenschutz, Fernbehandlungsverbot und fehlende technische und inhaltliche Standards zur Sicherstellung der Interoperabilität im Fokus. Alle diese Punkte sind richtig und müssen durch entsprechende Anpassungen der Regularien dauerhaft beseitigt werden, sofern man auf die Nutzenpotenziale der Telemedizin nicht verzichten möchte.

Erfreulicherweise kommt inzwischen Bewegung in die Thematik; das zeigen beispielsweise das positive Votum des 113. Ärztetags der Bundesärztekammer im Jahr 2010 oder die explizite Forderung des Ausbaus der Telemedizin in den Eckpunkten des Versorgungsgesetzes (2011). Andererseits erklären die geschilderten Systemfaktoren alleine noch nicht die Lücke zwischen dem Marktpotenzial und der Umsetzungsrealität. Daher müssen auch intrinsische Hemmnisse näher betrachtet werden.

Eine grundlegende Schwierigkeit ist, dass Telemedizin-Projekte häufig rein technologiegetrieben und nicht problemlösungsorientiert sind. Typische Versorgungslücken sind unzureichendes Selbstmanagement, mangelnde Compliance, ungünstiger Lebensstil oder diskontinuierliche, episodenhafte Behandlungsverläufe. Diese Lücken können durch spezifisch gestaltete Coaching- und Fallsteuerungskonzepte im Rahmen des telemedizinischen Disease Managements geschlossen werden – vollständig aber nur unter Einbeziehung der Leistungserbringer, d.h. durch Integration in den klinischen Behandlungspfad.

Telemonitoring spielt eine ergänzende Rolle bei gezielt identifizierten Risikopatienten zur Vermeidung von Rückfällen und Krankenhauseinweisungen. Daneben kann Telemonitoring – bisher zu wenig beachtet – zur Patientenmotivation eingesetzt werden, indem lebensstilrelevante Parameter erfasst und in geeignet aufbereiteter Form an die Programmteilnehmer zurück gemeldet werden.

Ein weiteres intrinsisches Problem liegt in der Schwierigkeit des Effekt- und Nutzennachweises telemedizinischer Programme. Dabei liegen für eng umschriebene, patientenzentrierte Einsatzgebiete zahlreiche Nutzennachweise auch auf höchstem Evidenzniveau vor, darunter eine signifikante Senkung von Mortalität und Rehospitalisierung (Inglis et al. 2008; Klersy et al. 2009). Dass die zugrunde liegenden Einzelstudien durchaus unterschiedliche und z.T. auch negative Resultate liefern, ist nicht weiter verwunderlich, wenn man sich die Heterogenität der Ansätze im Detail vor Augen führt. Anders als z.B. in pharmakologischen Studien, hat man es hier mit multimodalen Interventionen zu tun; die Vielzahl möglicher Einflussfaktoren – Art und Umfang der eingesetzten Technologie, Kontaktfrequenz und Inhalt der Betreuungsgespräche, Ausbildungsniveau der Coaches, Kommunikationskonzept etc. – macht einen Vergleich schwierig. Die Herausforderung für die Zukunft besteht darin, den Einfluss der einzelnen Faktoren auf den Gesamteffekt zu isolieren und schrittweise die Intervention als Ganzes zu optimieren.

Die für eine evidenzbasierte Bewertung geforderten randomisierten und prospektiven Studiendesigns sind in der Praxis allerdings nur schwer und unter hohem finanziellen Aufwand umzusetzen. Dies trifft umso mehr zu, wenn man mit der Integration der Leistungserbringer in ein telemedizinisches Versorgungskonzept das Nutzenpotenzial, aber auch die Komplexität erhöht. Damit verlässt man zwangsläufig das Gebiet der quasiexperimentellen klinischen Studie und betritt das Feld der anwendungsorientierten Gesundheitssystemforschung.

Als letzter intrinsischer Hemmfaktor sei das Fehlen eines definierten Ausbildungsganges und Berufsbildes erwähnt. Der professionelle Einsatz der Telemedizin erfordert neue und fachübergreifende Qualifikationsprofile. Neben soliden medizinischen Fachkenntnissen müssen z.B. die Coaches in einem Telemedizin-Zentrum besondere Fähigkeiten in den Bereichen telefonbasierte Kommunikation, Verhaltensmodifikation, aber auch im Einsatz telemedizinischer Technologien mitbringen. Bisher stellt der Arbeitsmarkt Menschen mit diesem Profil noch nicht systematisch bereit. Spezialisierte Telemedizin-Anbieter können in der Marktreifungsphase dieses Manko zwar als Wettbewerbsvorteil nutzen, indem sie eigene Curricula entwickeln und das Personal selbst heranbilden. Dies wird für die weiteren notwendigen und gewünschten Wachstumsschübe aber nicht ausreichen, so dass eine branchenweit standardisierte Grundausbildung anzustreben ist. Ein Berufsbild Telecoach, als medizinischer Assistenzberuf in Spezialisierung und Ausbildungsgrad in etwa vergleichbar mit einem Physiotherapeuten, würde der Telemedizin-Branche Fachkräfte liefern und darüber hinaus die Bekanntheit und Akzeptanz der Telemedizin in der Öffentlichkeit fördern.

Neben den skizzierten Hemmnissen sollte aber nicht vergessen werden, dass die Telemedizin in Deutschland, trotz eines möglichen Rückstands im internationalen Vergleich, durchaus erfreuliche Entwicklungen aufzeigt. So konnten wir mit unserem eigenen almeda-Telemedizin-Zentrum in den vergangenen fünf Jahren kontinuierlich wachsen und bei externen Aufträgen im Schnitt ein jährliches Umsatzwachstum von über 17% erzielen – also durchaus in vergleichbarer Größenordnung wie die internationalen Marktzahlen. Nahezu jede große Krankenversicherung in Deutschland beschäftigt sich mit dem Thema telemedizinisches Versorgungsmanagement. Gleichzeitig ist hier ein Trend zum Insourcing erkennbar, d.h. große Kassen nehmen mindestens Teile der Wertschöpfungskette selbst in die Hand. Die Industrie muss sich darauf einstellen und entsprechend flexible und innovative Angebote bereit halten, um die Spezialaufgaben zu übernehmen, die eine Versicherung sinnvollerweise auslagert.

Eine weitere positive Beobachtung ist, dass Telemedizin „Made in Germany" auch zum Exportfaktor werden kann. Deutschland genießt als Produzent in vielen Märkten nach wie vor ein hohes Maß an Ansehen, wovon auch die Telemedizin profitieren kann. Dies wird untermauert durch die Nachfrage nach unseren Konzepten und Dienstleistungen, insbesondere aus dem asiatischen Raum und aus dem Nahen Osten. Erste Umsetzungsprojekte zeigen, dass bei entsprechender Sorgfalt der kulturelle Transfer möglich ist und die telemedizinischen Programmkonzepte auch in anderen Ländern erfolgreich umgesetzt werden können.

Neue Chancen für die Telemedizin können sich auch aus dem zweiten Gesundheitsmarkt ergeben. Hier bezahlt der Verbraucher entweder direkt für telemedizinische Leistungen, oder solche Angebote werden in Zusatzversicherungsprodukte integriert. Naheliegende Anwendungsfelder liegen im Bereich häusliche Pflege und AAL (Ambient Assisted Living). So lange wie möglich selbstbestimmt im häuslichen Umfeld leben zu können, ist ein Grundbedürfnis des Menschen, das für ausreichend Nachfrage sorgen wird.

Einen weiteren nicht aufzuhaltenden Trend wird ein bisher wenig betrachtetes Anwendungsgebiet der Telemedizin eröffnen. Durch die Globalisierung nimmt die Mobilität der Menschen zu, sei es aus privaten oder beruflichen Gründen oder zu Ausbildungszwecken. Unter diesen mobilen Menschen gibt es den Bedarf einer optimalen medizinischen Betreuung, unabhängig vom momentanen Aufenthaltsort – damit kommt automatisch die Telemedizin ins Spiel.

Es bietet sich also eine Fülle neuer Möglichkeiten und die Telemedizin wird sich weiter etablieren, national wie international, und ihren Beitrag zur Lösung der weltweit erkennbaren Probleme der Gesundheitssysteme leisten. Die fortschreitende Überalterung und die Lebensumstände in modernen Gesellschaften lassen uns gar keine andere Wahl.

Damit die Telemedizin aber möglichst rasch ihren Nutzen entfalten kann, sind alle Akteure und Beteiligten gefordert – die Politik zur Schaffung geeigneter Rahmenbedingungen und eines Innovationsmilieus, die Kostenträger zur Ausschöpfung der Handlungsspielräume, um via Telemedizin ihrem Anspruch als aktive Player gerecht zu werden, die Leistungserbringer zur Integration telemedizinischer Verfahren in die Behandlungsabläufe, und schließlich die Patienten selbst zur Bereitschaft an gesundheitskompetenter Eigenverantwortung.

D.1.4   Umfeld

Damit neue medizinische Dienstleistungen erfolgreich im Markt etabliert werden, gilt es auch, die regulatorischen und gesetzlichen Anforderungen zu beachten und entsprechende Rahmenbedingungen zu schaffen. Die bei der Einführung von innovativen Dienstleistungen entstehende gesundheitspolitische und regulatorische Lücke muss geschlossen werden, um Marktunsicherheiten zu minimieren und die im Aufbau begriffenen Prozesse und Strukturen nicht zum Erliegen zu bringen (vgl. Tabelle 4). Eine an die Anforderungen des Telemonitoring neu angepasste gesundheits- und sozialpolitische Gesetzgebung sowie entsprechend adjustierte regulatorische Rahmenbedingungen müssen dabei insbesondere dafür etabliert werden, eine klare Grundlage für die aufzubauende Infrastruktur und die

Wertschöpfungs- und Abrechnungsprozesse zu schaffen. Im Fall des Telemonitoring stellt die fehlende Vergütungsregelung einen bislang offenen Punkt und somit eine erhebliche Innovationsbarriere dar. Weiterhin sollten auch haftungsrechtliche, berufsständische und datenschutzrechtliche Regelungen spezifiziert und bundesweit vereinheitlicht werden, um die z.B. noch immer bestehende Unsicherheit in Folge des Fernbehandlungsverbotes abzubauen.

Eine weitere wesentliche Hürde, welche die Implementierung der Telemedizin hemmt, stellen die derzeit noch relativ starke Ausrichtung des Gesundheitssystems auf die kurative Medizin und eine entsprechend gestaltete Gesetzgebung dar. Ein Umdenken zur Präventivmedizin, die den Gesundheitserhalt fokussiert, sehen die Experten als einen wesentlichen langfristigen Erfolgsfaktor zur Entlastung des Gesundheitssystems an. Hierfür bedarf es jedoch der Einführung entsprechender Standards und Normen sowie einer strategischen Neuausrichtung des gesamten Gesundheitssystems – dies wiederum geht mit einer Überarbeitung bestehender Gesundheitsgesetzgebungen, der Schaffung neuer Bewertungskriterien, der Durchführung medizinischer Studien sowie der Initiierung neuer Regulierungsprozesse einher.

Handlungsfelder im Umfeld des Telemonitoring umfassen jedoch nicht nur rechtliche und regulatorische Aspekte, sondern auch die gesellschaftliche Kritik, der es entgegenzuwirken gilt. Diese schlägt sich insbesondere in Vorwürfen nieder, die eine mögliche Entmenschlichung und Ökonomisierung der Medizin sowie Datenschutzvorbehalte betreffen. Hier müssen entsprechende, an die breite Öffentlichkeit gerichtete Kommunikationsmaßnahmen ein besseres Verständnis des Telemonitoring fördern und gleichzeitig die Qualität und Zuverlässigkeit der Telemedizin-Anbieter hervorheben. Neben der Kooperation mit etablierten Einrichtungen des Gesundheitswesens bieten sich hierfür beispielsweise Gütesiegel und Zertifikate als mögliche Instrumente an.

Erfolgsfaktor	Relevanz	Umsetzung
Stärkung der Präventivmedizin	• Minimierung von Marktunsicherheiten	• Anpassung der regulatorischen und gesetzlichen Rahmenbedingungen • Schaffung neuer Bewertungskriterien
Gesellschaftliche Akzeptanz	• Motivation der Nutzer	• Kommunikation des Nutzens von TM • Kooperation von TMZ mit etablierten Einrichtungen des Gesundheitswesens

Tabelle 4: Erfolgsfaktoren – Handlungsfeld Umfeld

Durch eine stärkere Konzentration der Interessensgruppen am Markt ließen sich unter Umständen Kräfte bündeln, um solche Initiativen zur Regulierung und Öffentlichkeitsarbeit zu initiieren. Gleichzeitig können hiermit aber auch gewisse Risiken einhergehen, die z.b. eine Ablehnung der entwickelten Produkte durch die Regulierungsbehörde oder einen hohen Aufwand der Aufklärungskampagnen umfassen. Vor diesem Hintergrund warten viele Marktakteure zunächst ab, bis ein Pionier sich bereit erklärt, das Risiko auf sich zu nehmen. Eine mögliche Lösung könnte hier die Institutionalisierung einer gesundheitspolitischen und -ökonomischen Interessensvertretung der gesamten deutschen Telemedizin-Branche sein. Mit Hilfe der Tabelle 4 werden der Erfolgsfaktoren des Handlungsfeldes der Umwelt zusammen gefasst.

D.1.5 Versorgungssystem

Telemonitoring stellt eine Systeminnovation dar, da es zahlreiche, vormals einzelne Komponenten zu einem ganzheitlichen Komplex verbindet. Die durch Telemonitoring hervorgerufenen umfangreichen Systemveränderungen im Gesundheitsmarkt betreffen daher auch eine Vielzahl an unterschiedlichen Akteuren, Prozessen und Strukturen. Grundlage der telemedizinischen Dienstleistung stellen die integrierte, prozessorientierte und IT-gestützte Infrastruktur sowie das für eine intersektorale Versorgung benötigte Versorgungsmanagementwissen dar. Darauf aufbauend werden auf unterschiedliche Indikationen ausgerichtete Sensoren (z.B. Blutdruck, Blutzucker, Sauerstoffsättigung etc.), Behandlungspfade (z.B. Routine- und Notfallprozeduren), patientenfokussierte Präventionsprogramme (z.B. Ernährungsberatung) und Qualitätsmanagement-Instrumente (z.B. Leitlinien-Compliance) definiert und angeboten. Das System umfasst zudem auch die Kompetenzen, Prozesse und Technologien des Anbieters und seiner Zulieferer sowie die Bedürfnisse und Anforderungen der Patienten und medizinischen Anwender, die sowohl aktiv in die Aktivitäten des Telemonitoring eingebunden werden, als auch diese selbst in ihre eigenen Prozesse und Strukturen integrieren müssen. Werden bei der Betreuung multimorbider Patienten die telemedizinischen Dienstleistungen im Sinne von Synergievorteilen nicht nur für eine, sondern für mehrere Indikationen angeboten, steigt die durch den Systemcharakter bedingte Komplexität des Telemonitoring zusätzlich. In diesem Fall sind die implementierten Prozesse zwar zu einem bestimmten Grad übertragbar; die Ausprägung der einzelnen Komponenten sowie die jeweiligen Nutzer bzw. Anwender des Systems verändern sich jedoch mit jeder neuen Indikation, so dass eine hohe Adaptionsfähigkeit gefordert ist.

Darüber hinaus gilt es nicht nur, leistungsfähige Prozess- und Informationssysteme für die telemedizinische Dienstleistung zu entwickeln und zur Verfügung zu stellen, sondern auch die Mitarbeiter entsprechend zu qualifizieren und auf die komplexen und neuen Anforderungen vorzubereiten. Es entsteht der Bedarf nach neuen Berufsbildern wie dem telemedizinischen Assistenten oder dem Case Manager, die diesen komplexen Anforderungen gerecht werden. Erste Entwicklungen in diese Richtung sind auf dem Markt der Aus- und Weiterbildung bereits zu beobachten (vgl. Kapitel E.1).

Der Systemcharakter des Telemonitoring hängt somit mit zahlreichen Herausforderungen zusammen. So besteht auch eine Schwierigkeit darin, dass es – bedingt durch die Vielzahl an integrierten Komponenten und benötigten Kompetenzen – eines Netzwerks aus verschiedenen Partnern bedarf, um Telemonitoring-Dienstleistungen zu entwickeln und anzubieten. Daraus ergeben sich nicht nur besonders hohe Anforderungen an die Interoperabilität – auch klassische Probleme des Allianzmanagements gilt es zu überwinden. So müssen zum einen geeignete technische und medizinische Partner gefunden werden, zum anderen bedarf es einer systematischen Steuerung, Koordination und Evaluation der Geschäftsbeziehungen.

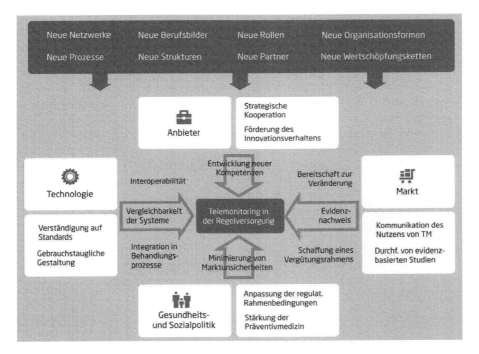

Abbildung 6: Erfolgsfaktoren der Systeminnovation Telemonitoring

Telemonitoring verändert die im Gesundheitssystem etablierten Rollen und erfordert daher völlig neue Wertschöpfungsprozesse und -strukturen. Bestehende Aufgabenverteilungen und die Reorganisation der gesamten Wertschöpfungskette der Gesundheitsversorgung werden in Frage gestellt und neu definiert. Neue, engere Formen der Kooperationen, z.B. zwischen Telemedizin-Zentrum und niedergelassenen Ärzten, sind unumgänglich, um eine sowohl nachhaltigere, als auch kosteneffizientere Versorgung zu ermöglichen. Hierzu müssen wiederum integrierte lokale Versorgungsstrukturen aufgebaut und durch den Telemonitoring-Anbieter unterstützt werden. Dies induziert bei den ambulanten und stationären Leistungserbringern aber auch eine Veränderung bestehender Strategien, z.B. bezüglich Kooperationen und Marktverhalten, so dass die bisherigen Organisationsformen und die dazugehörigen Rollen verändert werden müssen. So gilt es beispielsweise bei der Schaffung von Versorgungsnetzwerken, die Rolle des Netzwerkmanagements zu definieren und durch konkrete Aufgabenbeschreibungen auszufüllen. Ferner müssen die Netzwerke im Laufe der Zeit auch ihre eigene informale Identität herausbilden. Die Schaffung von Versorgungsnetzwerken entspricht dabei nicht nur dem Wunsch vieler Kostenträger nach einer höheren Effizienz. Es wird durch den besseren Informationsaustausch, effizienteren Ressourceneinsatz, die Kosten- und Risikoverteilung und die gemeinsame Ausrichtung auf Versorgungsziele auch eine hochwertigere Patientenversorgung gewährleistet.

Die Komplexität der Systeminnovation Telemonitoring sowie die für eine Umsetzung notwendigen Erfolgsfaktoren sind in Abbildung 6 schematisch dargestellt.

D.1.6 Telemonitoring als komplexe Systeminnovation

Die oben beschriebene Systematik von Erfolgsfaktoren zeigt die Komplexität des Marktgefüges auf. Insbesondere resultiert die Überwindung einer einzelnen Barriere des Systems Telemonitoring nicht zwangsläufig in einer Weiterentwicklung des Gesamtmarktes, da diese teilweise in starker Wechselwirkung miteinander stehen. Dies soll nun abschließend an einem kurzen Beispiel verdeutlicht werden: Niedergelassene Ärzte werden einem Investment in Telemedizin skeptisch gegenüberstehen, solange telemedizinische Leistungen nicht über die Kostenträger abgerechnet werden können. Diesen sind wiederum ohne eine Aufnahme der Leistungen in den Richtlinienkatalog durch den G-BA die Hände für eine Kostenübernahme gebunden. Der zu erbringende Nachweis der effizienteren Behandlung durch telemedizinische Dienstleistungen steht jedoch noch aus, da bislang keine evidenzbasierten Studien vorliegen, die alle geforderten Bedingungen an das Studiendesign erfüllen. Es ist somit kein Stakeholder bereit, das anfängliche Investitionsrisiko – ohne gesicherte Zusagen für eine spätere Amortisation der Kosten – zu tragen. Hinzu kommen bestimmte systemimmanente Herausforderungen, wie beispielweise die noch unzureichende Berücksichtigung der Präventivmedizin.

Telemonitoring als Systemprodukt vereint Technik und interdisziplinäre Prozesse. Um diese Systemlösung dauerhaft im Gesundheitsmarkt zu etablieren und die langfristige Bewältigung der identifizierten Probleme sicher zu stellen, bedarf es daher nachhaltiger Managementstrategien und ganzheitlicher Systemlösungen, die alle Teilsysteme und involvierten Stakeholder umfassen. Interdisziplinäre Kooperationen und der Wille zu Kompromisslösungen trotz gesundheitspolitischer und wirtschaftlicher Auflagen können einen Beitrag zur stärkeren Integration telemedizinischer Anwendungen in die alltägliche Gesundheitsversorgung leisten. Die Komplexität der Barrieren erfordert dabei ein paralleles und gemeinsames Ansetzen an unterschiedlichen Entscheidungsprozessen durch verschiedene Stakeholder, um die Blockaden durch die bestehenden multilateralen Abhängigkeiten zu überwinden.

Die Barrieren werden nur dann schneller und zielstrebiger überwunden werden können, wenn sich die unterschiedlichen Akteure der Branche auf eine gemeinsame Interessenvertretung einigen können. Der Bedarf nach einer anbieterübergreifenden Zusammenarbeit wurde durch die Workshop-Teilnehmer bestätigt. Handlungsfelder, die es hier zu fokussieren gilt, umfassen insbesondere die Definition allgemeinverständlicher Geschäftsmodelle, die Etablierung anbieterübergreifender Qualifikationsmaßnahmen und -standards sowie die Ermöglichung umfangreicher technischer, klinischer und gesundheitsökonomischer Studien durch eine entsprechende Innovationsfinanzierung.

Erste Schritte zur Umsetzung dieser Maßnahmen wurden im Rahmen des Projektes initiiert; im Folgenden werden sie vorgestellt. Insgesamt bedarf es daher eines systematischen Methodeneinsatzes für die Entwicklung und Umsetzung der innovativen Dienstleistung Telemonitoring (Satzger et al. 2012) und letztendlich auch einer gesteigerten Innovationsfähigkeit der involvierten medizinischen Leistungserbringer (Schultz et al. (2011).

Exkurs: Versorgungsoptimierung durch Innovation – Chancen der Telemedizin

Holger Strehlau, Dr. Horst-Schmidt-Kliniken GmbH, Hamburg

Die allseits bekannten Herausforderungen einer adäquaten und wirtschaftlichen Gesundheitsversorgung der Bevölkerung der Zukunft bedürfen zum einen innovativer Versorgungsformen und andererseits des Einsatzes der Telemedizin. Durch überzeugende Beispiele der Versorgungsoptimierung einerseits und durch Kosteneinsparung andererseits kann es gelingen, entsprechende Ressourcen umzuwidmen.

So sieht etwa die bisherige Finanzierungsregelung im Bereich der Sozialgesetzbücher in der Regel eine starre Trennung der unterschiedlichen Versorgungssektoren vor. Die gerade in der Bundesrepublik entwickelten telemedizinischen Möglichkeiten zur Optimierung der Versorgung können hierbei dazu beitragen, dass alle Partner im Gesundheitswesen verbunden und entsprechende ökonomische Anreize gesetzt werden. Nur auf diese Weise kann eine möglichst barrierenfreie Versorgung sichergestellt werden, so dass die knappen Mittel ausreichen, um den gesundheitspolitischen Herausforderungen gerecht zu werden. Insofern ist es dringend notwendig, die Gesetzgeber, die Selbstverwaltung und auch alle Leistungspartner davon zu überzeugen, geeignete Vergütungsstrukturen zu schaffen, um die innovative, aber auch praxiserprobte Telemedizin einzusetzen.

> *„Es ist dringend notwendig, die Gesetzgeber, die Selbstverwaltung und auch alle Leistungspartner davon zu überzeugen, geeignete Vergütungsstrukturen zu schaffen, um die innovative, aber auch praxiserprobte Telemedizin einzusetzen."*
>
> *Holger Strehlau*

Es gilt somit, neue Entgeltstrukturen zu schaffen. Der Gesetzgeber sieht dabei heute schon Möglichkeiten über integrierte Versorgungsmodelle oder Modellvorhaben vor, neue Versorgungsformen und damit auch Applikationen der Telemedizin einzusetzen. Im Zusammenspiel zwischen Wissenschaft, Industrie, Leistungsanbietern und Krankenkassen sowie sonstigen Sozialversicherungsträgern wird es gelingen, diesen Weg erfolgreich zu beschreiten. Nicht zuletzt die Beispiele aus anderen Staaten in Europa und den USA machen deutlich, welche Innovationsschübe für die deutschen Patienten zu erwarten sind. Durch tatkräftige Unterstützung des BMBF und des BMWi sind bisher einzelne Projekte erfolgreich am Markt platziert worden. Darüber hinaus muss es gelingen, Anreizsysteme zu finden, Telemedizin als Treiber für Innovationen zu etablieren.

In diesem Sinne soll die vorliegende Broschüre dazu beitragen, Innovationen zu unterstützen und Motivation sein, neue Wege zu denken und eingetretene Pfade zu verlassen.

D.2 Akzeptanz und Betreuungsintensität chronisch herzinsuffizienter Patienten

Carsten Schultz

D.2.1 Patientenorientierung als Erfolgsfaktor

Die Dienstleistung Telemonitoring ist eine Innovation, die sich deutlich von der Regelversorgung unterscheidet. Die Telemedizin generell und insbesondere das hier fokussierte Telemonitoring ist eine radikale Innovation! Es hat vielfältige Potenziale, aber induziert auch genauso viele Barrieren bei der Entwicklung und Markteinführung. Nachfolgend werden zentrale von Telemonitoring ausgehende Veränderungen skizziert, die in ihrer Gesamtheit die Akzeptanz bei Patienten und medizinischen Leistungserbringern und damit den Erfolg der Markteinführung gefährden:

Veränderungen im Gesundheitsmarkt: Veränderte Evaluationsansätze zur Bestimmung von Qualitäts- und Effizienzsteigerungen aufgrund primär langfristiger und sektorenübergreifender Effekte; Stärkere Bedeutung einer aktiven Interaktion mit Patienten, Ärzten und Kostenträgern im Zuge der Leistungserstellung; Notwendige Qualifikation und Prozessänderungen bei den Anwendern

Veränderung von Technologie und medizinischem Wissen: Hybrides, komplexes Produkt, das Informations- und Kommunikationstechnologie, neues medizinisches Wissen und neu entwickelte Versorgungsmanagementansätze kombiniert; Etablierung neuer Schnittstellen zum und Interaktionsmuster mit dem Nutzer; Ablösung bestehender Ansätze, mit den damit verbundenen Widerständen bei den Beteiligten

Veränderungen beim Anbieter telemedizinischer Dienstleistungen: Neue Qualifikationen für Entwicklung und Management; neue Berufsbilder und Ausbildungsinhalte für den operativen Betrieb im Monitorcenter; bei etablierten Providern (z.B. Krankenhäusern) substantielle Auswirkungen auf die Strategie, Struktur sowie Kultur

Veränderung im Versorgungssystem: Neue, unbekannte Wertschöpfungspartner in Medizin und Technik; Abstimmung technischer Schnittstellen und Versorgungsprozesse; Entstehen neuer Rollen im Gesundheitswesen wie z.B. zum Netzwerk- und Versorgungsmanagement

Veränderung in der Umwelt des Anbieters: Kompatibilität mit Datenschutz sowie berufsrechtlichen und haftungsrechtlichen Bestimmungen; begleitende (Weiter-) Entwicklung der Telematik-Infrastruktur

Diese Veränderungen rufen einzeln und in Kombination vielfältige Akzeptanzprobleme hervor (Schultz 2009). Auf Grund der stärker werdenden Rolle der Patienten im Gesundheitssystem sind auch deren Dienstleistungswahrnehmungen von immer größerer Bedeutung. Patienten haben ein ansteigendes Bedürfnis, innerhalb ihrer Gesundheitsversorgung eine tragende Rolle zu spielen. Dieses Bedürfnis lässt sich auf folgende Entwicklungen zurückführen:

- ansteigender Trend, Informationen über öffentliche Einrichtungen nachzufragen
- größere Verfügbarkeit von Gesundheitsinformationen über das Internet und andere Medien
- wachsende Bedeutung von Managed Care Programmen, mit dem Ziel, Patienten zu informieren und einzubeziehen
- legislative Initiativen, welche die Position von Patienten stärken.

Telemonitoring- und Homecare-Anwendungen richten sich direkt an die Patienten. Trotz der Tatsache, dass medizinische und gesundheitsökonomische Evaluationen den potentiellen Nutzen von Telemedizin bestätigen, ist die Verbreitung von telemedizinischen Dienstleistungen in Deutschland noch sehr eingeschränkt. Häufig kommen die Anwendungen kaum über das Stadium von Pilotanwendungen hinaus. Eine der Ursachen des eingeschränkten Erfolges der Telemedizin liegt in der mangelnden Orientierung der Anbieter an den Bedürfnissen der Patienten. Da die in ihrer Stellung gestärkten Patienten ihre individuellen Bedürfnisse offensiver durchsetzen, müssen Leistungserbringer die Effektivität der medizinischen Versorgung neu definieren und an neuen patientenorientierten Maßstäben ausrichten. Die langfristige Sicherstellung von Kundenzufriedenheit ist daher besonders für Anbieter von telemedizinischen Dienstleistungen einer der zentralen strategischen Ansatzpunkte. Ist die Kundenorientierung nicht gegeben, führt die ausbleibende Akzeptanz dazu, dass zum einen die telemedizinischen Dienstleistungen nicht von den Patienten angenommen werden und zum anderen die erhofften Wirkungen auf Qualität und Effizienz der Gesundheitsversorgung nicht erzielt werden. Jedoch ist zu betonen, dass nicht nur die Aktivitäten der Anbieter die Akzeptanz der Patienten beeinflussen, sondern dass sich auch soziodemografische Merkmale und der Schweregrad der Erkrankung auf das Nutzungsverhalten der Patienten auswirken.

Aus diesen Überlegungen ergeben sich die zentralen Fragen dieser Untersuchung:

- Welche Erwartungen haben Patienten an die Telemedizin?
- Akzeptieren Patienten die Telemedizin?
- Wie wirken sich medizinische und soziodemografische Eigenschaften der Patienten auf die Betreuungsintensität aus?

D.2.2 Methodik und Stichprobe

Den adressierten Fragestellungen wurde durch eine empirische Studie nachgegangen. Diese erfolgte im Rahmen eines IV-Vertrages zur Behandlung chronisch herzinsuffizienter Patienten. Gegenstand der Befragung war die telemedizinische Versorgung der Patienten durch einen Telemedizin-Provider. Das Angebot war modular aufgebaut und umfasste die Module Nurse Call, Monitoring von Blutdruck und Gewicht sowie zusätzliches EKG-Monitoring. Patienten, die mindestens ein Jahr die Telemedizin genutzt haben, wurden mit Hilfe eines standardisierten Fragebogens (Skalen von eins bis fünf) im Jahr 2006 befragt. Anonymisiert wurden medizinische Daten und Nutzungsdaten den subjektiven Fragebogendaten zugeordnet. Als statistische Methode wurde neben deskriptiven Befunden auf die Regressionsanalyse zurückgegriffen.

Die Stichprobe umfasst 101 Patienten, was einer Rücklaufquote der Fragebögen von 68% entspricht. Das Alter der Befragten variiert zwischen 36 und 84 Jahren. Das Durchschnittsalter beträgt 62 Jahre. Die Stichprobe enthält einen Frauenanteil von 26%. Zwischen den Patienten, die den Fragebogen beantwortet haben, und den Nichtrespondern bestehen keine signifikanten Unterschiede. Die durchschnittliche Nutzungsdauer des Angebotes durch die Patienten betrug 13,4 Monate. Bei 35 Patienten wurden keine telemedizinischen Geräte verwendet, 16 wurden mit einer Waage sowie einem Blutdruckmesser ausgestattet und 60 Patienten erhielten zusätzlich ein EKG-Gerät.

D.2.3 Ergebnisse: Bedürfnisse und Erwartungen der Patienten

Welche Erwartungen haben Patienten an die Telemedizin?

Ein bedeutender Aspekt der Kundenzufriedenheit ist das Ausmaß, in dem die Erwartungen der Patienten an die Dienstleistung erfüllt werden. Erwartungen sind individuelle Standards, die als fair und gerecht empfunden werden. Diese Standards orientieren sich zum einen an bestimmten Zielen und Zwecken, die die Dienstleistung für den Patienten erfüllen soll. Zum anderen werden auch generelle Werthaltungen und soziale Normen in die Erwartungshaltung einbezogen.

Die Patienten wurden befragt, welche Erwartungen sie an die telemedizinische Dienstleistung haben. Am wichtigsten war den Befragten eine 24-stündige Erreichbarkeit des Telemedizin-Zentrums an 365 Tagen im Jahr. Es wird deutlich, dass gerade die ständige Bereitschaft des telemedizinischen Angebotes ein hoher Wettbewerbsvorteil gegenüber herkömmlichen Behandlungsmethoden ist. Die Patienten wollen sich insbesondere in Notfällen zu jeder Uhrzeit an einen kompetenten Ansprechpartner wenden können. Dabei ist es Ziel, die Ängste der Patienten zu verringern und ihnen Ratschläge zur weiteren Vorgehensweise bzw. Behandlung zu geben. Bei diesem Angebot ist die Kompetenz des Ansprechpartners besonders hervorzuheben. So wurde der Wunsch, die Telemedizin-Zentren mit Ärzten zu besetzen, an zweiter Stelle genannt. Weiterhin wollen die Patienten besser über ihre Krankheit und über mögliche Behandlungswege informiert werden, da diese Information bei Arztbesuchen aufgrund eines Zeitmangels oft zu kurz kommt. Durch die Bereitstellung von Schulungsunterlagen zur Krankheit können Anbieter telemedizinischer Dienstleistungen diesem Patientenwunsch nachkommen und die Patienten informieren.

Da es sich bei der Telemedizin um eine zur Regelversorgung komplementäre Dienstleistung handelt, ist den Patienten eine enge Zusammenarbeit mit den behandelnden Ärzten wichtig. Die telemedizinischen Daten müssen durch die behandelnden Ärzte für die Optimierung der eigenen Behandlungsprozesse genutzt werden. Die telemedizinische Dienstleistung und die Behandlung durch den Hausarzt müssen sich im Sinne des Patienten ergänzen. Abschließend kommt hinzu, dass die verwendete Technik einfach und verständlich sein muss.

Zusammenfassend sind die Top 5 der gewünschten Eigenschaften ihrer Reihenfolge nach aufgelistet:

- Erreichbarkeit des Telemedizin-Zentrums 24h täglich, 365 Tag im Jahr
- Besetzung des Telemedizin-Zentrums mit Ärzten
- Bereitstellung von Schulungsunterlagen zur Krankheit
- Enge Zusammenarbeit mit den behandelnden Ärzten
- Einfache und verständliche Technik.

Akzeptieren Patienten die Telemedizin?

Die Akzeptanz der Telemedizin durch die Patienten äußert sich in der aktiven Nutzung der angebotenen Dienstleistung. Darüber hinaus sind die Loyalität gegenüber dem Anbieter und die Weiterempfehlung an andere potentielle Patienten/Kunden Ausdruck der Akzeptanz des Nutzers. Dabei bezeichnet Loyalität einerseits die Weiternutzung, andererseits auch das aktive Engagement z.B. durch Verbesserungsvorschläge. Hinsichtlich aller Aspekte der Akzeptanz haben 85% der Patienten eine hohe und sehr hohe Akzeptanz offenbart.

Der zentrale und direkte Einflussfaktor auf die Akzeptanz ist der Nutzen der Dienstleistung für den Patienten. Er erklärt in dieser Studie allein 19% der Varianz der Akzeptanz von Patienten. Um den Nutzen der Telemedizin für den Patienten einschätzen zu können, wurden die Patienten zu Aspekten befragt, die einerseits ihre Behandlung direkt betreffen und andererseits die Bewältigung der Krankheit im Alltag fokussieren. Der Anteil der Patienten, die die verschiedenen Perspektiven der Behandlungsunterstützung positiv oder sehr positiv bewerten, ist in der Abbildung 7 aufgeführt.

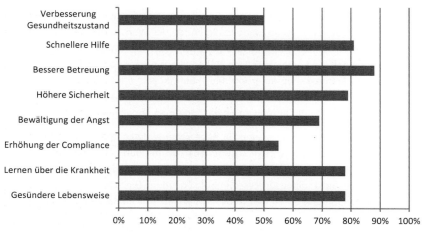

Prozent der Antworten mit hoher oder sehr hoher Ausprägung (≥ 4 auf der Skala 1-5)

Abbildung 7: Nutzen der Telemedizin für den Patienten

Da die Telemedizin eine Diagnose- und Unterstützungsleistung ist, ist nicht zu erwarten, dass aus der Nutzung der Telemedizin eine unmittelbare Verbesserung des Gesundheitszustandes resultiert. Entsprechend wird dieser Aspekt auch zurückhaltend von den Patienten gesehen. Es wird jedoch deutlich, dass der Nutzen der Telemedizin insbesondere in der Verfügbarkeit schnellerer medizinischer Hilfe und in der höheren Sicherheit im Umgang mit der Erkrankung zu sehen ist. Auch die generell bessere Betreuung der Patienten wird durch den überwiegenden Teil der Studienteilnehmer bestätigt. Neben diesen direkt auf die Behandlung bezogenen Aspekten kann die Nutzung der telemedizinischen Dienstleistung noch weitere Vorteile mit sich bringen. Aufbauend auf den oben erwähnten Vorteilen, geben die Patienten an, durch die Telemedizin besser mit der Angst vor ihrer Krankheit umgehen zu können. Insbesondere bei Herzerkrankungen ist dieser psychologische Effekt von großer Bedeutung. Die Mehrheit der Studienteilnehmer sagt, durch die telemedizinische Betreuung ärztliche Anordnungen eher zu befolgen (Compliance) sowie mehr über ihre Krankheit zu lernen und dadurch ihren Alltag besser auf die Behandlungsbedürfnisse ausrichten zu können. Diese positiven Einschätzungen führen dazu, dass 75% der Patienten mit ihrer Behandlung zufriedener sind als ohne Telemedizin.

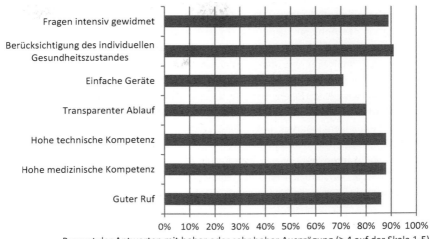

Prozent der Antworten mit hoher oder sehr hoher Ausprägung (≥ 4 auf der Skala 1-5)

Abbildung 8: Individualisierung, Transparenz und Reputation

Neben dem Angebot nutzenstiftender Dienstleistungen haben Anbieter der Telemedizin im Wesentlichen drei Stellhebel, um Akzeptanz bei den Patienten zu schaffen. Sie müssen (1) die Telemedizin trotz aller wirtschaftlich notwendigen Standardisierung an individuelle Bedürfnisse der Patienten anpassen, sie müssen (2) die Telemedizin einfach verständlich und transparent halten und müssen (3) nicht zu vermeidende Informationsdefizite beim Patienten durch den Aufbau eigener Reputation kompensieren. Hinsichtlich dieser drei Stellhebel wurden die Patienten ebenfalls befragt. Die Abbildung 8 hebt zentrale Aspekte daraus hervor.

Die sehr gute Informationslage über die komplexe Dienstleistung Telemedizin auch bei den mehrheitlich älteren Patienten zeigt sich insbesondere in der Transparenz des Ablaufs bzw. der Prozesse der Telemedizin. So sagen 80% der Patienten, dass für sie der Ablauf der telemedizinischen Dienstleistung transparent ist. Hinsichtlich des Umgangs mit den Geräten (71%) ist die Informiertheit erwartungsgemäß nicht ganz so hoch. Auch die Berücksichtigung individueller Bedürfnisse durch den Anbieter wird sehr positiv eingeschätzt. 91% der Patienten geben an, dass sich der Provider intensiv mit ihrer individuellen Situation auseinander gesetzt hat. Der Frage, ob sich der Provider intensiv den Fragen der Patienten gewidmet hat, stimmen 89% der Patienten zu. Hier kommt die Existenz persönlicher Ansprechpartner im Telemedizin-Zentrum zum Tragen. Weiterhin sprechen 88% der Befragten dem Anbieter umfangreiche medizinische und technische Kompetenzen zu. Diese anbieterbezogenen Eigenschaften münden in einem sehr guten Ruf des Anbieters bei den betreuten Patienten.

Ferner wurde mit Hilfe von Regressionsanalysen untersucht, wie stark Individualisierung, Transparenz und Reputation auf die Akzeptanz der Patienten einwirken. Zusammen können sie 26% der Akzeptanz der Patienten erklären. Den Ergebnissen zufolge haben die Individualisierung der Telemedizin (Regressionskoeffizient β = 0.25, Signifikanz 0.04) und die Reputation des Anbieters (β = 0.27, Sig. 0.02) positive Effekte auf die Akzeptanz der Patienten. Demnach ist von großer Bedeutung, dass sich der Anbieter auf den Patienten einstellt und gemeinsam mit dem Patienten Problemlösungen gesucht werden. Die Reputation ist für die Patienten wichtig, da sie oft nicht über das nötige medizinische und technische Vorwissen verfügen, um die telemedizinische Dienstleistung bewerten zu können. Stattdessen werden die Erfahrung des Anbieters und dessen Ruf am Markt betrachtet, um einen Eindruck über seine Leistung zu erhalten. Die Transparenz und Verständlichkeit der Telemedizin hat neben der Individualisierung und Reputation keinen zusätzlich signifikanten Erklärungsbeitrag für die Akzeptanz. Der Grund hierfür ist darin zu suchen, dass die Verständlichkeit der Telemedizin eine Grundvoraussetzung für deren Nutzung durch den Patienten ist. Patienten, die dazu überhaupt nicht in der Lage sind, sind daher nicht in der Stichprobe enthalten.

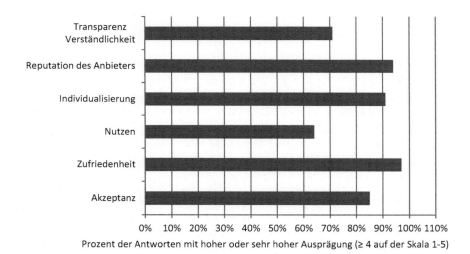

Prozent der Antworten mit hoher oder sehr hoher Ausprägung ($\geq$ 4 auf der Skala 1-5)

Abbildung 9: Wahrnehmung der Telemedizin

Zusammenfassend zeigt die folgende Abbildung 9, dass Patienten die Telemedizin als individualisiert und verständlich bezeichnen und dem Anbieter eine sehr hohe Reputation zusprechen. Der wahrgenommene Nutzen (als Mittelwert der oben dargestellten Einzeleffekte) und die Akzeptanz der Patienten sind ebenfalls hoch. Weiterhin ist die sehr große Zufriedenheit der Patienten mit folgenden Punkten in der Abbildung enthalten: Informationsvermittlung zu Beginn; Handhabung der Geräte; medizinische Beratung; Freundlichkeit der Mitarbeiter; jederzeitige Erreichbarkeit; Zusammenarbeit des Providers mit dem behandelnden Arzt und die Zusammenarbeit mit der Krankenkasse.

Wie wirken sich medizinische und soziodemografische Eigenschaften der Patienten auf die Betreuungsintensität aus?

Wahrnehmungen der Patienten werden zum einen stark durch die Eigenschaften der telemedizinischen Dienstleistung an sich beeinflusst. Andererseits tragen die unterschiedlichen Charakteristika der Patienten dazu bei, dass die Dienstleistungseigenschaften in verschiedener Art und Weise interpretiert werden bzw. jeweils anders auf sie reagiert wird. Unterschiede in den Patienteneigenschaften zeigen sich vor allem in Bezug auf das Alter der Patienten, den Schweregrad der Erkrankung und das Informationsverhalten der Patienten bzgl. ihrer Erkrankung und der möglichen Behandlungsmethoden.

Der technische Wandel vollzieht sich in unserer Gesellschaft in einem Tempo, mit dem viele Menschen nur schwer Schritt halten können. Teilweise hegen ältere Menschen gegenüber technischen Neuerungen ein unterschwelliges Misstrauen. Demzufolge ist es für telemedizinische Dienstleistungen, die naturgemäß stark technikgeprägt sind, besonders schwer, das Vertrauen und die Akzeptanz dieser Patienten zu gewinnen. Die Hemmschwelle, das telemedizinische Angebot zu nutzen, ist entsprechend hoch. Andererseits werden technikaffine Menschen der Telemedizin einen Vertrauensvorschuss geben, den Service häufiger nutzen und auch bemüht sein, dem Anbieter bei der Weiterentwicklung der Leistungen zu helfen. Eine weitere charakteristische Eigenschaft der Patienten spiegelt sich in ihrem Informationsverhalten bezüglich ihrer Krankheit und der Behandlungsmethoden wieder. Dabei sind aufgeschlossene Patienten, die auch von sich aus Informationen suchen, eher bereit, neue Techniken auszuprobieren. Darüber hinaus sind sie den positiven Argumenten von telemedizinischen Anbietern eher zugänglich und stehen ihnen vorurteilsfrei gegenüber. Patienten mit hoher Alltagsbeeinträchtigung haben ein großes Bedürfnis nach Sicherheit und zusätzlicher Betreuung. Somit stiften telemedizinische Anwendungen für sie einen höheren Nutzen als für Patienten mit geringem Leidensdruck.

Um die Effekte von Alter, Informationsverhalten und Alltagsbeeinträchtigung auf die Akzeptanz zu untersuchen, wurde erneut auf eine Regressionsanalyse zurückgegriffen. Unsere Ergebnisse konnten die dargelegten Überlegungen zum Teil bestätigen. Zusammen erklären die drei Aspekte 13% der Akzeptanz. Demnach ist die Akzeptanz der Telemedizin umso geringer, je älter der Patient ist (β = -0.23, Sig. 0.02), worin die Innovationsscheu älterer Patienten deutlich wird. Unsere Analyse konnte ferner zeigen, dass telemedizinische Dienstleistungen von Patienten mit einem ausgeprägten Informationsverhalten eher akzeptiert werden (β = 0.36, Sig. 0.00). Die vermutete Beziehung zwischen der Akzeptanz und der Alltagsbeeinträchtigung konnte allerdings nicht signifikant nachgewiesen werden. Eine Ursache ist in der Korrelation des Alters und der Alltagsbeeinträchtigung zu sehen. Der negative Effekt des Alters kompensiert den positiven Effekt der Alltagsbeeinträchtigung.

Zusätzlich wurden die durchschnittlichen Häufigkeiten der pro Monat ein- und ausgehenden medizinisch induzierten Anrufe in Beziehung zum Alter, zum Informationsverhalten und zur Alltagsbeeinträchtigung gesetzt. Diese Daten können vor Beginn der Telemedizinnutzung erhoben und zur Prognostizierung der Betreuungsintensität verwendet werden. Die Regressionsanalysen können sich dabei jedoch nur auf die 60 Patienten beziehen, die

die Telemedizin inkl. EKG-Monitoring nutzen, um die Validität der Ergebnisse sicherzustellen. Durch die drei Eigenschaften können 29% der Varianz der Häufigkeit ausgehender Anrufe erklärt werden, was im Vergleich zu anderen Studien ein relativ hoher Wert ist. Erwartungsgemäß ist die Betreuungsintensität der Patienten mit ausgeprägter Alltagsbeeinträchtigung deutlich höher (β = 0.52, Sig. 0.00). Auch ältere Patienten müssen intensiver betreut werden (β = 0.23, Sig. 0.05). Das Informationsverhalten hat keinen signifikanten Einfluss, da die Patienten vom Telemedizin-Zentrum angerufen werden. Die Erklärungskraft der drei Eigenschaften hinsichtlich der Häufigkeit eingehender Anrufe ist geringer. Es können nur 12% der Varianz der Häufigkeit erklärt werden. Nur die Alltagsbeeinträchtigung besitzt einen signifikanten Einfluss auf die Anrufhäufigkeit der Patienten (β = 0.38, Sig. 0.00). Der zwar existierende negative Zusammenhang zwischen dem Alter und der Anrufhäufigkeit ist nicht signifikant. Das Informationsverhalten hat keinen Effekt auf die Betreuungsintensität. Dessen Wirkung bleibt auf die Akzeptanz als solche beschränkt, da die Häufigkeit der tatsächlichen Nutzung rein medizinisch induziert ist.

Neben demografisch-epidemiologischen (Alter, Geschlecht, Schweregrad der Erkrankung) und sozioökonomischen (Bildungsniveau, Einkommen und sozialer Status) sind psychographische Anwendermerkmale der Patienten und Ärzte zu beachten. Psychographische Merkmale fokussieren die individuellen Herausforderungen im Rahmen der Akzeptanz und Nutzung des Telemonitoring. Dabei ist die persönliche ‚Innovationskompetenz' das zentrale psychographische Merkmal. Unter diesem Sammelbegriff werden die individuelle Innovationsaffinität, die Technikaffinität sowie analytische Fähigkeiten und die Umsetzungskompetenz der Nutzer zusammengefasst. Gerade die letzten beiden gewinnen speziell bei der Informationssuche und -bewertung an Bedeutung. Der Entscheidungsprozess zur Akzeptanz und Nutzung sowie die Erwartungen zu den Konsequenzen der Nutzung bergen Barrieren und Herausforderungen, die vom potentiellen Anwender mit Umsetzungskompetenz adressiert werden.

Die empirischen Ergebnisse zeigen, dass die Innovationskompetenz nicht direkt die Akzeptanz beeinflusst, sondern vielmehr die Relevanz der Telemonitoring-Eigenschaften verändert. Demnach nimmt für Personen mit hoher Innovationskompetenz die Bedeutung des relativen Vorteils in ihrer Bewertung der Dienstleistung zu. Dafür sind vor allem die analytischen Fähigkeiten der Anwender ausschlaggebend. Analytischere Anwender greifen eher auf Fakten in ihrem Entscheidungsverhalten zurück, was zu einer Beurteilung des Telemonitoring auf Basis von Nutzen- und Aufwandsgrößen führt. Auch bestätigt werden kann, dass der Einfluss des wahrgenommenen Risikos des Telemonitoring auf die Beurteilung derselben mit zunehmender Innovationskompetenz abnimmt. Personen mit steigender Umsetzungskompetenz vertrauen ihrem eigenem Urteil und lassen sich von Barrieren nicht beeindrucken, sondern empfinden Hürden als Herausforderungen, die es mit Einsatz und Engagement zu überwinden gilt. Ferner hat die Innovationskompetenz einen Einfluss auf die Relevanz der Eigenschaften des Dienstleistungsanbieters für die Akzeptanz. Mit hoher Innovationskompetenz verfügen die Anwender über bessere Informationsgrundlagen und Fähigkeiten, um die Telemonitoring-Prozesse zu analysieren. Da bei geringer Innovationskompetenz diese Fähigkeiten zur Beurteilung der

Prozessqualität nicht gleichermaßen ausgeprägt sind, stützen sich potentielle Anwender mit geringer Innovationskompetenz daher eher auf das allgemein leichter zu beurteilende Anbieterpotenzial. Daher macht es für den Telemonitoring-Anbieter Sinn, die Anwenderbasis nach diesem Kriterium zu segmentieren. Die skizzierten Elemente stellen ein validiertes und handhabbares Maß zur Bestimmung der individuellen Innovationskompetenz dar, so dass Segmentieren in dem Sinne auch praktisch möglich ist. Mit derart segmentierten Märkten werden gezielte Kommunikationsaktivitäten der Dienstleistungsanbieter möglich, die je nach segmentspezifischer Innovationskompetenz z.B. eher den relativen Vorteil oder das mit dem Telemonitoring verbundene Risiko adressieren können.

D.2.4 Zusammenfassung: Bedeutung und Treiber der Akzeptanz

Telemonitoring als radikale Innovation induziert potentielle Akzeptanzbarrieren bei Patienten, Ärzten und auch bei den hier nicht näher betrachteten Krankenkassen. Diese Barrieren müssen aktiv durch die Anbieter analysiert und überwunden werden, um das Telemonitoring im Gesundheitsmarkt zu etablieren. Der Fokus der bisherigen Akzeptanzdiskussion liegt auf der Wahrnehmung des medizinischen und gesundheitsökonomischen Nutzens und deren Einfluss auf das Akzeptanzurteil. Dieser essentielle Aspekt sollte jedoch um weitere Perspektiven, wie die Kompatibilität, die Wahrnehmung der Eigenschaften des Dienstleistungsanbieters und auch der Anwender (Patienten und Ärzte) und ihres sozialen Umfeldes erweitert werden. Die Ergebnisse mehrerer Studien machen deutlich, dass diese Eigenschaften die Akzeptanz deutlich beeinflussen. Für Telemonitoring-Anbieter implizieren diese Befunde, nicht nur auf die Kommunikation der Dienstleistungseigenschaften zu fokussieren, sondern ebenfalls die eigenen Eigenschaften, insbesondere die eigene Potenzial- und Prozessqualität, in die Kommunikationspolitik zu integrieren. Ferner sollten die Maßnahmen zur Markteinführung die Innovationskompetenz einzelner Marktsegmente und die Einbettung der Ärzte in regionale Gesundheitsnetzwerke berücksichtigen.

Die Befragung der telemedizinisch betreuten Patienten ergab, dass die Mehrheit die Telemedizin akzeptiert. Die Telemedizin entspricht ihren Erwartungen und Bedürfnissen. Insbesondere ist die Telemedizin einfach zu handhaben und geht trotz technischer Standardisierung individuell auf die Patienten ein. Ferner wird dem Anbieter eine sehr hohe technische und medizinische Kompetenz durch die Patienten zugesprochen. Durch die Analyse wurde zudem deutlich, dass neben dem durch die Telemedizin gestifteten Nutzen die individuelle Betreuung und die Reputation des Anbieters wichtige Treiber der Akzeptanz sind. Zudem stehen Patienten mit einem ausgeprägten Informationsverhalten hinsichtlich ihrer Krankheit und jüngere Patienten der Telemedizin offen gegenüber. Die Betreuungsintensität wird maßgeblich durch die krankheitsbedingte Alltagsbeeinträchtigung und das Alter der Patienten vorgegeben.

E   Entwicklung und Umsetzung konkreter Lösungskonzepte

E.1   Qualifizierung

Karolina Budych, Bettina Zippel-Schultz, Christine Carius-Düssel, Thomas M. Helms und Carsten Schultz

E.1.1   Qualifizierung als Erfolgsfaktor

Das große Potenzial der Telemedizin liegt in der Bereitstellung einer durchgehenden Versorgungslinie von der ambulanten über die stationäre bis hin zur rehabilitativen Versorgung. Damit verändert Telemedizin die klassischen arbeitsteiligen Prozesse der medizinischen Leistungserstellung. Mit den Veränderungen der Prozesse einher geht ein Wandel der Rollenverständnisse und Berufsbilder der Beteiligten. Mit der wachsenden Bedeutung telemedizinischer Anwendungen wächst demnach der Bedarf systematischer und auf die telemedizinischen Anforderungen angepasster Qualifizierungskonzepte (Deutsche Gesellschaft für Medizinische Informatik 2011).

Ein wichtiger Bestandteil eines telemedizinischen Netzwerkes sind die nicht-ärztlichen Mitarbeiter in telemedizinischen Zentren. Sie fungieren als erste Ansprechpartner für die Patienten und bilden die Schnittstelle zwischen den Ärzten und den Patienten. Sie müssen angemessen reagieren, die Patienten schulen und in Notfällen adäquate Handlungen ergreifen. Durch den direkten telefonischen Kontakt mit den Patienten repräsentieren die nicht-ärztlichen Mitarbeiter ihr Telemedizin-Zentrum. Neben der Art der Kommunikation bewerten die Kunden der Zentren auch den fachkundigen Umgang mit ihren Problemen (Salomo 2008). In diesem Sinne fördert eine fundierte Ausbildung die Akzeptanz von telemedizinischen Angeboten. Die professionelle Arbeitsweise von nicht-ärztlichen Mitarbeitern trägt dazu bei, die Compliance der Patienten zu steigern, Doppeluntersuchungen zu verhindern und die Qualität der Behandlung zu steigern (Pilgrim & Sammüller 2009). Zudem binden freundliche und fachkundige nicht-ärztliche Mitarbeiter die Patienten an das Zentrum und ziehen neue Kunden an.

An die Mitarbeiter in telemedizinischen Zentren werden hohe Anforderungen gestellt, die nicht zuletzt auf die vielfältigen und anspruchsvollen Aufgaben ihrer Schnittstellenfunktion zurückzuführen sind. Diese reichen von der einmaligen Beratung des Patienten am Telefon zu allgemeinen Gesundheitsthemen über die sorgfältige Analyse von eingehenden Vitalparametern bis hin zu einer dauerhaften telefonischen Begleitung chronisch Kranker. Damit stets eine hohe Qualität der Patientenbetreuung gewährleistet ist, müssen die Mitarbeiter entsprechend qualifiziert und auf ihre Tätigkeiten vorbereitet werden. Zurzeit erfolgt dies größtenteils durch einrichtungsinterne und untereinander kaum vergleichbare Schulungen. Die vereinzelt vorhandenen Ansätze, Telemedizin in der Weiterbildung zu implementieren, fokussieren jedoch nicht explizit die Mitarbeiter telemedizinischer Einrichtungen als Zielgruppe. Der größte Teil dieser zumeist universitären Angebote hat einen technischen Fokus und zielt darauf ab, Kompetenzen im Umgang mit der Informationstechnik sowie Management-Kenntnisse zu vermitteln. Neben den universitären Angeboten wurden bereits zahlreiche Vorhaben initiiert, die Pflegekräfte und Praxisassistenten darin schulen, den Arzt insbesondere in ländlichen Gebieten zu unterstützen und nach dem Delegationsprinzip bestimmte Aufgaben zu übernehmen. Als Beispiele seien hier AGnES, VERAH oder EVA genannt. Ein akkreditiertes Curriculum hingegen, das sich explizit an das in telemedizinischen Einrichtungen für die Betreuung der Patienten zuständige Personal richtet, ist noch nicht vorhanden.

Angesichts dieser Herausforderungen hat das S.I.T.E.-Konsortium die Anforderungen an nicht-ärztliches Personal in telemedizinischen Einrichtungen erhoben und darauf aufbauend ein modulares Curriculum erarbeitet. Gemeinsam mit dem Telemedizincentrum der Charité sowie zwei gesundheitswirtschaftlich ausgerichteten Ausbildungsinstituten wird das erarbeitete Curriculum in die Praxis überführt. Die Aufnahme eines telemedizinisch orientierten Ausbildungsganges in das Lehrangebot leistet einen wichtigen Beitrag, um den wachsenden Bedarf an systematischen Qualifizierungskonzepten im Bereich der Telemedizin nachzukommen und die Studienergebnisse langfristig erfolgreich umzusetzen. Um die dokumentierende, koordinierende und beratende Funktion der nicht-ärztlichen Mitarbeiter zu unterstreichen, werden die nicht-ärztlichen Mitarbeiter im Folgenden als „Telemedizinische/-r Berater/-in" bezeichnet.

E.1.2 Erfassung des Kompetenzprofils

Als Basis für die Evaluierung der Kernkompetenzen wurde ergänzend zu parallel stattfindenden umfassenden Literaturrecherchearbeiten – eine zweistufige empirische Erhebung durchgeführt.

Im ersten Schritt wurden 15 Experten aus leitenden Funktionen der Telemedizin-Branche befragt. Davon waren neun in geschäftsführender Position, drei in kaufmännischer oder wissenschaftlicher und drei in medizinischer Führungsposition tätig. Durchgeführt wurden die Befragungen in halbstandardisierten persönlichen (8) bzw. telefonischen (7) Interviews, denen ein einheitlicher Fragebogen als Leitfaden diente. Im Mittelpunkt der Interviews stand dabei die Erfassung der Qualifikationsanforderungen an telemedizinische Berater. Der Zeitraum der Datenerhebung erstreckte sich von Oktober 2009 bis Januar 2010.

Im zweiten Schritt erfolgte eine Befragung von 13 Mitarbeitern aus telemedizinischen Zentren in Deutschland und der Schweiz. Die Interviews wurden im Zeitraum von Oktober 2011 bis Dezember 2011 als halbstandardisierte Interviews durchgeführt. Ziel der zweiten Interviewrunde war es, die Erwartungen und Anforderungen an ein Curriculum aus Sicht der nicht-ärztlichen Mitarbeiter zu erfassen. Hierfür wurden die Telemedizinassistentinnen, Teamleiterinnen sowie Medizin- und IT-Verantwortliche telefonisch oder persönlich befragt. Durch die Betrachtung sowohl der Führungsebene als auch der Mitarbeiterebene wurden nicht nur die von der Leitungsebene erwarteten, sondern auch die in der täglichen

Arbeit gelebten Kompetenzen erfasst und miteinander verglichen. Zusammenfassend ergab sich ein komplexes Anforderungsportfolio, das die Arbeit in einem Telemedizin-Zentrum beschreibt.

E.1.3 Definition der Kernkompetenzen

Mehrheitlich wurde eine Ausbildung zur staatlich examinierten Krankenschwester bzw. -pfleger als wesentliche Voraussetzung für die Arbeit in einem TM-Zentrum genannt; andere medizinische Ausbildungen hingegen sind nur eingeschränkt geeignet und mit höherem Nachschulungsbedarf verbunden. Von großem Vorteil ist eine Zusatzqualifizierung auf einem der folgenden Gebiete: Innere Medizin, Kardiologie, Intensivmedizin, Anästhesie. Grundsätzlich jedoch ist die Eignung für den Beruf stets fallspezifisch und individuell zu prüfen. Das in der Ausbildung erworbene medizinische Fachwissen wurde von den Befragten als eine gute, aber noch unzureichend in die Tiefe gehende Grundlage bezeichnet. Vielmehr sei ein Hintergrundwissen zu den jeweiligen Krankheitsbildern, die den Schwerpunkt in der telemedizinischen Betreuung bilden, notwendig. Insbesondere sollten komplexe Krankheitsbilder und Multimorbiditäten gekannt und verstanden werden.

Eine mehrjährige Berufserfahrung ist insofern von großem Vorteil, als die Mitarbeiter so am ehesten den sicheren Umgang mit den jeweiligen Patientengruppen erlernen. Im klinischen Bereich wird zudem die Fähigkeit, in Notfallsituationen adäquat zu intervenieren, geschult. Diese ist insbesondere für die Arbeit in einem telemedizinischen Zentrum, in dem eingehende Vitalparameter begutachtet und mögliche Dekompensationstendenzen detektiert werden, von hoher Bedeutung.

Herausgehoben wurde der Bedarf einer engen Verzahnung von theoretischer Wissensvermittlung und praktischen Übungselementen.

Grundsätzlich lässt sich das Qualifikationsprofil eines telemedizinischen Beraters in vier Kompetenzbereiche kategorisieren: die Fach-, die Methoden-, die Sozial- sowie die persönliche Kompetenz (vgl. Abbildung 10).

Auf der *fachlichen Ebene* müssen telemedizinische Berater über ein solides medizinisches Grundwissen verfügen. Neben vertieftem Spezialwissen zu den im Bereich der Telemedizin fokussierten Krankheitsbildern steht hier die Erfahrung mit den jeweiligen Patientengruppen im Vordergrund. Je nach angebotenen Patientenprogrammen wird die Fähigkeit zur EKG-Befundung erwartet. Hinzu kommen ein grundlegendes technisches Verständnis sowie ein sicherer Umgang mit Computern und telemedizinischen Systemen und Geräten.

Rechtliche Kenntnisse sind insbesondere in Bezug auf die eigenen Zuständigkeiten sowie auf deren Grenzen in der Beratung am Telefon unverzichtbar. Auch auf Grundkenntnisse des Datenschutzes und einen verantwortungsvollen Umgang mit sensiblen Patientendaten wurde verwiesen (vgl. Kapitel C.3.2).

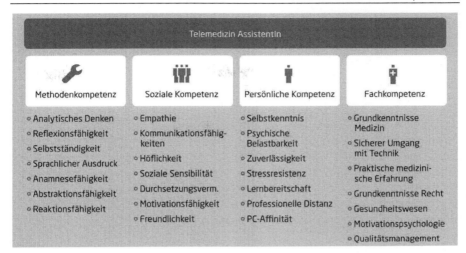

Abbildung 10: Kompetenzprofil eines telemedizinischen Beraters

Aufgrund der intensiven Interaktion mit den Patienten sind die *persönliche* sowie die *soziale Kompetenz* der Mitarbeiter von besonderer Bedeutung. Dabei steht die Kommunikationsfähigkeit klar im Vordergrund. Neben einem serviceorientierten, nicht-direktiven und freundlichen Auftreten sind Motivationsfähigkeit und Durchsetzungskraft zentrale Aspekte. Grundlegende Kenntnisse lernpsychologischer Modelle wurden als hilfreiches Instrumentarium benannt. Da das telemedizinisch betreute Patientenkollektiv neben der zu behandelnden Krankheit oftmals auch weitere gesundheitliche Einschränkungen physischer sowie psychosozialer Art hat, stellt nicht nur Empathievermögen, sondern auch die Fähigkeit zur Wahrung einer professionellen Distanz eine wichtige persönliche Eigenschaft dar. Ferner sind Stressresistenz sowie psychische Belastbarkeit zentrale Anforderungen. So kann sowohl der Kontakt mit Patienten, die eine hohe Non-Compliance aufweisen, als auch die Konfrontation mit schwierigen persönlichen Schicksalen den Mitarbeiter psychisch stark beanspruchen. In den Befragungen wurde daher auch auf die Beurteilungsfähigkeit der eigenen Kompetenzen und Grenzen verwiesen. Dieser Kenntnis kommt auch bei der Einschätzung der eingehenden Vitalparameter eine wichtige Rolle zu. Der zuständige Mitarbeiter muss wissen, wann die Grenzen seiner Kompetenz erreicht sind und das Einholen einer ärztlichen Meinung unverzichtbar wird.

Die *Methodenkompetenz* bildet einen weiteren wichtigen Baustein im Qualifikationsprofil eines TM-Assistenten. Insbesondere dem Abstraktionsvermögen sowie der Reflexionsfähigkeit kommt auf Grund der räumlichen Entfernung eine hohe Bedeutung zu, da ein Gespür für sicheres Hinterfragen der Patientenaussagen erforderlich ist. Eng damit verbunden sind die Anamnesefähigkeit, v.a. das zielorientierte Stellen der richtigen Fragen, sowie die Fähigkeit, teilweise unstrukturiert übermittelte Informationen richtig interpretieren zu können. Ein kompetenter Umgang mit der Vielzahl an möglichen Konstellationen, die auftreten können – hierbei insbesondere Reaktions- und Entscheidungskompetenz sowie die Fähigkeit, potentielle Notfallsituationen und Interventionsbedarf zu erkennen – ist ebenfalls unverzichtbar. In einem Tätigkeitsbereich, in dem die Kommunikation mit den Patienten den Fokus bildet, stellen eine strukturierte und zielorientierte Gesprächsführung, der sprachliche Ausdruck und die Fähigkeit, komplexe Inhalte verständlich zu vermitteln, nahezu selbstverständliche Qualifikationen dar.

E.1.4   Entwicklung eines modularen Curriculums

Neben der Ermittlung der Anforderungen an Mitarbeiter in TM-Zentren hat es sich das S.I.T.E.-Konsortium auch zur Aufgabe gemacht, einen konsensfähigen Vorschlag für ein modulares Curriculum zu entwickeln und mit Hilfe von Praxispartnern teilweise umzusetzen. In das so entstehende Ausbildungsangebot fließen die Erkenntnisse der Studie und die praktischen Lehrkompetenzen der Praxispartner ein, so dass den zukünftigen telemedizinischen Beratern die notwendigen Kompetenzen vermittelt werden.

Primäre Zielgruppe hierfür ist medizinisches nicht-ärztliches Personal. Eine Erweiterung auf weitere nicht-ärztliche Berufe erscheint jedoch insbesondere für Quer- und Seiteneinsteiger sinnvoll. Dies wird durch die modulare Struktur ermöglicht, die an die Bedürfnisse und Voraussetzungen der Auszubildenden individuell angepasst werden kann. So gliedert sich das Curriculum entsprechend den unterschiedlichen Zugangsvoraussetzungen in drei aufeinander aufbauende Komplexe: Im Rahmen eines Basis-Komplexes werden medizinische Grundlagen gelehrt. Dem folgt eine medizinische Vertiefung, in deren Mittelpunkt Wissen zu den häufigsten Krankheitsbildern in der Telemedizin vermittelt und anschließend in Form eines klinischen Praktikums umgesetzt wird. Schließlich folgt die eigentliche telemedizinische Vertiefung, in deren Fokus neben Grundlagen der Technik, der Telemedizin und des Rechts kommunikative und methodische Kompetenzen stehen. Dabei lernen die Auszubildenden Motivationsstrategien, Gesprächsführungs- und Fragetechniken, aber auch Stressbewältigungsstrategien und den Umgang mit schwierigen Situationen. Abschließend sollen die erworbenen Fähigkeiten und Kenntnisse im Rahmen von Praktika, z.B. in kooperierenden telemedizinischen Einrichtungen, erweitert und vertieft werden (vgl. Abbildung 11). Die Ausbildung sollte dabei je nach individuellen Wünschen des angehenden TM-Beraters auch berufsbegleitend absolviert werden können.

Für die Umsetzung des vorgeschlagenen Curriculums sind grundsätzlich alle akkreditierten und staatlich anerkannten Bildungsträger geeignet. Von den Befragten wurde in dem Zusammenhang auf die Relevanz von Praxiselementen in den Ausbildungsinhalten hingewiesen.

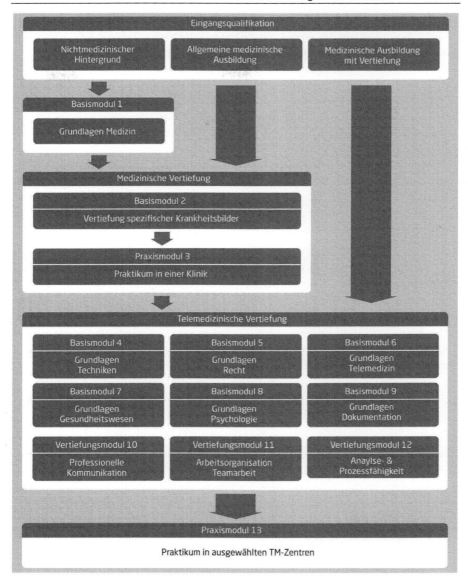

Abbildung 11: Modulares Curriculum für die Ausbildung zum TM-Berater

Aufbauend auf diesem generischen Curriculum hat das S.I.T.E.-Konsortium gemeinsam mit zwei Praxispartnern zwei Weiterbildungskonzepte entwickelt, die sich an unterschiedliche Zielgruppen richten.

In den Interviews mit den telemedizinischen Assistentinnen sowie mit Bildungsteilnehmern der Akademie der Gesundheit Berlin/Brandenburg e.V. wurde deutlich, dass das Berufsbild des telemedizinischen Beraters erst nach praktischen Berufserfahrungen an Attraktivität gewinnt. Für die Bildungsteilnehmer bildete das unmittelbare Arbeiten mit Patienten eine ganz wesentliche Voraussetzung für die Auswahl eines Arbeitgebers. Die Vorstellung, nur telemedizinisch zu arbeiten, schreckte eher ab. Die telemedizinischen Assistentinnen betonten ebenfalls, die Notwendigkeit der praktischen Erfahrung für mehr Sicherheit im telefonischen Umgang mit Patienten. Wer die Patienten schon als Krankenschwester erlebt hat, kann Situationen besser einschätzen, hat eine Vorstellung davon, welche Auswirkungen bestimmte Beschwerden haben und kann besser beurteilen, welche Maßnahmen sinnvoll sind. Hinzu kommt, dass der Beruf häufig ergriffen wird, wenn die zum Teil physisch sehr anstrengende Arbeit körperlich nicht mehr leistbar ist oder wenn die Arbeit in einer Klinik aufgrund familiärer Veränderungen nicht mehr akzeptabel ist. Hieraus ergibt sich der Bedarf nach einer Weiterbildung, die sowohl orts- als auch zeitunabhängig absolviert werden kann und damit sowohl familiär als auch beruflich begründeten Einschränkungen der Lernzeiträume entgegen kommt.

Ausgehend von diesem Bedarf wurde in enger Abstimmung mit der APOLLON Hochschule der Gesundheitswirtschaft ein Fernlehrgang konzipiert, der mit einem Hochschulzertifikat abschließt. Hier können sich Bildungsteilnehmer – ihrem individuellen Zeitplan folgend – durch das Bearbeiten mehrerer Studienhefte die notwendigen Grundkenntnisse zum Themenfeld erarbeiten. In Online-Vorlesungen werden die rechtlichen und technischen Fähigkeiten für die Durchführung einer telemedizinischen Beratung vermittelt. Das ergänzende Praxisseminar wird genutzt, um die erlernten Fähigkeiten in Rollenspielen und Simulationen unter realen Bedingungen zu testen.

Zum anderen wird gemeinsam mit der Akademie der Gesundheit Berlin/Brandenburg e.V. ein Ausbildungsmodul entwickelt, das sich vorrangig an die Bildungsteilnehmer mit dem Schwerpunkt Gesundheits- und Krankenpflege richtet. Langfristig soll damit die Möglichkeit geschaffen werden, rotierend – zum Beispiel quartalsweise – telemedizinisch und praktisch zu arbeiten. Den Teilnehmern des Telemedizin-Moduls wird damit eine vielversprechende Ergänzung ihrer Ausbildung geboten. Hierbei werden, aufbauend auf der fundierten medizinischen Kompetenz, die notwendigen Kenntnisse zu typischen Krankheitsbildern, zum Umgang mit den telemedizinischen Geräten und zum rechtlichen Rahmen vermittelt. Die praktische Arbeit eines telemedizinischen Beraters soll im Simulationszentrum der Charité erlernt werden. Hier erhalten die Teilnehmer die Möglichkeit, Telefonate mit Patienten am telemedizinischen Arbeitsplatz zu üben. Gleichzeitig wird die Multi-Tasking-Fähigkeit durch das parallele Telefonieren, Auswerten eingehender Vitaldaten, Dokumentieren und Recherchieren geschult.

Das Aus- und Weiterbildungsangebot wird seit Herbst 2012 erprobt und evaluiert. Auf Basis der Evaluierungsergebnisse wird das Curriculum optimiert und soll dann regelmäßig angeboten werden.

E.1.5   Fazit und Ausblick

Es konnte gezeigt werden, dass die Anforderungen an den Mitarbeiter eines Telemedizinzentrums ein breites Spektrum an Kenntnissen und Fähigkeiten umfassen.

Die Ausbildung zum telemedizinischen Berater muss theoretisch fundiertes Wissen eng mit praktischen Übungen verknüpfen. Die komplexen Handlungen – gleichzeitiges Kommunizieren, Dokumentieren und eventuell Recherchieren – erfordern Konzentration und werden durch ein intensives Training erleichtert. Daher beinhalten alle Ausbildungsaspekte Trainingseinheiten am telemedizinischen Arbeitsplatz. Das Curriculum wird zurzeit gemeinsam mit zwei Praxispartnern umgesetzt.

Exkurs: Wissen schafft Vertrauen in Fortschritt

Beatrix Reiß, ZTG Zentrum für Telematik im Gesundheitswesen GmbH

Dank der Erkenntnisse und Fortschritte früher Telemedizin-Piloten sind bundesweit immer mehr telemedizinische Projekte zu beobachten. Darunter befinden sich einige beachtliche Verbünde sowie Ansätze mit spezialisierter Ausrichtung, z.B. im Bereich der Telekardiologie, der Telerehabilitation, in der Palliativversorgung oder des Tele-Intensivmonitoring. Diese zahlreichen Aktivitäten sind insgesamt erfreulich. Weshalb aber zeichnet sich trotz dieser Erfolge keine flächendeckende Unterstützung der Versorgung durch telemedizinische Konzepte ab?

Experten haben Umsetzungsbarrieren identifiziert – komplizierte Verfahrenswege, unzeitgemäße Regelungen in Berufsordnungen, fehlende Abrechnungsziffern, geringe Investitionssicherheit (Marktintransparenz, schleppender Aufbau der Telematik-Infrastruktur) – und Praktiker haben gangbare Wege aufgezeigt, Telemedizin trotz (noch) suboptimaler Rahmenbedingungen anzubieten. Telekonsilärzte etwa müssen als Qualitätsanforderung dem Anspruch genügen, von anderer Tätigkeit befreit zu sein. Nicht nur Kliniker wissen, wie schwer dies in Einklang zu bringen ist mit Abläufen in der Klinik. Doch dass das Schlaganfall-Telekonsil seit 2011 als erstes telemedizinisches Verfahren in den Katalog zur Regelversorgung mit eigener Abrechnungskennziffer aufgenommen wurde (Komplexziffer 8-98b, OPS-Katalog DIMDI), war nicht nur ein überfälliger Schritt. Es war ein positives Signal für die weitere Entwicklung – und damit für die Leistungserbringer von hoher Bedeutung.

Wer in Arztpraxis oder Krankenhaus Telemedizin anbieten möchte, braucht einen langen Atem. Deshalb sind Signale gegen mögliche Unsicherheiten wichtig.

Telemedizin-Anwendungen entfalten ihre volle Wirkung oft erst dann, wenn sie in eine umfassende Kommunikationslösung für Versorgungsnetze eingebettet werden. Das ist technisch machbar. Die Heterogenität der Akteure hinsichtlich fachlicher und betriebswirtschaftlicher Interessen sowie hinsichtlich der technischen Ausstattung zwingt zu Zweierlei: Versorgungsnetze brauchen erstens das gegenseitige Vertrauen der Partner und zweitens technisch beste Verbindungen, also eine maximal anschlussfähige IT.

Damit sind erhebliche Anforderungen an eine gemeinsame IT-gestützte Versorgungskette gestellt. Manchmal sind Szenarien leicht zu modellieren. Doch manchmal können Hürden, wie so oft, im Detail liegen, gerade weil telemedizinisch gestützte Versorgungskonstellationen überwiegend in interdisziplinären und komplexen Prozessen Einsatz finden. Die technische Vernetzung führt außerdem dazu, dass sich Denkweisen und Arbeitsabläufe für den Arzt und das medizinische Assistenzpersonal verändern. Abgesehen von der allzu menschlichen Scheu vor Veränderung birgt diese Komplexität für den Arzt Unsicherheiten. Er wird Teil einer Behandlungskette, von der er profitiert. Zugleich hat er Sorge davor, in Abhängigkeiten zu geraten oder die Kontrolle über sein Informations- und Patientenmanagement zu verlieren: inhaltlich, organisatorisch, technisch – und in

„Telemedizin ist prädestiniert dafür, Kommunikation, Informationsaustausch und dokumentierende Tätigkeiten zu unterstützen. Aber wo bleibt im Praxisalltag Zeit, über Fortschrittstechnologie nachzudenken?"

Beatrix Reiß

Konsequenz möglicherweise haftungsrechtlich. Daraus resultiert häufig eine eher abwartende und distanzierte Einstellung gegenüber Telemedizin.

Nun ist diese Sorge zwar berechtigt, aber unbegründet. Denn gute Lösungen liegen vor. Der Erfahrung nach hilft allein Eines weiter: die Kenntnis der Möglichkeiten. Der Faktor Wissen schafft Vertrauen in den Fortschritt. Dass bekannte Umsetzungsbarrieren der Telemedizin nicht generell im Weg stehen, beweisen die etablierten Telemedizin-Angebote.

Für einen vorausschauenden strategischen Aufbau der eigenen technischen Infrastruktur benötigt der Arzt einen Überblick zu gängigen Kommunikationslösungen und deren Erweiterungs- bzw. Anschlussmöglichkeiten. Kenntnisse des Datenschutzes spielen eine wichtige Rolle. Er braucht Zeit, um sich über die Vorteile neuer Möglichkeiten ein Bild zu machen und weiter ein Verständnis darüber, worin sein individueller Nutzen besteht. Hier liegt das Dilemma auf der Hand: Ärzte benötigen Entlastung von verwaltenden und organisatorischen Arbeiten, damit sie sich auf die eigentlichen Tätigkeiten konzentrieren können. Aber wo bleibt im Praxisalltag Zeit, über Fortschrittstechnologie nachzudenken? Telemedizin ist prädestiniert dafür, Kommunikation, Informationsaustausch und dokumentierende Tätigkeiten zu unterstützen – fehlerfreier Umgang mit der neuen Kommunikationslösung vorausgesetzt. Aus diesen Gründen werden Wissensvermittlung und Fortbildung für die Berufsgruppen im Gesundheitswesen eine wachsende Bedeutung erhalten. Den erwarteten Bedarf deckt die aktuelle Fort- und Weiterbildungslandschaft nicht ab. Neben der Intensivierung von niedrigschwelligen Angeboten zum Thema für alle Berufsgruppen ist weiter zentral, Telemedizin frühzeitiger in die ärztliche bzw. medizinische Ausbildung zu integrieren.

Die Telemedizin muss letztendlich auch von der Medizin selbst getragen und weiterentwickelt werden. Dies erleichtert die Orientierung an medizinischen Denkweisen und

Strukturen, was einer Integration der neuen Prozesse zugutekommt. Vor diesem Kontext besitzt besonders die klinische Telemedizin eine hohe Bedeutung.

Diese Erkenntnisse und Forderungen füllt ZTG mit Leben, indem sie kooperative Ansätze realisiert und Partner zusammenbringt. Sie ist spezialisiert auf Fort- und Weiterbildung für eHealth und blickt in diesem Zusammenhang auf langjährige Erfahrung zu den skizzierten Zusammenhängen zurück. Gegenwärtig ist der Informationstransfer an Interessierte in einer Telemedizin-Modellregion ein wichtiger Aspekt. Unter dem Motto „Telemedizin kommt an in OWL" hat das Gesundheitsministerium des Landes Nordrhein-Westfalen die „Modellregion Telemedizin OWL" ins Leben gerufen. Ziel ist die Entwicklung und der Aufbau einer flächendeckenden Telemedizinkultur in der Gesundheitsversorgung in Ostwestfalen-Lippe (OWL). Gemeinsam mit Projektpartnern bringt ZTG Krankenhäuser, niedergelassene Ärzte, Wissenschaftler und Dienstleister aus der Region zusammen, um über Einsatzmöglichkeiten von Telemedizin, zugeschnitten auf die regionalen Versorgungsbedürfnisse, und gemeinsame Ansätze sowie deren mögliche Ausgestaltung zu beraten. Darauf aufbauend sollen Anwendungen der Telemedizin exemplarisch entwickelt, erprobt und für eine umfassendere telemedizinische Patientenversorgung umgesetzt werden.

Für die Krankenhäuser in der Region handelt es sich um ein strategisches Feld, viele sind dabei. Die mit dem Ansatz verbundenen Chancen können umso besser genutzt werden, je mehr niedergelassene Ärzte „ihre Modellregion" aktiv mitgestalten. ZTG hat deshalb in Kooperation mit der Akademie für ärztliche Fortbildung der ÄKWL und der KVWL in verschiedenen Städten kostenfreie Informationsveranstaltungen für Ärzte angeboten, die auf recht überschaubare Resonanz gestoßen sind. Eine Veranstaltung für Patienten, bei der es um „Innovative Versorgungsformen in der Gerinnungstherapie" ging, zog hingegen nahezu 200 Teilnehmer an. Diese Erfahrungen lehren, dass es zusätzlicher Maßnahmen bedarf, Ärzte ins Boot zu holen. Ein Weg könnte darin bestehen, den gewählten Bottom-Up-Ansatz mit berufspolitischer Unterstützung zu kombinieren und offene Fragen und Sorgen noch stärker losgelöst von der Technologie zu thematisieren. So könnte auch das Potenzial eines besser vernetzten Gesundheitswesens aufgezeigt werden, das Instrumente und Lösungen für viele der aktuellen Herausforderungen und Probleme anbieten kann.

Insgesamt helfen Informationstransfer und Qualifizierungsangebote gezielt dabei, einer abwartenden Haltung aufgrund bestehender Unsicherheiten entgegenzuwirken. Wissen schafft Vertrauen. Wer gut auf die neuen Anforderungen vorbereitet ist, kann fundierte Entscheidungen darüber treffen, ob und wie er sich strategisch positioniert.

E.2   Innovationsfinanzierung

Johannes Dehm

In den Experten-Workshops wurde die fehlende Finanzierbarkeit der notwendigen Technologien und Leistungen als wesentliches Hemmnis für die Etablierung von Telemonitoring-Lösungen am Markt identifiziert. So besteht zunächst die grundsätzliche Schwierigkeit, telemedizinische Leistungen gegenüber der gesetzlichen Krankenversicherung abzurechnen. Damit Telemedizin in den Leistungskatalog aufgenommen werden kann und so Bestandteil der Regelversorgung wird, muss ihr therapeutischer Nutzen nachgewiesen werden. In der ambulanten Regelversorgung werden dabei neue, zur Aufnahme in die vertragsärztliche Versorgung anstehende Verfahren auf Grundlage des SGB V auf folgende Punkte durch den Gemeinsamen Bundesausschuss (G-BA) geprüft:

- Diagnostischer oder therapeutischer Nutzen
- Medizinische Notwendigkeit
- Wirtschaftlichkeit

Zum Nachweis des Nutzens sind bei neuartigen Produkten klinische Studien erforderlich, wobei nur patientenrelevante Nutzenparameter in Betracht gezogen werden. Das IQWiG, welches mit der Kosten-Nutzen-Bewertung beauftragt wird, fordert dabei stets das Vorliegen des höchsten Evidenzniveaus der evidenzbasierten Medizin. Dieser komplexe und aufwendige Prozess der Kosten-/Nutzenbewertung führt zu einer hohen Unsicherheit unter den Marktteilnehmern.

Im Folgenden werden die Möglichkeiten der Innovationsfinanzierung sowie die damit einhergehenden Prozesse näher beleuchtet.

E.2.1   Nutzennachweis als Erfolgsfaktor

Unternehmen sehen mit Blick auf die zukünftige Entwicklung der Medizintechnik in Deutschland die Situation insgesamt ungünstig. Insbesondere beurteilen sie den Gesamtprozess von der Idee bis zur Refinanzierung eines Medizinprodukts als zunehmend länger, komplexer und kostenintensiver. Die Erfahrung zeigt, dass die Entwicklung eines einzelnen Medizinprodukts von der Idee bis zur Erstattung mehrere Jahre braucht (vgl. Abbildung 12).

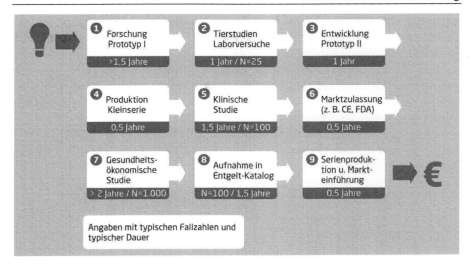

Abbildung 12: Entwicklungszyklus eines Medizinprodukts (N = Stückzahl)

Mit Blick auf die spätere Refinanzierung im geregelten Markt führt vor allem in der Markteintrittsphase (ab Stufe 5) die wachsende Notwendigkeit von klinischen bzw. gesundheitsökonomischen Studien im Zuge der Nutzen- bzw. Kosten-/Nutzenbewertung eines Medizinprodukts zur Planungsunsicherheit. Für kleinere Unternehmen ist es dadurch immer schwieriger, den gesamten Prozess von der Idee bis zum vermarkteten Telemonitoring-System hin zum „Return-on-Invest" erfolgreich zu bestehen.

Die Phase der Überführung einer evidenzbasierten innovativen Technologie in die Kostenerstattung der Gesetzlichen Krankenversicherung (GKV) ist lang und mit einem hohen Aufwand verbunden; häufig wird eine unzureichende Transparenz bemängelt. Für die Nutzen- bzw. die Kosten-/Nutzenbewertung eines Medizinprodukts liegen heute keine eindeutigen Vorgaben oder Kriterien vor – weder für den ambulanten, noch für den stationären Sektor. Der Zugang von Telemonitoring-Systemen zum geregelten Gesundheitsmarkt und damit auch zur überwiegenden Zahl der Patienten, die diese Telemonitoring-Systeme in Deutschland nutzen, wird dadurch erschwert. Vielfach wird zudem darauf hingewiesen, dass ein erhebliches Informationsdefizit in Hinblick auf den Gesamtprozess der Erstattung durch die Gesetzliche Krankenversicherung zu verzeichnen ist. Solche Informationsdefizite führen unter anderem dazu, dass bis heute das weltweit bereits erfolgreich eingeführte Telemonitoring nicht in den deutschen geregelten Markt überführt wurde und damit nicht die überwiegende Zahl der Patienten erreicht.

E.2.2 Kosten-Nutzen-Bewertung

Mit der Kosten-Nutzen-Bewertung hat der Gesetzgeber der Selbstverwaltung ein Instrument zur Verfügung gestellt, die Ausgaben für diejenigen Innovationen zu begrenzen, die keinen medizinischen Vorteil gegenüber bestehenden Therapiealternativen haben. Der

Gemeinsame Bundesausschuss (GBA) wurde dabei beauftragt, für Innovationen von Arzneimitteln eine Bewertung durchzuführen und einen einheitlichen Preis festzusetzen. Wird im Rahmen der Kosten-Nutzen-Bewertung tatsächlich ein Zusatznutzen festgestellt, kann der G-BA durch die Festlegung von Höchstbeträgen einen angemessenen Preis für diesen Zusatznutzen festlegen. Es ist aber auch möglich, dass als Folge der Bewertung die Innovation aus dem Vergütungssystem der GKV ausgeschlossen wird. Mit dem GKV-Versorgungsstrukturgesetz hat der G-BA künftig die Möglichkeit, neue nichtmedikamentöse Untersuchungs- und Behandlungsmethoden zeitlich begrenzt und unter kontrollierten Bedingungen zu erproben, um über eine eventuelle Aufnahme in den Leistungskatalog entscheiden zu können (siehe auch VDE 2010).

Ablauf einer Kosten-Nutzen-Bewertung

Der G-BA kann zur Vorbereitung seiner Entscheidung das Institut für Qualität und Wirtschaftlichkeit im Gesundheitswesen (IQWiG) mit einer Kosten-Nutzen-Bewertung beauftragen. Nach § 139a Abs. 4 SGB V hat das IQWiG zu gewährleisten, dass die Bewertung des medizinischen Nutzens nach den international anerkannten Standards der evidenzbasierten Medizin und die ökonomische Bewertung nach den hierfür maßgeblichen, international anerkannten Standards zu erfolgen hat. Insbesondere prüft das IQWiG im Rahmen der Nutzenbewertung auf Basis vorliegender Studien, ob es für das jeweilige Indikationsgebiet andere zweckmäßige Therapien gibt und ob die Innovation einen ausreichend nachgewiesenen zusätzlichen Nutzen gegenüber bestehenden Therapiealternativen aufweist. Das IQWiG fordert dabei stets das Vorliegen des höchsten Evidenzniveaus der evidenzbasierten Medizin

---

Exkurs: „Partnership for the Heart"

Die im Rahmen des vom Bundesministerium für Wirtschaft und Technologie (BMWi) geförderten Projektes „Partnership for the Heart" (PftH) durchgeführte Studie TIM-HF („Telemedical Interventional Monitoring in Heart Failure", NCT00543881) entspricht internationalen wissenschaftlichen Standards an die Durchführung von klinischen Studien sowie den Anforderungen des G-BA und hat so erstmals maßgebliche Voraussetzungen dafür geschaffen, Telemedizin in den Leistungskatalog der gesetzlichen Krankenversicherung einbringen zu können.

An der Studie nahmen 710 Patienten mit Herzinsuffizienz im Raum Stuttgart und im Raum Berlin teil, die in einem randomisiert-kontrollierten Studiendesign entweder telemedizinisch oder aber konventionell versorgt wurden. Die Ergebnisse konnten für die eingeschlossenen Patienten mit Herzinsuffizienz eine leitliniengerechte Behandlung und somit eine ärztliche Versorgung auf hohem Niveau nachweisen. Bei der Gesamtmortalität (primärer Endpunkt) und auch beim sekundären Endpunkt aus kardiovaskulärem Tod und herzbedingten Krankenhauseinweisungen gab es zwar jeweils keinen statistisch signifikanten Unterschied zwischen den Gruppen. Es wurden aber eine Reihe prädefinierter Subgruppen identifiziert, bei denen die Telemedizin sehr wohl Vorteile

---

hatte. So konnten vor allem die instabilen Patienten – unmittelbar nach Entlassung aus dem Krankenhaus oder mit starken Schwankungen im Krankheitsverlauf – von einer telemedizinischen Betreuung profitieren.

Evidenzbasierte Medizin

Die Bewertung des vorliegenden Studienmaterials im Rahmen der Nutzenbewertung erfolgt auf Basis der Evidenzbasierten Medizin (EbM). Dabei stellt die EbM eine Unterstützung für Ärzte dar, die für ihre Patienten unter den bestehenden Therapiemöglichkeiten jeweils optimale Alternative zu finden. Um von der Evidenz zur Empfehlung zu gelangen, wurden für EbM-Kriterien verschiedene Klassifikationssysteme erarbeitet. Grundsätzlich führt das IQWiG in einem ersten Schritt eine reine Nutzenbewertung durch. Dabei findet die Nutzenbewertung eines Medizinproduktes getrennt nach Indikationsgebieten statt, für die das Produkt bzw. das System angewendet werden kann. Nur für den Fall, dass im Rahmen dieser Bewertung ein Zusatznutzen der Innovation gegenüber den bestehenden Therapieverfahren oder der Nichtbehandlung festgestellt wird, wird im Anschluss eine Kosten-Nutzen-Bewertung durchgeführt. Bei seinen Bewertungen (sowohl für die reine Nutzenbewertung als auch für die anschließende Kosten-Nutzen-Bewertung) führt das Institut keine eigenen Studien durch, sondern greift auf das bestehende Studienmaterial in der weltweiten Fachliteratur zurück.

Im Rahmen der Nutzenbewertung prüft das IQWiG auf Basis der vorliegenden Studien, ob es für das Indikationsgebiet, für welches das Medizinprodukt eingesetzt werden soll, andere zweckmäßige Therapien gibt und ob die Innovation einen ausreichend nachgewiesenen zusätzlichen Nutzen gegenüber den bestehenden Therapiealternativen aufweist. Dabei zieht das IQWiG nur patientenrelevante Nutzenparameter in Betracht. Diese sind beispielsweise die Verbesserung des Gesundheitszustandes, eine Verkürzung der Krankheitsdauer, eine Verlängerung der Lebensdauer, eine Verringerung der Nebenwirkungen sowie insgesamt eine Verbesserung der Lebensqualität. Damit dem ermittelten Nutzen in einer sich eventuell anschließenden Kosten-Nutzen-Bewertung ein Wert zugeordnet werden kann, sind zur Messung des Nutzens kardinalskalierte Instrumente zu verwenden. Das IQWiG trifft hier keine Einschränkungen bei der Wahl der Methode. Je nach Messgegenstand sind beispielsweise Fragetechniken wie Standard Gamble, Time-Trade-Off oder Personen-Trade-Off oder auch multiattributive Nutzenwertinstrumente wie z.B. der Health Utility Index bzw. das Scoringsystem zum Gesundheitszustand (EQ-5D) zu verwenden. Wie bereits dargestellt, erfolgt die Nutzenbewertung auf Basis der evidenzbasierten Medizin. Entsprechend dem Evidenzlevel, welches den betrachteten Studien attestiert wird, kann das IQWiG zu folgenden Ergebnissen kommen:

- Der Beleg für einen (Zusatz-)Nutzen bzw. Schaden liegt vor.
- Hinweise liegen vor, dass ein (Zusatz-)Nutzen bzw. Schaden vorhanden ist.
- Der Beleg für das Fehlen eines (Zusatz-)Nutzen bzw. Schaden liegt vor.
- Hinweise liegen vor, dass kein (Zusatz-)Nutzen bzw. Schaden vorhanden ist.

- Kein Beleg für und kein Hinweis auf einen (Zusatz-)Nutzen bzw. Schaden liegen vor.

Während bei Aussagen 1 und 3 ausreichend Evidenz für das Vorhandensein oder das Fehlen eines Effekts vorliegen, gibt es bei den Aussagen 2 und 4 zwar Anhaltspunkte, die Evidenz reicht für einen Beleg aber nicht aus. Darüber hinaus ist es auch möglich, dass keine Anhaltspunkte vorliegen oder die Daten nicht ausreichend belastbar sind (Aussage 5). Aus den Ergebnissen der Nutzenbewertung können dann folgende Konsequenzen resultieren: Bietet die Studienlage nicht ausreichend evidente Beweise für das Vorliegen eines Zusatznutzens bzw. eines geringeren Schadens, ist es entweder möglich, dass die Innovation aus der Erstattung ausgeschlossen wird oder aber eine entsprechende Studienlage gefordert wird, damit das Verfahren zu einem späteren Zeitpunkt nochmals bewertet werden kann.

Exkurs: Studien und Nutzenbewertung in der Telemedizin – Anforderungen aus Sicht des G-BA

PD Dr. med. Matthias Perleth, Gemeinsamer Bundesausschuss (G-BA)

Innovative medizinische Technologien müssen ihren Nutzen nachweisen, wenn sie zu Lasten der gesetzlichen Krankenversicherung erbracht werden sollen. Der Nutzen wird dabei definiert als eine mehr als marginale Verbesserung der Wirksamkeit (Prognose, Symptomatik oder Lebensqualität), verglichen mit dem Behandlungsstandard, valide gemessen anhand patientenrelevanter Endpunkte. Zudem muss ein Behandlungsbedarf bestehen und die Methode darf nicht unwirtschaftlich sein.

> *„Eine neue Leistung kann ambulant (vertragsärztlich) nur dann eingeführt werden, wenn der G-BA aufgrund der Nutzenbewertung und der Abwägung von Notwendigkeit und Wirtschaftlichkeit zu einem positiven Votum kommt."*
>
> *Dr. Matthias Perleth*

Grundsätzlich wird der Nutzen innovativer Technologien im Gesundheitswesen nach einheitlichen Standards bewertet, deren Eckpfeiler die randomisierte kontrollierte Studie (RCT) darstellt. Arzneimittel sind dabei grundsätzlich nicht anders zu behandeln als Medizinprodukte bzw. biomedizinische Technologien oder komplexere Systeme. Unterschiede bestehen eher im Detail, so dass der Planungsphase klinischer Studien besondere Sorgfalt gewidmet werden sollte. Die Vielfalt der nicht-medikamentösen Untersuchungs- und Behandlungsmethoden steht also einem relativ uniformen Regelwerk gegenüber, das die Marktzulassung und die Kostenübernahme im Gesundheitswesen regelt.

Die Sozialgesetzgebung in Deutschland sieht für den ambulanten Sektor andere Regeln vor als für den stationären Sektor. Eine neue Leistung kann ambulant (vertragsärztlich) nur dann eingeführt werden, wenn der Gemeinsame Bundesausschuss (G-BA) aufgrund der Nutzenbewertung und der Abwägung von Notwendigkeit und Wirtschaftlichkeit zu einem positiven Votum kommt, was wiederum einen Beratungsantrag voraussetzt. Im

stationären Bereich kann eine Leistung erbracht werden, solange sie nicht (wegen fehlenden Nutzennachweises und wiederum nur auf Antrag) explizit vom G-BA ausgeschlossen wurde.

Telemonitoring als innovative Technologie müsste einen zusätzlichen Nutzen durch die
Datensammlung und die Bidirektionalität bzw. die datengetriggerte Intervention aufzeigen, z.b. dadurch, dass ein Vorteil für die Patienten durch die Vorverlegung des Inter-
ventionszeitpunkts nachgewiesen wird. Es müssten zudem Fragen beantwortet werden,
ob mit dem Monitoring eine Verschlechterung des Gesundheitszustands früher nachgewiesen werden kann als durch Standardversorgung und ob die frühere Erkennung zu
einem verbesserten gesundheitlichen Ergebnis führt. Diese Fragen sind grundsätzlich in
RCTs zu beantworten. Eine positive Nutzenbewertung kann auch als Teil der Wertschöpfungskette einer innovativen Methode angesehen werden, quasi als Gütesiegel für
eine Innovation. Diese Überlegung sollte möglichst früh in der Entwicklung eines neuen
Produkts angesiedelt werden.

Eine Kosten-Nutzen-Bewertung wird auch ausschließlich nur für die Therapiesituationen
(z.B. Patienten-Subgruppen, Indikationen usw.) durchgeführt, für die in der Nutzenbewertung auch ein Zusatznutzen bzw. ein geringerer Schaden festgestellt werden konnte.

Bei der Prüfung von zuverlässig nachgewiesenen Belegen für das Vorliegen eines Zusatznutzens fordert das IQWiG – unabhängig vom Untersuchungsgegenstand – das Vorliegen
des höchsten Evidenzlevels der evidenzbasierten Medizin. Es stellt sich somit prinzipiell
immer die Frage nach der bestverfügbaren Evidenz. Die Durchführung von randomisierten,
kontrollierten, doppeltblinden Studien (RCT-Studien) ist bei Telemedizin-Produkten meistens nicht möglich. Es gibt jedoch keine Vorgaben, welche Anforderungen Studien erfüllen
müssen, wenn Studien der höchsten Evidenzstufe nicht verfügbar sind. Der G-BA kann
allerdings Eckpunkte hierfür festlegen.

Kostenbewertung

Der im Rahmen der Nutzenbewertung festgestellte Zusatznutzen muss zusätzlich ökono-
misch bewertet werden. Im Gegensatz zur rein medizinischen Bewertung kann für die
wirtschaftliche Abschätzung der Folgen einer Innovation ein Zeitraum von über 20 Jahren
sinnvoll sein. Für den Fall, dass eine Innovation lediglich in einer medizinischen Studie
evaluiert wurde, die nur wenige Monate gedauert hat, sind Modellrechnungen notwendig.
Das IQWiG hat dabei spezielle Anforderungen an die Kostenbewertung. Diese lehnen sich
an internationale Standards der Gesundheitsökonomie an. Im Folgenden wird die Anwendbarkeit der Methoden des IQWiG auf Medizintechnikprodukte, insbesondere Telemonitoring-Systeme, dargestellt und bewertet. Eine Kosten-Nutzen-Bewertung wird durch das
IQWiG dann vorgenommen, wenn die vorher durchgeführte Nutzenbewertung einen Zusatznutzen oder geringeren Schaden bei mindestens einer Zielgröße feststellt. Die Nutzenbewertung erfolgt anhand patientenrelevanter Endpunkte. Möglich ist, dass der Einsatz
von Telemonitoring-Systemen keine direkten Auswirkungen auf den Patientennutzen hat,

jedoch Behandlungszeiten verringert oder Krankenhausverweildauern verkürzt und damit zu einer Senkung der Kosten beitragen kann. Darüber hinaus kann der Einsatz von Telemonitoring auch indirekt den Patientennutzen beeinflussen, indem er z.B. zu einer Entlastung des Arztes führt. Diese Kriterien stellen jedoch weitere wichtige Outcome-Parameter dar, die auch relevante ökonomische Konsequenzen haben. Die Begrenzung des Nutzens auf patientenrelevante Outcomes führt zu einer Vernachlässigung dieser Effekte. Auch bei der Ermittlung bzw. Betrachtung des patientenrelevanten medizinischen Nutzens sind die Anforderungen, die das IQWiG als Beleg für das Vorliegen eines derartigen Nutzens fordert, selten für Medizinprodukte im Rahmen des Telemonitoring erbringbar. Die Durchführung von randomisierten, kontrollierten, doppeltblinden Studien ist bei Telemonitoring-Systemen meistens nicht möglich; sowohl der behandelnde Arzt, als auch der Patient werden erkennen können, ob es sich um das zu testende Produkt handelt oder nicht. Des Weiteren kann bei Telemonitoring-Systemen in der Kontrollgruppe in der Regel kein Placebo eingesetzt werden. Auch ist mitunter die Wirksamkeit bereits bekannt, so dass aus ethischen Gründen eine Randomisierung nicht durchsetzbar sein wird. Durch das IQWiG wird dieser Sachverhalt zwar thematisiert, es gibt jedoch keine Vorgaben, welche Anforderungen an Studien zu erfüllen sind, wenn Studien der höchsten Evidenzstufe nicht verfügbar sind.

E.2.3   Herausforderungen und Perspektiven

Die beteiligten Akteure der Telemedizin sehen sich insbesondere mit unklaren Kriterien an die Studienlage und Evidenz sowie einem komplexen und intransparenten Marktumfeld konfrontiert. Die Einführung von neuen Verfahren zur Innovationsfinanzierung und die Schaffung von transparenten und einheitlichen Vergütungsstrukturen werden zudem durch einen an vielen Stellen stark reglementierten Gesundheitsmarkt zusätzlich erschwert. Die Bewertung des Nutzens von telemedizinischen Anwendungen ist insbesondere mit einer Vielzahl an Herausforderungen und Unsicherheiten verbunden. Zum einen kann es durchaus sein, dass sich der aus der neuen Anwendung resultierende Nutzen nicht direkt auf den Patienten auswirkt, sondern indirekt sichtbar wird, z.B. in einer besseren Auslastung des Arztes. Zum anderen ist das Verständnis von Telemonitoring als ganzheitliches Versorgungskonzept noch nicht überall vorhanden; es wird zum Beispiel als rein technische Anwendung aufgefasst, für die lediglich eine CE-Kennzeichnung notwendig ist. Erschwerend kommt schließlich hinzu, dass telemedizinische Versorgungskonzepte stark indikations- und dienstleisterbezogen sind – was ausdifferenzierter Bewertungskriterien bedarf.

Vor diesem Hintergrund gilt es daher, die bestehenden Herausforderungen eingehend zu analysieren und entsprechende Empfehlungen und Anwendungsregeln abzuleiten, die die beteiligten Stakeholder in der Implementierung ihrer Lösungen unterstützen. Eine Handlungsempfehlung zur Implementierung könnte im Rahmen einer künftigen Studie durch die VDE-Projektgruppe „Pro TeleMonitoring – Qualität und Wirschaftlichkeit" mit allen betroffenen Kreisen erarbeitet werden.

Da die Finanzierbarkeit von Telemonitoring-Leistungen über den G-BA kurzfristig nicht zu erreichen ist, müssen andere Finanzierungsmöglichkeiten gefunden werden. Aus der Perspektive des Patienten bestehen zwei Finanzierungsalternativen für Telemonitoring-Leistungen:

- Selbstzahler
  Eine Leistung wird nicht durch die Krankenkassen finanziert. Die Patienten zahlen direkt an das Telemedizin-Zentrum für die erbrachten Leistungen. Der Patient kann das TMZ und das gewünschte Betreuungsprogramm frei wählen.
- Krankenkasse
  Die Krankenkasse finanziert einen Teil der Leistungen des Telemedizinischen Zentrums im Rahmen eines integrierten Versorgungsvertrags (IV-Vertrag). Im IV-Vertrag sind die Zugangsvoraussetzungen für die Programme festgelegt. Der Patient wird vom kooperierenden Telemedizinzentrum in einem klar definierten Umfang betreut. Wünscht der Patient Zusatzleistungen außerhalb des Programms, muss er diese selbst finanzieren.

Zukünftig sind vor allem Modelle denkbar, die aus einer Mischform der beiden Finanzierungsformen bestehen. Dabei können auch weitere Akteure, die nicht primär im Gesundheitsmarkt aktiv sind, Kosten übernehmen bzw. zusätzliche Leistungen einkaufen. Vorstellbar zum Beispiel ist die Einbindung von Infrastruktur- oder Kommunikationslösungsbetreibern.

Exkurs: Telemonitoring als alltäglicher und selbstverständlicher Bestandteil der Patientenversorgung

Dr. Franz-Joseph Bartmann, Mitglied des Vorstands der Bundesärztekammer und Vorsitzender des Ausschusses Telematik der Bundesärztekammer

In vielen Bereichen der Versorgung chronisch erkrankter Menschen wurden in den letzten Jahren telemedizinische Versorgungsmodelle entwickelt und erprobt. Von einem flächendeckenden Angebot sind wir allerdings im Moment noch weit entfernt.

Häufig wird – neben der schwelenden Finanzierungsproblematik für telemedizinische Versorgungsmodelle – die mangelnde Akzeptanz dieser neuen Methoden innerhalb der Ärzteschaft angeführt. Als allgemeingültige Aussage lässt sich diese Behauptung allerdings seit Anfang 2010 nicht mehr halten. Der eHealth-Report belegt anhand einer repräsentativen Umfrage eindeutig, dass fast 90% der Ärzte in Deutschland glauben, dass das Thema Telemedizin an Bedeutung zunehmen wird. Zwei Drittel der Ärzte prognostizieren sogar eine Zunahme von telemedizinischen Methoden in ihrem unmittelbaren Arbeitsumfeld.

Grundvoraussetzung für die Etablierung telemedizinischer Methoden ist aber eine solide Evidenz-Basis. Und hier hat sich im letzten Jahr im Bereich Telemonitoring Einiges getan: Insbesondere mit den Studienergebnissen von Partnership for the Heart bekommen wir den Weg geebnet, diese neuen Methoden den richtigen Patienten anzubieten: Weg vom Gießkannenprinzip und hin zur patientenzentrierten Individualmedizin! Das Problem ist dabei nur, dass die telemedizinischen Versorgungsprogramme hinsichtlich ihrer Versorgungsinhalte sehr heterogen sind. Das erschwert den verordnenden Ärzten den Überblick und ist auch hinsichtlich der zu fordernden Studien ein nicht unerhebliches Problem. Dennoch müssen wir diese Studien einfordern. Denn eine breite Anwendung ohne eindeutige Belege für die Sicherheit und Wirksamkeit neuer Methoden steht im Widerspruch zu den ärztlichen Anforderungen im Hinblick auf Patientensicherheit und Wirtschaftlichkeit.

Telemonitoring wird sich bei allen Krankheitsbildern durchsetzen, bei denen der Nutzen für den Patienten, den Arzt und idealerweise auch die Kostenträger evident ist. In der telemedizinischen Schlaganfallversorgung ist genau dieser Weg beschritten worden: Die Evidenzlage ist gut – der Nutzen für alle Beteiligten fühlbar. Etwa 10 Jahre, nachdem dieses Modell erstmals erprobt wurde, ist es nun im Regelleistungs-Katalog DRG abgebildet – ein schwieriger und langer Weg – aber das Sinnvolle hat sich durchgesetzt!

> *„Trotz der Schwierigkeiten müssen wir Studien einfordern – denn eine breite Anwendung ohne eindeutige Belege für die Sicherheit und Wirksamkeit neuer Methoden steht im Widerspruch zu den ärztlichen Anforderungen im Hinblick auf Patientensicherheit und das Gebot der Wirtschaftlichkeit."*
>
> *Dr. Franz-Joseph Bartmann*

Telemonitoring zur Betreuung chronisch Kranker wird diesen Weg in gleicher Weise beschreiten können, wenn das medizinisch Sinnvolle im Fokus bleibt und die dazu notwendige Technologie als gezieltes Werkzeug und nicht zum Selbstzweck entwickelt wird. Dann wird Telemonitoring bereits in naher Zukunft selbstverständlicher Teil der Patientenbetreuung werden.

E.3   Geschäftsmodelle

Christine Carius-Düssel und Martin Schultz

E.3.1   Grundlagen und Begrifflichkeiten

Neben der reinen Finanzierbarkeit einer Telemonitoring-Lösung müssen für die Etablierung der Leistung am Markt weitere Bestandteile und Ausgestaltungen des Angebots betrachtet werden. Eine umfassende Erfassung entscheidender Elemente eines Angebots stellen Geschäftsmodelle dar. Zu diesem Zweck sollen im Folgenden zunächst die theoretischen Grundlagen von Geschäftsmodellen und anschließend mögliche Herausforderungen und Ausgestaltungen für eine Telemonitoring-Lösung diskutiert werden.

Das Konzept Geschäftsmodell wurde in den 90iger Jahren hauptsächlich im Zusammenhang mit dem Thema eCommerce populär und dort insbesondere dafür verwendet, die Unterschiede zum „normalen" oder traditionellen Geschäft von Unternehmen zu beschreiben (Zott et al. 2011). Die Bedeutung von Geschäftsmodellen hat seitdem stark zugenommen; mittlerweile hinterfragen auch etablierte Unternehmen aus der „old economy" mehr und mehr ihr bewährtes Geschäftsmodell.

Es existieren zahlreiche Definitionen für Geschäftsmodelle. So beschreibt Magretta Geschäftsmodelle als „[...] stories that explain how enterprises work" (Magretta 2002, S. 87). Andere Theoretiker hingegen sprechen von einer Umsetzung bzw. Reflektion der Unternehmensstrategie (Casadesus-Masanell & Ricart 2010) oder auch von einer Architektur bzw. konzeptionellen Logik, wie das Unternehmen funktioniert (Morris et al. 2005; Teece 2010). Als Grundlage für die folgenden Ausführungen soll die Definition von Osterwalder et al. (2010) dienen.

Exkurs: Systematisierung von Geschäftsmodellen nach Osterwalder

Osterwalder versteht ein Geschäftsmodell als Grundprinzip oder Logik, nach der ein Unternehmen Wert generiert, an den Kunden ausliefert und diesen Nutzen monetarisiert (Osterwalder et al. 2010). Bei dieser Definition handelt es sich um eine *systematische* Beschreibung, wie Organisationen ihre Ressourcen und Fähigkeiten kombinieren.

Dabei werden Geschäftsmodelle an Hand von neuen Bausteinen erläutert, wobei diese stets in nachfrage- und in angebotsseitige Bestandteile unterschieden werden (vgl. Abbildung 13).

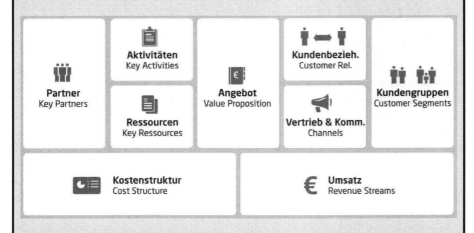

Abbildung 13: Building Blocks (Osterwalder et al. 2010)

Die Nachfrageseite bilden zunächst die zu adressierenden Kunden bzw. Kundengruppen (*Customer Segments*). Die Organisation muss hier festlegen, welche Kundengruppen relevant sind und anschließend auf Grundlage der Bedürfnisse und Wünsche dieser Gruppen die maßgeschneiderten Angebote (*Value Propositions*) entwickeln. Ein solches Angebot kann dabei aus mehreren Produkten oder Dienstleistungen bestehen. Im Block

Vertrieb und Kommunikation (*Channels*) wird beschrieben, wie das Angebot zu den Kunden gelangt. Die Zugangswege beinhalten neben Distributions- und Vertriebswegen auch Kommunikationskanäle und definieren so ganzheitlich die Kontaktpunkte bzw. Schnittstellen zwischen dem Kunden und der anbietenden Organisation. Zusätzlich zu den reinen Kanälen zum Kunden muss die Art der Kundenbindung (*Customer Relationship*) bestimmt werden, so sind unter anderem eine persönliche Betreuung oder ein automatisiertes Kundenportal möglich. Schließlich werden im Geschäftsmodell auch die Kosten und die Finanzierungsströme erfasst. Im Baustein Umsatz (*Revenue Streams*) werden die möglichen Preismechanismen für die Umsatzgenerierung dargestellt.

Die Angebotsseite eines Geschäftsmodells besteht aus Blöcken, die die Leistungserstellung detaillierter beschreiben. Hierzu zählen die Ressourcen (*Key Resources*), d. h. die für die Leistungserbringung elementaren Ressourcen. Dies können sowohl physische und finanzielle als auch soziale Ressourcen sein. Zusätzlich beinhaltet ein Geschäftsmodell auch Kernaktivitäten (*Key Activities*). Hierbei handelt es sich um die zentralen Aktivitäten, die die Organisation tätigt, um das Angebot zu erstellen, die Kunden zu erreichen und zu binden sowie Umsätze zu generieren. Häufig erbringt eine Organisation nicht alle Aktivitäten selbst, die für diese Leistungserstellung notwendig sind, sondern hat Zulieferer und Partner, die bestimmte Teile beisteuern. Die Auswahl und Struktur dieses Partnerschaftsnetzwerks (*Key Partnerships*) bildet daher ebenfalls einen Baustein des Geschäftsmodells. Der neunte Building Block beschreibt die Kostenstruktur (*Cost structure*) des Geschäftsmodells. Hier werden alle Kosten erfasst, die durch das Modell bzw. die einzelnen Bausteine insbesondere durch Ressourcen, Aktivitäten und Leistungen der Partner entstehen.

Für ein funktionierendes Geschäftsmodell müssen die Building Blocks in Kombination mit all ihren Wechselwirkungen betrachtet werden. Die Entscheidungen innerhalb eines Bausteins können Auswirkungen auf andere Bereiche haben. So kann beispielsweise die Entscheidung, Kostenführer in einem Markt zu werden, Konsequenzen für den Bereich der Kundenbindung oder der Kommunikationskanäle (nur virtueller Kontakt) haben (Casadesus-Masanell & Ricart 2011)

E.3.2 Geschäftsmodelle im Telemonitoring am Beispiel von Herzinsuffizienz

Für eine erfolgreiche Einführung von Telemonitoring ist die Entwicklung und Etablierung eines funktionierenden und am Markt akzeptierten Geschäftsmodells notwendig. Der deutsche Gesundheitsmarkt unterscheidet sich vor allem in Bezug auf bestehende Regularien, den möglichen Leistungsumfang und die Vergütung sowie das Auseinanderfallen von Leistungsempfänger und Kostenträger von freien Märkten. Aufgrund dieser Besonderheiten ergeben sich Restriktionen, die die Freiheitsgrade der einzelnen Building Blocks und des gesamten Geschäftsmodells einschränken.

Die Herausforderungen, die in diesem regulierten Markt bestehen, sollen im Folgenden am Beispiel einer Telemonitoring-Leistung für herzinsuffiziente (CHF-) Patienten verdeutlicht werden (vgl. Abbildung 14). Als Grundlage hierfür werden zunächst in kurzer Form die wesentlichen Bestandteile eines Geschäftsmodells – der Einteilung nach Osterwalder folgend – beschrieben (vgl. Abbildung 15).

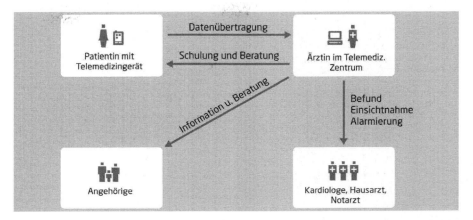

Abbildung 14: Darstellung eines Telemonitoring-Systems für Herzinsuffizienz-Patienten

Die Behandlung und Betreuung von CHF-Patienten läuft in der Regel über den Hausarzt. Telemonitoring-Programme bieten dabei die Möglichkeit, zum einen durch Früherkennung die Anzahl kostenintensiver Krankenhausaufenthalte zu verringern und zum anderen die Lebensqualität für den Erkrankten sowie dessen Angehörigen zu erhöhen. Grundsätzlich besteht die Leistung des Telemonitoring darin, den Patienten mit telemedizintauglichen Medizingeräten auszustatten und in der Nutzung der Geräte zu schulen. Die Messgeräte übertragen nach erfolgter Messung die Daten automatisch an ein TMZ. Dort werden die Daten in einer elektronischen Patientenakte dokumentiert und vom Fachpersonal täglich ausgewertet. Neben den Patienten und ihren Angehörigen können auch Organisationen zu den Kunden zählen. So ist denkbar, dass die Kostenträger ebenfalls Leistungen vom Telemedizinzentrum nutzen und so bei gleichbleibender medizinischer Versorgungssicherheit ihre Kosten für die Versorgung der Patienten senken. Zur Kundenbindung wird sichergestellt, dass Patienten mit ihrem persönlichen Ansprechpartner verbunden werden.

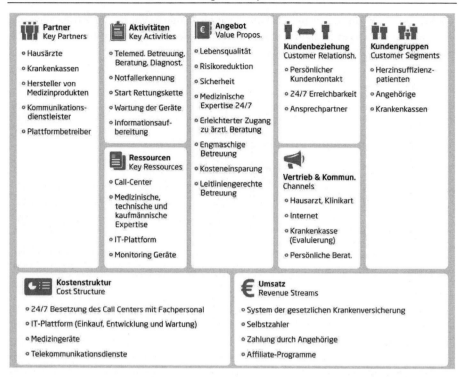

Abbildung 15: Beispielhaftes Geschäftsmodell „Telemonitoring für Herzinsuffizienz-Patienten"

Kostenträger haben einen persönlichen Kontakt zum TMZ und können das telemedizinische Behandlungsangebot für ihre Kunden gestalten. Die Ansprache der einzelnen Kundengruppen erfolgt über mehrere Kommunikationskanäle, z.B. über den Haus- oder Klinikarzt, über einen Internetauftritt des TMZ oder eine telefonische Beratung. Für die Evaluierung steht zusätzlich die Krankenkasse zur Verfügung. Gegenüber den Kunden tritt in der Regel nur ein Anbieter auf, der die übrigen Dienstleister miteinander verbindet und die Leistungsbündel koordiniert.

Die Zahlungsströme werden auf mehrere Kundengruppen aufgeteilt. Innerhalb der gesetzlichen Regularien gibt es mehrere Wege, für medizinische Leistungen Geld zu erhalten. Zum einen ist dies über das System der gesetzlichen Krankenversicherungen möglich – hierfür müsste die medizinische Leistung erstattungsfähig sein. Des Weiteren können Patienten direkte Zahlungen an den Leistungserbringer vornehmen. Schließlich können Angehörige zusätzliche Leistungen in Anspruch nehmen. Eine Information über den aktuellen Krankheitsstand kann Angehörigen gegen Bezahlung bereitgestellt werden. Durch die direkte Betreuung können auch Angebote dritter Unternehmen über Affiliate-Programme Umsätze generieren.

Die wesentlichen Kosten für die Dienstleistung entstehen durch die 24/7-Besetzung des TMZ mit medizinischen Fachkräften und Ärzten. Die Anschaffung der IT-Plattform sowie deren Weiterentwicklung machen einen weiteren großen Teil der Fixkosten aus. Variable Kosten entstehen durch die Medizingeräte, die Telekommunikation und den Umfang einzelner Beratungsleistungen. Insbesondere die fachlich hochwertige, personalintensive persönliche Betreuung der Patienten sowie die Bereitstellung mehrerer Kommunikationskanäle (Audio-Video-Kommunikation, Telefon, direkter Dialog, Internet) führen zu Kosten, die auf möglichst viele Kunden verteilt werden müssen.

Herausforderungen

In den Experten-Workshops wurden Ausgestaltungsmöglichkeiten und Herausforderungen von Geschäftsmodellen im Anwendungsfeld des Telemonitoring identifiziert und bewertet. Der Aufbau und die Finanzierung der notwendigen Ressourcen (IT-Plattform unter Berücksichtigung der Datenschutzanforderungen) sind die Hauptgründe für die fehlende Durchsetzung der Telemonitoring-Lösungen. Bei einer genaueren Analyse des Geschäftsmodells sieht man jedoch in den unterschiedlichen Building Blocks große Herausforderungen.

Die gesetzliche Regulierung schränkt die Möglichkeiten vor allem in Bezug auf Kundenansprache und -gewinnung stark ein. Das erforderliche persönliche Aufnahmegespräch durch einen Arzt des Telemedizinzentrums oder einen Vertragsarzt des Zentrums, die Ausstattung der Patienten mit geeigneten Geräten sowie die Ressourcen für eine eventuelle Schulung sind enormer zusätzlicher Aufwand gegenüber der derzeitigen konventionellen Behandlung. Vor allem die hierfür notwendige geographische Nähe von Leistungsempfänger und Telemedizinzentrum verringert den großen Vorteil von modernen Kommunikationsdiensten.

Auf der Erlösseite existieren weitere Schwierigkeiten. Grundsätzlich erwartet der Patient, dass Gesundheitsleistungen von der Krankenkasse übernommen werden. Dies setzt jedoch die Aufnahme der telemedizinischen Leistung in den Regelkatalog der GKV voraus. Alternativ besteht die Möglichkeit, dass Patienten selbst für die Leistungen zahlen. Diese sog. Selbstzahler-Modelle sind bislang nur in wenigen Teilbereichen der medizinischen Versorgungslandschaft vorhanden und nicht grundsätzlich etabliert oder akzeptiert. Eine Motivation zur Beteiligung an der Finanzierung der Dienste kann durch zusätzliche Mehrwerte geschaffen werden. Durch Einbindung der Angehörigen (Motivation: Sicherheit) oder weiterer Akteure wie Wohnungsbaugesellschaften (Motivation: vermietete Wohnungen) können die Kosten für das Telemonitoring gesenkt werden. Auch eine Mischfinanzierung anteilig durch Krankenkasse, Patient und Angehörigen sowie Infrastrukturprovider stellt eine attraktive Variante dar.

Die Realisierung möglicher Kosteneinsparungen im Rahmen von IV-Verträgen bietet einer Krankenkasse zusätzlich die Möglichkeit, sich im Wettbewerb mit einem Zusatzdienst zu behaupten. Problematisch ist hierbei die Incentivierung im deutschen Gesundheitssystem: Weniger wettbewerblich orientierte Kassen können im Rahmen des Risikostrukturausgleichs am Ende des Abrechnungszeitraums von den Kosteneinsparungen der innovativen Kassen profitieren. Dies senkt die Motivation der Kassen, als erste in innovative Dienste zu investieren.

Damit ein neues Geschäftsmodell in diesem Bereich Bestand hat, muss die angebotene Leistung (Value Proposition) die Bedürfnisse der Kunden optimal adressieren; zusätzlich muss es für die Kunden einfacher sein, die neu angebotene Leistung zu nutzen. Darüber hinaus sollte die erforderliche Infrastruktur seitens der Patienten vorhanden sein und die zu nutzenden Geräte sollten den Anforderungen der Zielgruppe entsprechen. Bietet eine Krankenversicherung beispielsweise an, dass Kunden, die sich vor jeder persönlichen ärztlichen Konsultation telemedizinisch beraten lassen, einen geringeren Beitrag zahlen, kann daraus ein neues, für die Beteiligten vorteilhaftes Geschäftsmodell entstehen. Das Interesse der Kunden wird durch den finanziellen Anreiz initial geweckt. Die Nutzung des Dienstes erfolgt über Telekommunikationsmedien, so dass die technologische Barriere möglichst gering ist. In der Nutzung wird der Mehrwert der Leistung für die Kunden erkennbar (z.B. unmittelbare ärztliche Beratung in der Nacht, Rezeptausstellung ohne Besuch in der Arztpraxis) (Osl et al. 2009). Das Telemedizinische Zentrum profitiert von mehr Kunden und daraus resultierend von einer besseren Auslastung und von einem höheren Bekanntheitsgrad. Die Versicherung kann für die Beratungsleistungen Behandlungsrichtlinien festlegen und die Patientenströme lenken lassen. Dadurch können zahlreiche Arztbesuche verhindert werden, was zu Kostenreduktion seitens des Krankenversicherers führt, der diese wiederum an seine Kunden weitergeben kann (Grandchamp & Gardiol 2011). Schließlich müssen die Kundengruppen in die Lage versetzt werden, die spezifischen telemedizinischen Angebote bewerten zu können. Während die Zufriedenheit mit dem Hausarzt oftmals über Mund-zu-Mund-Propaganda oder neuerdings auch über Bewertungsportale im Internet kundgegeben wird, gestaltet sich der Austausch bezüglich der Qualität der telemedizinischen Dienste weitaus schwieriger. Durch die Etablierung von Qualitätsstandards, die transparent vermittelt werden, kann den Kunden mehr Sicherheit angeboten werden.

E.3.3 *Geschäftsmodelle an der Schnittstelle von Telemonitoring und AAL*

Durch die Einbettung von Telemonitoring in ein weiter gefasstes Dienstkonzept für den zweiten Gesundheitsmarkt können sich zusätzliche Ansatzpunkte für Geschäftsmodelle ergeben. Im Rahmen des BMBF-Forschungsprojektes SmartSenior wurde untersucht, inwiefern sich AAL-Dienste mit telemedizinischen Diensten wie Telemonitoring sinnvoll in einem Geschäftsmodell verknüpfen lassen. Das Projekt SmartSenior zielt darauf ab, älteren Menschen mittels technologischer Innovationen ein langes und selbstbestimmtes Leben in den eigenen vier Wänden zu ermöglichen. Einen wesentlichen Aspekt bildet dabei der koordinierte und reibungslose Übergang der Nutzung von allgemeinen Unterstützungsleistungen hin zu telemedizinischen Leistungen für Senioren. Aufgrund von sicherheits- und datenschutzrechtlichen Bestimmungen können medizinische Leistungen häufig nicht über eine gemeinsame Infrastruktur mit AAL-Diensten erbracht werden. Dennoch kann für einzelne telemedizinische Dienste eine (partielle) Kombination mit AAL-Diensten medizinisch sinnvoll und technisch umsetzbar sein (Klaus et al. 2011).

In einem zusätzlichen SmartSenior-Workshop mit Anbietern telemedizinischer Dienste, Pflegedienstleistern, Krankenkassen, Wohnungsbaugesellschaften, IT-Unternehmen, Informations- und Kommunikationsnetzwerkbetreibern und Medizinprodukterstellern wurden verschiedene Kombinationsmöglichkeiten diskutiert und wesentliche Elemente für Geschäftsmodelle beschrieben. Hierfür wurde eine Vorauswahl an Diensten getroffen. Für die Auswahl der Dienste war zum einen der Bezug zu den Projektinhalten und zum anderen die gesundheitsökonomische bzw. die wirtschaftliche Relevanz der Dienste ausschlaggebend. So wurden aus dem SmartSenior-Projekt die telemedizinischen Dienste *Bewegungstraining* und *Schlaganfall-Rehabilitation* sowie die AAL-Dienste *virtuelle Community* und *Mieterservices* ausgewählt. Ergänzend wurden der bereits am Markt umgesetzte telemedizinische Dienst *Telemonitoring bei Herzinsuffizienz* sowie der AAL-Dienst *Smart-Metering/SmartHome* fokussiert. Mieterservices umfassen eine Bandbreite an unterschiedlichen Dienstleistungen, wie z.B. Kalender-, Informations- oder Bestelldienste, die über ein Mieter-Service-Portal den Mietern zur Verfügung gestellt werden.

Für das Telemonitoring war insbesondere der Dienst Virtuelle Community relevant. Virtuelle Community beschreibt virtuelle Gemeinschaften, die dem Austausch unter Betroffenen und deren Angehörigen dienen. Durch den Zusammenhalt und die gegenseitige Unterstützung der Patienten kann sich so die Compliance erhöhen. Der Dienst kann Patienten zudem im Umgang mit ihrer Erkrankung schulen, in Anlehnung an „Second Life" kann dies in spielerischer Form z.B. mit Hilfe eines Avatars geschehen. Eine andere Variante der virtuellen Community stellt eine Vernetzung der beteiligten Leistungserbringer dar.

Verknüpfung des Dienstes Virtuelle Community mit telemedizinischen Diensten

Den essentiellen Bestandteil der Leistungen, die im Rahmen eines virtuellen Versorgungsnetzwerkes angeboten werden, bildet das Case Management, das um jeweils indikationsspezifische telemedizinische Komponenten ergänzt werden kann. Das systematische Wissensmanagement ist ein wichtiger Bestandteil des Case Managements. Das integrierte, ganzheitliche Versorgungskonzept in Form eines Disease oder Case Managements unterstützt leitlinienorientierte Behandlungs- und Versorgungsprozesse.

Bei einer Vernetzung der am Versorgungsprozess beteiligten Leistungserbringer in Form einer *virtuellen Community* ergeben sich folgende Vorteile:

- Transparente Gestaltung durch Vernetzung und strukturierte Kommunikations- und Koordinationsprozesse
- Unterstützung der Managed Care Prozesse
- Effizientere Prozesse und Vermeidung von Doppeluntersuchungen
- Kontinuierliche Qualitätskontrolle und Qualitätssteigerung
- Unterstützung der Arbeit im interdisziplinären Team im Rahmen eines Shared Care Ansatzes

- Nachhaltige leitlinienorientierte Entscheidungsfindung in der Routineversorgung
- Datenbank für sekundäre Datenauswertung

Darüber hinaus werden kontinuierlich statistische Auswertungen erstellt, die neben einer Analyse der Prozess-Ergebnis-Beziehungen auch eine Weiterentwicklung von Versorgungs-standards ermöglichen. Die im Rahmen des Reportings übermittelten Daten tragen in Kombination mit weiteren, evidenzbasierten und datenbankgestützten Informationen wesentlich zur Qualitätssicherung bei, indem sie eine Optimierung der ärztlichen Entschei-dungsfindung zu jedem einzelnen Patientenfall ermöglichen.

Die Bereitstellung von Expertensystemen – samt Leitlinien und evidenzbasierten Empfeh-lungen – soll dabei sinnvolle und wissenschaftlich fundierte Entscheidungshilfen liefern, auf die schnell und zielgerichtet zugegriffen werden kann. Aus den dort hinterlegten Informa-tionen lassen sich die bestehenden Behandlungsstandards weiterentwickeln und daraus ableitend neue Leitlinien formulieren.

Eine gemeinsame Infrastruktur, z.B. in Form einer technischen Plattform, stellt eine wei-tere wichtige Ressource dar. Für eine angemessene Beurteilung der medizinischen Daten bedarf es zudem klar strukturierter diagnostischer Vorgehensweisen, die nur in Koopera-tion mit dem behandelnden Arzt möglich werden. Es müsste ein Referenzsystem aufgebaut werden, das den beteiligten Ärzten ermöglicht, nicht nur akut, sondern auch im langfristi-gen Betreuungsfall klare Beurteilungen zu fällen. Hierfür eignen sich sog. „Standard Opera-tion Procedures" (SOP) und Checklisten für die Interpretation und nachgeschaltete Wei-terverarbeitung der eingehenden Befunde. Zielgruppen dieses Dienstes sind die Leistungserbringer, die sich im Rahmen einer solchen *virtuellen Community* vernetzen. Hierzu zählen Pfleger, Ärzte, Sanitätshäuser und Reha-Einrichtungen sowie die pflegenden Angehörigen.

Als Anbieter für die Bereitstellung der technischen Infrastruktur kommt vorrangig eine Telekommunikationsgesellschaft in Frage. Anbieter im Sinne einer koordinierenden zent-ralen Stelle hingegen könnte sowohl eine Fachgesellschaft als auch ein Krankenhaus sein. Aus Sicht der Kostenträger ist dieser Dienst primär für die eigentlichen Leistungserbringer interessant.

Verknüpfung des Dienstes Telemonitoring bei Herzinsuffizienz mit AAL-Diensten

Aus Sicht der Telemonitoring-Anbieter ist eine Verknüpfung mit AAL-Diensten eine mögli-che Weiterentwicklung des eigenen Geschäftsmodells. Bestehende Online- bzw. Social-Network-Plattformen könnten gemeinschaftlich für die Übermittlung von medizinischen Daten und den Austausch mit dem Telemonitoring-Zentrum und dem behandelnden Arzt genutzt werden. Auch eine Konvergenz mit der bestehenden Technik (Computer, TV, Smartphones etc.) scheint in Zukunft selbstverständlicher zu werden. So eröffnen sich nicht nur neue Optionen für virtuelle Selbsthilfegruppen; auch Reminder-Funktionen für Termine und Medikationen, die über das Fernsehgerät dargestellt werden, individuell abgestimmte TV-Bewegungsprogramme sowie Dienstleistungsnetzwerke (Friseur, Einkauf, etc.), die als

Gesamtpaket einer Serviceeinrichtung der Wohnungsbaugesellschaft den Mietern angeboten werden könnten, stellen neue denkbare Services in dem Zusammenhang dar. Auch eine im Vorfeld konzeptionell verankerte und in die Wohnungsausstattung integrierte Infrastruktur könnte zur Übermittlung von medizinischen und motorischen Daten und der jeweiligen Feedbackschleife für den Patienten genutzt werden. Weiterhin könnte dem Patienten auch die Möglichkeit eingeräumt werden, bestimmte Funktionen und Services modular zusammenzustellen und je nach Bedarf zu aktivieren. Hinzu kommt die individuelle Anpassbarkeit der Endgeräte, die der Endnutzer nach seinen Bedürfnissen gestalten kann. So könnten zum Beispiel die verschiedenen Optionen für die Aktivierung/Deaktivierung des Bewegungsmelders vom Endnutzer direkt definiert werden (z.B. Licht aus/Herdplatte aus bei längerer Abwesenheit in der Küche).

Ziel ist es auch hier, die Eigenverantwortung der Patienten im Umgang mit ihrer Gesundheit zu stärken und ihnen durch die technischen Hilfsmöglichkeiten so lange wie möglich ein selbstbestimmtes Leben in der gewohnten häuslichen Umgebung zu ermöglichen. Insbesondere für Menschen in nicht großstädtischen Gebieten sind Telemonitoring-Dienstleistungen, die um weitere AAL-Servicedienste ergänzt werden, besonders interessant. Kritische Punkte hinsichtlich der Tragfähigkeit solcher Konzepte sind unter anderem die Personalkosten, die zur Schulung, Betreuung und Wartung erforderlich sind.

Für die Kombination des Telemonitoring mit einer virtuellen Selbsthilfe-Community ist als gemeinsame Ressource zunächst die Technikinfrastruktur zu sehen. Die IT-Plattform ist in beiden Fällen erforderlich und kann für beide Aktivitäten genutzt werden. Als Nutzerzielgruppe kommen neben dem Patienten sowohl die Angehörigen als auch das Pflegeperson in Frage, die sich jeweils separat einloggen könnten.

Als Mehrwert für den Patienten sind die stärkere Selbstbestimmtheit und die Möglichkeit zur Selbsthilfe und zum Austausch mit anderen Betroffenen vorrangig. Dem Patienten wird auf diese Weise eine hochwertige Versorgung gewährt und eine zusätzliche Versorgungssicherheit geboten. Der Kontakt mit anderen Community-Teilnehmern kann auch für die Angehörigen einen wichtigen sozialen Austausch bedeuten. Insbesondere können sich niedergelassene Ärzte in ländlichen Gebieten als Anbieter profilieren, die auf diese Weise auch eine Verminderung des Betreuungsaufwandes (z.B. lange Anfahrten) erfahren können. Auch ambulante Pflegeeinrichtungen können einen Teil der Betreuung als Serviceleistung anbieten.

Als Leistungsbestandteile sind Schwerpunktschulungen, Patientenleitlinien und Handlungsempfehlungen durch Ärzte zu sehen. Die Hausarzt-Facharzt-Vernetzung könnte verbessert und eine persönliche Arzt-/Pfleger-Patient-Vernetzung via Internet etabliert werden. Für Kostenträger wäre eine solche Lösung nur interessant, wenn eine medizinische Betreuung durch den behandelnden Arzt integriert wäre, der die anstehenden Behandlungsentscheidungen persönlich trifft. Die Problematik in der Umsetzung liegt nicht zuletzt in der mangelnden Technikaffinität der zu betreuenden Senioren und in den nur gering auf Präventivmedizin ausgerichteten Programmen der Kostenträger.

Telemonitoring besitzt das Potenzial, die Versorgungsgüte der Behandlung und die Lebensqualität der Betroffenen zu erhöhen, bei gleichzeitiger Verbesserung der Kostensituation im Gesundheitswesen (vgl. Tabelle 5).

Leistungserbringer-Community	Angehörigen- und Patienten-Community
• Transparenz durch Vernetzung	
• Unterstützung eines Shared-Care-Ansatzes und von Managed-Care-Prozessen	• Erhöhung der Compliance und der Motivation durch Austausch und Feedback
• Leitlinienorientierte Entscheidungsfindung	• Informierte und geschulte Angehörige
• Qualitätskontrolle und Qualitätssteigerung	• Mehr Lebensqualität
• Datenbank für sekundäre Datenauswertung	

Tabelle 5: Potenzial der Verknüpfung von virtueller Community mit telemedizinischen Diensten

Dennoch ist die Überführung solcher Dienstleistungen in die Versorgung mit zahlreichen Herausforderungen verbunden. Die Bereitschaft für neue Geschäftsmodelle muss erhöht und Adoptionsbarrieren müssen abgebaut werden. Durch weitere Anpassungen der Rahmenbedingungen im Gesundheitssystem kann die Etablierung von neuen Geschäftsmodellen zusätzlich unterstützt werden.

AAL-Dienste, darunter der Dienst virtuelle Community, können sinnvoll mit dem Telemonitoring für Herzinsuffizienz angeboten werden. Bei der Betrachtung einzelner Geschäftsmodellelemente für die Dienstkombination zeigt sich, dass damit einzelne Barrieren, die bei reinen Telemonitoringleistungen auftreten, umgangen werden können.

Die Betrachtung der Geschäftsmodelle innerhalb des vorgestellten Modells erlaubt einen schnellen Überblick über die Varianten und Ausgestaltungsmöglichkeiten der Geschäftsmodelle.

E.4   Standardisierung

Karolina Budych, Thomas M. Helms und Carsten Schultz

E.4.1   Qualitätsmanagement und Zertifizierung als Erfolgsfaktoren

Telemonitoring als ein zunehmend wichtiger werdender Teilbereich der Telemedizin zeichnet sich durch komplexe Prozessabläufe und ein unsicheres und sich stark veränderndes Umfeld aus. Die medizinischen Leistungserbringer stehen zunehmend auch vor der Herausforderung, eine bestmögliche und effiziente Versorgung sowie eine normkonforme Umsetzung und eine kontinuierliche Weiterentwicklung der entsprechenden qualitätssichernden Maßnahmen zu gewährleisten (Beyer 2006). Neben der technischen Interoperabilität und der Implementierung einheitlicher technischer Standards (vgl. Kapitel A.1) gilt es auch, einheitliche Prozessstandards und überprüf- und nachvollziehbare Qualitätskriterien für Telemedizinische Zentren zu schaffen. Qualitätsstandards in der Telemedizin und insbesondere im stark patientenorientierten Telemonitoring sind erforderlich, um den hohen Anforderungen einer optimalen Patientenversorgung gerecht zu werden. Die Einführung eines Qualitätsmanagement-Systems in einem Telemedizin-Zentrum kann dazu beitragen, die dortigen Prozesse zu optimieren und dadurch eine Qualitätssicherung zu gewährleisten. Die Nutzung von weitverbreiteten und anerkannten Standards und Normen kann so eine Maßnahme zum Umgang mit bestehenden Marktunsicherheiten darstellen (Benner 2009).

Immer öfter wird im Gesundheitswesen auf das Instrument der Zertifizierung zurückgegriffen, die die Übereinstimmung der Arbeitsabläufe mit anerkannten Standards und Normen zu einem bestimmten Zeitpunkt bestätigt. Auch in telemedizinischen Einrichtungen bietet eine Zertifizierung des dort eingeführten Qualitätsmanagement-Systems eine geeignete Möglichkeit, die genutzten Prozesse und Verfahren an objektiven Parametern messen zu lassen und dadurch die in der Praxis angewendeten qualitativen und datenschutzrechtlichen Vorgaben transparent zu machen (Farberow et al. 2008). Die Auditierung einzelner Einheiten oder Prozesse bietet zudem die Möglichkeit zur modularen Einführung von Qualitäts-, Risiko- oder Datenschutzsystemen, die eine kontinuierliche Verbesserung und Effizienzsteigerung unterstützen. Hiervon profitiert nicht nur das TMZ, sondern mittelbar auch der Patient: Durch die mit der Zertifizierung einhergehende Transparenz des Systems wird ein Maß geschaffen, das für vergleichende Evaluationen erforderlich ist. Eine nachgewiesene Qualitätsverbesserung schafft somit Zufriedenheit seitens der Patienten und Kostenträger, die wiederum die Wettbewerbsfähigkeit der jeweiligen Einrichtung steigert.

Im Rahmen des Projektes S.I.T.E. ist ein Zertifizierungsverfahren für Telemedizin-Zentren entwickelt worden, das unter Berücksichtigung der branchenspezifischen Anforderungen die Einhaltung der Forderungen nach ISO 9001 bei der Umsetzung des Qualitätsmanagementsystems (QMS) nachweist. Als Grundlage für die Anforderungen an das QMS in einer Organisation, die Telemonitoring betreibt, dient dabei die vom VDE entwickelte

Nationale Norm „VDE-AR-M 3756-1 – Qualitätsmanagement für Telemonitoring in medizinischen Anwendungen" (vgl. hierzu auch Kapitel 0). Im Folgenden werden zunächst die Prozesse und die Qualitätsdimensionen eines Telemedizin-Zentrums sowie die Struktur des darauf aufbauenden Zertifizierungssystems beschrieben. Anschließend werden die Chancen sowie mögliche Risiken, die sich der Einführung von Qualitätsmanagementsystemen und aus einer Zertifizierung ergeben, diskutiert.

E.4.2   Prozesse in einem Telemedizin-Zentrum

Für eine Zertifizierung sind der Aufbau eines *Qualitätsmanagement*systems (QMS) nach ISO 9001 und die anschließende Bewertung dieses Systems durch eine unabhängige Drittstelle erforderlich.

Voraussetzung für die Einführung eines QMS nach ISO 9001 bildet die Identifizierung der betrieblichen Prozesse (Biazzo & Bernardi 2003) Diese Prozessanalyse dient als Grundlage für die Definition der telemedizinspezifischen Qualitätsdimensionen und – darauf aufbauend – für die Ableitung der Anforderungen an ein entsprechendes Qualitätsmanagementsystem nach ISO 9001ff. Nach Maßgabe dieser Anwendungsregeln kann abschließend ein Audit durchgeführt und das TMZ zertifiziert werden.

Benner (2003) definiert Prozesse als "collections of activities that taken together produce outputs for customers" (Benner 2003). Dabei erscheint eine Unterscheidung in primäre, patientenbezogene sowie in sekundäre, patientenferne Prozesse sinnvoll. Die Versorgungsprozesse stehen klar im Vordergrund und beschreiben die eigentlichen telemedizinischen Dienstleistungen, wohingegen die technischen sowie die QM-Prozesse als sekundär bezeichnet werden können (vgl. Abbildung 16). Der Vollständigkeit wegen seien an dieser Stelle auch die Tertiärprozesse erwähnt, welche die übrigen betrieblichen Prozesse im TMZ umfassen (Logistik, Administrationsbedarf, Postverkehr etc.), die nicht spezifisch für ein TMZ sind und auf die somit in der folgenden Beschreibung auch nicht näher eingegangen wird.

Im Fokus der Therapie steht die Behandlung durch den betreuenden Arzt. Hier folgt der Vorstellung des Patienten zunächst die Einstellungsphase, die die Anamnese, die notwendigen Untersuchungen, die Diagnose, Risikostratifizierung sowie die Aufstellung des Therapieplans umfasst. Anschließend findet die eigentliche, vorwiegend medikamentöse Therapie statt, die im weiteren Verlauf je nach individuellem Auftreten der Symptome kontinuierlich angepasst wird. Telemonitoring soll in erster Linie eine unterstützende und ergänzende Funktion in der medizinischen Versorgung des Patienten bieten. Auch hier steht zu Beginn der Behandlung eine vorbereitende Phase, in der der Patient rekrutiert und ins Programm aufgenommen wird.

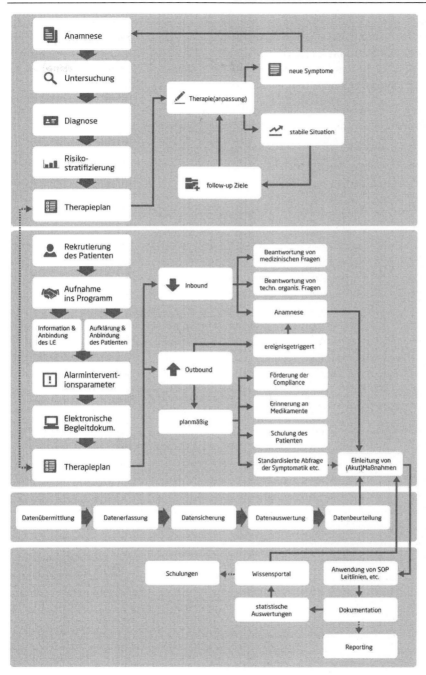

Abbildung 16: Schematische Darstellung der Prozesse in einem TMZ

Wichtig ist hierbei, dass nicht nur der Patient selbst umfassend über das TM-Programm aufgeklärt, sondern dass der betreuende Leistungserbringer von Beginn an in den telemedizinischen Behandlungsprozess mit einbezogen und in strukturierter Form über den Ablauf des Programms informiert wird. Die An- und Einbindung des behandelnden Arztes sollte während der gesamten Laufzeit des Programms

in Form von kontinuierlichen Rückspiegelungen des jeweiligen Gesundheitszustandes des Patienten und einem stetigen Informationsaustausch gewährleistet werden.

Im Zentrum des telemedizinischen Versorgungsprozesses stehen die Begutachtung der eingehenden Vitalparameter (Telemonitoring) sowie die strukturierte Betreuung von Patienten durch medizinisch ausgebildetes Fachpersonal (Telecoaching).Letzteres kann unterschieden werden in das Entgegennehmen von eingehenden Telefonanrufen (Inbound) sowie die aktive Kontaktaufnahme mit dem Patienten (Outbound). Insbesondere bei den planmäßigen, vom TMZ ausgehenden Anrufen, bei denen der Patient in standardisierter Form zu Lebensqualität, Medikation, klinischer Symptomatik und zur Häufigkeit von Arztbesuchen und Klinikaufenthalten befragt wird, stehen dabei eine Verhaltensmodifikation, eine gesteigerte Adhärenz sowie die Schulung und Sensibilisierung des Patienten als wesentliche Ziele im Vordergrund. Darüber hinaus hat der Patient selbst auch die Möglichkeit, sich bei technischen, organisatorischen oder medizinischen Fragen an das betreuende TMZ zu wenden. Ausgewählte Patientengruppen können zudem indikationsabhängig durch Telemonitoring unterstützt werden. Telemonitoring sichert dabei einerseits die konsequente Überwachung des Patienten mit akuter Gefährdung, indem dieser selbst entsprechende Daten an das TMZ übermittelt. Andererseits ermöglicht es auch eine kontinuierliche Therapieführung und -steuerung bei chronischen Erkrankungen, wobei die Daten in diesem Fall automatisch ans TMZ übertragen werden.

Die beschriebenen Versorgungsprozesse, in deren Fokus das Telecoaching und das Telemonitoring stehen, werden durch weitere, sekundäre Prozesse ergänzt und unterstützt. Da die im TMZ angebotenen Leistungen ohne direkten Kontakt zum Patienten erfolgen und die Mitarbeiter somit vorwiegend auf Grundlage der eingehenden Vitalparameter einen möglichen Interventionsbedarf erkennen müssen, kommt den technischen Prozessen eine – verglichen mit anderen Einrichtungen des Gesundheitswesens (Krankenhäuser etc.) – eine besonders hohe Bedeutung zu. Dabei gehen die vom Patienten oder betreuenden Arzt erhobenen Daten und Befunde zunächst im TMZ ein und werden unter Berücksichtigung von Anamnese-Daten wie Alter, Geschlecht, Begleitkrankheiten, Risikofaktoren oder Prämedikationen ausgewertet. Werden dabei individuell festgelegte Grenzwerte unter- bzw. überschritten, wird sofort ein Alarm ausgelöst, so dass umgehend therapeutische Maßnahmen eingeleitet werden können.

Alle Daten, Ereignisse sowie Interaktionen werden dokumentiert, so dass eine Basis für die weiteren qualitätssichernden Maßnahmen geschaffen wird. Für eine längerfristige und durchgreifende Legitimation eines TMZ ist ein integriertes, ganzheitliches Versorgungskonzept in Form eines Disease oder Case Managements für das Telemonitoring des Patienten eine wesentliche Voraussetzung. Daher gilt es, neben der Sicherstellung der eigentlichen

Behandlungs- und Versorgungsprozesse auch entsprechende qualitätssichernde Prozesse einzuführen. In dem Zusammenhang wird in der Literatur oftmals auf die Notwendigkeit einer breiten Wissensbasis hingewiesen, die insbesondere im Disease Management einen wesentlichen Erfolgsfaktor darstellt (Aydincioglu & Lauterbach 2001).

Für eine angemessene Beurteilung der eingehenden Daten bedarf es klar strukturierter diagnostischer Vorgehensweisen, die nur in enger Abstimmung mit dem behandelnden Arzt möglich werden. Es ist daher unabdingbar, ein Referenzsystem aufzubauen, das es den Ärzten des Telemedizinischen Zentrums ermöglicht, nicht nur akut, sondern auch im langfristigen Betreuungsfall klare Entscheidungen zu treffen. Hierfür stehen Standard Operation Procedures (SOP) und Checklisten für die Interpretation und nachgeschaltete Weiterverarbeitung der eingehenden Befunde zur Verfügung. Hintergrund dieser Informationen bilden dabei stets Leitlinien und die evidenzbasierte Medizin.

Alle klinisch relevanten Vorgänge, die evidenzbasierten Empfehlungen und die daraus resultierenden ärztlichen Handlungen werden stets an Patienten, Leistungserbringer und Leistungserstatter berichtet. Darüber hinaus werden, abgeleitet aus den Ergebnismessungen, kontinuierlich statistische Auswertungen erstellt, die neben einer Analyse der Prozess-Ergebnis-Beziehungen auch eine Weiterentwicklung von Versorgungsstandards ermöglichen. Aus den dort hinterlegten Informationen sowie aus den gewonnenen Erfahrungen lassen sich nicht nur Rückschlüsse auf eine Verbesserung der Prozesse ziehen, sondern auch die bestehenden Behandlungsstandards weiterentwickeln und daraus abgeleitet neue Leitlinien formulieren. Diese bilden die Basis für das Wissensportal, in welchem auch Evaluationsergebnisse, aggregierte Informationen über die Epidemiologie, Prävention, Pathologie sowie die klinische und ökonomische Effektivität der Behandlungsmethoden hinterlegt sind.

E.4.3 Anforderungen an ein Qualitätsmanagementsystem in einem Telemedizin-Zentrum

Aufbauend auf den identifizierten und oben beschriebenen Prozessen in einem TMZ ist die Definition der Anforderungen an ein Qualitätsmanagementsystem erforderlich. Eine gute Grundlage für ein Qualitätsmanagement bieten dabei die weltweit anerkannten Normen der ISO 9000-Reihe, die prozessorientiert aufgebaut sind und konkrete Hinweise und international gültige Forderungen liefern, wie ein Management-System bezüglich der Qualität von Produktion, Dienstleistung und Entwicklung aufzubauen und weiterzuentwickeln ist. Im Mittelpunkt stehen dabei stets die Messung und die Verbesserung der Organisationsprozesse (Benner 2003).

Die Normen dieser Reihe sind kompatibel mit weiteren Systemnormen und Anforderungen (z.B. Arbeitssicherheit, Risikomanagement, Umweltmanagement) und branchenübergreifend anwendbar. Die DIN EN ISO 9001, die die Kundenzufriedenheit als Maßstab für die Qualität in den Fokus stellt, bietet gleichzeitig eine gute Grundlage für die Zertifizierung der Organisation (vgl. Abbildung 17). Für die Zertifizierung eines Qualitätsmanagementsystems in einem TMZ müssen die Darlegungselemente der branchenneutralen DIN EN ISO 9001 an die spezifischen Forderungen der Telemedizin-Branche angepasst werden. Hierzu sollen zunächst die Elemente eines Qualitätsmanagementsystems in einem TMZ sowie die daraus resultierenden Anforderungen definiert werden (vgl. Abbildung 18).

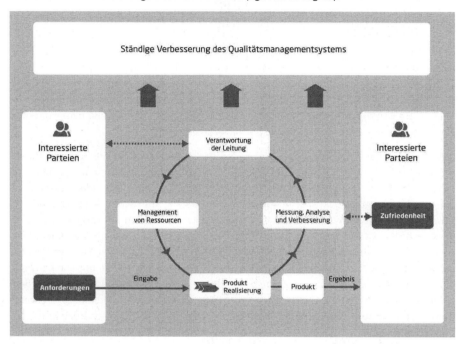

Abbildung 17: Prozessmodell nach ISO 9001 (DIN EN ISO 9001)

Der Systematisierung von Donabedian folgend, steht die Gestaltung von Struktur, Prozessen und Ergebnissen im Fokus der Betrachtung (Donabedian 1980).

Die Struktur umfasst neben der Infrastruktur alle organisatorischen Rahmenbedingungen im TMZ, darunter die Strategie, die Unternehmenskultur sowie die personellen Ressourcen. Ein Unternehmen, welches ein QMS nach ISO 9001 eingeführt hat, muss demnach eine Führung haben, die sicherstellt, „dass die Kundenanforderungen ermittelt und mit dem Ziel der Erhöhung der Kundenzufriedenheit erfüllt werden". Im Zuge der Einführung eines QMS muss eine entsprechende Qualitätsstrategie definiert und in Einklang mit der Unternehmensstrategie gebracht werden. Strategisch relevante Qualitätsziele sollen aus den strategischen Zielen der Einrichtung abgeleitet und eindeutig formuliert werden. Es gilt dabei, die Qualitätsziele insbesondere im Hinblick auf die Betreuung und Behandlung der Patienten auszurichten. So können qualitätssichernde Maßnahmen ergriffen werden, um den Kundennutzen zu optimieren oder Einsparungen zu erzielen. Darüber hinaus kann die Berücksichtigung von Qualitätszielen in der Unternehmensstrategie dazu beitragen, das Risiko für ein Organisationsverschulden zu verringern bzw. den Schaden zu mindern. Vor diesem Hintergrund ist es auch wichtig, dass das Unternehmen sich der strategischen Bedeutung der kontinuierlichen Qualitätsverbesserung bewusst wird. Der Erfolg eines QMS hängt zudem vom Vorhandensein einer qualitätsorientierten Unternehmenskultur ab (Khurana & Rosenthal 1997). So sollte die Leitung für das Erreichen von definierten Qualitätszielen Verantwortung tragen und die Bereitschaft der Mitarbeiter zu Veränderungen und Innovationen fördern. Die Einbindung der Mitarbeiter in den Prozess des Qualitätsmanagements stellt dabei ebenso einen Teil einer qualitätsorientierten Kultur dar wie eine positive Fehlerkultur, die insbesondere im medizinischen Bereich von hoher Bedeutung ist.

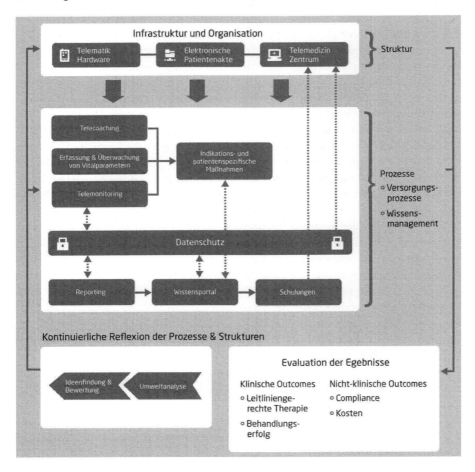

Abbildung 18: Anforderungen an ein Qualitätsmanagement in einem TMZ

Darüber hinaus sollte die Leitung auch dafür sorgen, dass die notwendigen Ressourcen zur Realisierung der telemedizinischen Dienstleistung und zur Einführung und Aufrechterhaltung des QM-Systems vorhanden sind. Im TMZ liegt der Schwerpunkt hierbei gleichermaßen auf den personellen wie auf den technischen Ressourcen. Das Personal, das die telemedizinischen Dienstleistungen ausführt oder unterstützt, benötigt eine angemessene medizinische Ausbildung. Da die Aufgaben und Tätigkeiten vielfältig sind, müssen die Mitarbeiter neben fachlichen Fähigkeiten und Fertigkeiten auch soziale, persönliche und methodische Kompetenzen aufweisen (Budych 2010) Hier besteht derzeit Verbesserungspotenzial, da es noch kein einheitliches Berufsbild eines telemedizinischen Assistenten und keine akkreditierten Weiterbildungsmöglichkeiten gibt.

Ein weiteres wesentliches Merkmal der Strukturqualität in einem TMZ stellt die Infrastruktur dar, die das eigentliche TMZ, die Software und die Hardware umfasst. Für die Hardwareumgebung ist dabei nicht nur die Qualität der Geräte zur Messung und Übertragung von definierten physiologischen Vitalparametern, z.B. Blutdruck, Sauerstoffsättigung, Gewicht, essentiell, sondern auch die einfache Handhabung durch die Patienten, die ohne technische Vorkenntnisse möglich sein muss. Die zentrale Software-Komponente stellt hingegen die elektronische Patientenakte (EPA) dar, die ein Kernelement des Telemedizinprogramms bildet und in der die persönlichen Daten des Patienten, alle für die Krankheit relevanten anamnestischen Parameter und sämtliche Kontakte zum Telemedizinischen Zentrum sofort aufrufbar gespeichert sind. Ziel ist es, dass der Patient und alle an seiner Versorgung beteiligten Akteure – unter Berücksichtigung der jeweiligen Zugriffsrechte – einrichtungsübergreifend Zugang zur Dokumentation haben. In diesem Sinne soll die EPA im Zentrum der Gesundheitsversorgung stehen und die Umsetzung von ganzheitlichen, integrierten Versorgungskonzepten wie Case oder Disease Management unterstützen. Vor diesem Hintergrund ist wichtig, dass das TMZ über eine entsprechend konfigurierte Patientenakte verfügt, die den Austausch medizinisch relevanter Daten mit den an der Behandlung beteiligten Arztpraxen, Krankenhäusern und Reha-Kliniken ermöglicht. Voraussetzung hierfür sind zunächst entsprechende Schnittstellen zu den extern erhobenen Daten sowie für den Patienten und das behandelnde Personal im TMZ. Angesichts der Tatsache, dass die Implementierung einer einrichtungsübergreifenden Patientenakte an der derzeit noch eingeschränkten Interoperabilität der Primärsysteme scheitert, mit denen die verschiedenen Einrichtungen arbeiten, kommt der Kommunikationsfähigkeit der EPA im TMZ mit internen und externen Partnern als ein erster Schritt auf dem Weg zu einer einrichtungsübergreifenden elektronischen Patientenakte (eEPA) daher eine besondere Bedeutung zu. Neben der Software und der Hardware zählen der Raumbedarf und die technische Ausstattung des Telemedizinischen Zentrums zu wichtigen Parametern der Strukturqualität. Hierbei ist insbesondere darauf zu achten, dass die Arbeitsumgebung so gestaltet ist, dass die datenschutzrechtlichen Vorschriften eingehalten werden. Voraussetzungen hierfür bilden u.a. Zugangs-, Zugriffs- und Zutrittskontrollen sowie entsprechend geschützte Backoffice-Arbeitsplatzsysteme und Datenträger. Auch die Protokollierung der Dateneingabe sowie die Datenspeicherung müssen klar definierten Qualitätskriterien folgen.

Während die Strukturqualität somit die notwendigen Voraussetzungen für die Erbringung der (tele-)medizinischen Dienstleistungen beschreibt, ist die Prozessqualität von entscheidender Bedeutung für die Gesamtqualität (Donabedian 1980). Sie bezieht sich laut ISO

9001 auf alle Aktivitäten, die im Laufe der Patientenversorgung getroffen werden. Dabei kann zwischen den die eigentliche Behandlung betreffenden Versorgungsprozessen sowie den parallel hierzu stattfindenden Prozessen, die Teil des Qualitätsmanagements sind, unterschieden werden. Im Zentrum des eigentlichen telemedizinischen Versorgungsprozesses stehen die Begutachtung der eingehenden Vitalparameter (Telemonitoring) sowie die telefonische strukturierte Betreuung von Patienten durch medizinisch ausgebildetes Fachpersonal (Telecoaching). Von besonderer Bedeutung für die Qualität dieser Prozesse ist dabei der Anspruch, die Präventions- und Behandlungsmaßnahmen an den individuellen Bedürfnissen der Patienten und an den indikationsspezifischen Notwendigkeiten auszurichten. So kann eine regelmäßige Kontaktierung von Patienten mit der gleichen Indikation durchaus unterschiedliche Effekte bewirken, die auf die differierenden persönlichen Eigenschaften zurückzuführen sind, wie z.B. der Grad der Offenheit oder der Kommunikationsfreudigkeit. Um ein Höchstmaß an Qualität in der Versorgung zu erreichen, muss es somit möglich sein, die Standardarbeitsabläufe und die Behandlungspfade zu individualisieren (VDE 2006b).

Neben den Versorgungsprozessen stellt auch ein systematisches Wissensmanagement einen wesentlichen Bestandteil des Qualitätsmanagement-Systems dar. Dies ist insofern wichtig, als ein integriertes, ganzheitliches Versorgungskonzept den Hintergrund für das Telemonitoring des Patienten bilden muss und daher neben der Sicherstellung der Behandlungs- und Versorgungsprozesse auch entsprechende Wissensmanagement-Prozesse einzuführen sind (Neuffer 1996; Aydincioglu & Lauterbach 2001). Für eine angemessene Beurteilung der eingehenden Daten bedarf es zunächst klar strukturierter diagnostischer Vorgehensweisen. Es ist daher unabdingbar, ein Referenzsystem aufzubauen, das den Ärzten des Telemedizinischen Zentrums ermöglicht, klare Beurteilungen zu fällen. Auch hierfür können Standard Operation Procedures (SOP) und Checklisten für die Interpretation und nachgeschaltete Weiterverarbeitung der eingehenden Befunde herangezogen werden. Die Reporting-Funktion, welche ebenfalls Bestandteil des Wissensmanagement-Systems ist, beinhaltet die unterschiedlichsten Optionen, die vom einfachen, ereignisgetriggerten Bericht an den behandelnden Arzt bis zur komplexen Datenanalyse zur Beantwortung von wissenschaftlichen Fragestellungen reichen. Zur Unterstützung dieser Funktionalität ist ein webbasiertes Internetportal für Patienten und autorisierte medizinische Partner erforderlich, über das jederzeit Einsicht in die elektronische Patientenakte genommen werden kann. Zusätzlich kann dieses Portal als Kommunikationsplattform zwischen Arzt und Patient genutzt werden. Dieses Reporting-Modul stellt eine hochvalide Quelle zur Sekundärauswertung von Daten, u.a. für statistische Zwecke, dar. Durch die Verfügbarkeit von Daten großer Patientenkollektive ergeben sich so spezielle Auswertungsmöglichkeiten für Anwendungsbeobachtungen, klinische Studien und Langzeitbeobachtungen.

Die im Rahmen des Reportings übermittelten Daten tragen in Kombination mit weiteren, evidenzbasierten und datenbankgestützten Informationen wesentlich zur Qualitätssicherung bei, indem sie eine Optimierung der ärztlichen Entscheidungsfindung zu jedem einzelnen Patientenfall ermöglichen. Die Bereitstellung von Expertensystemen soll dabei sinnvolle und wissenschaftlich fundierte Entscheidungshilfen liefern, auf die schnell und zielgerichtet zugegriffen werden kann. Eine weitere wichtige Komponente des Wissensmanagements beim Telemonitoring stellen Schulungen für das Personal und für die medizinischen Partner und Patienten dar, die in Form von Simulations-, Evaluations- und Checklistenprogrammen auf breiter Datenbankbasis realisiert werden können.

Ein zentraler Aspekt, der insbesondere in der Telemedizin von hoher Relevanz ist und in allen Prozessen im TMZ berücksichtigt werden muss, ist der Datenschutz. Als nicht-öffentliche Stelle, die personenbezogene Daten erhebt, verarbeitet oder nutzt, ist das TMZ nach § 9 Bundesdatenschutzgesetz verpflichtet, technische und organisatorische Maßnahmen zu treffen, die erforderlich sind, um die Ausführung der datenschutzrechtlichen Vorschriften sicherzustellen. Hierzu zählen neben klar geregelten Zutritts-, Zugangs- und Zugriffskontrollen u.a. auch eine Protokollierung der Dateneingabe im TMZ, Maßnahmen zum Schutz von personenbezogenen Daten gegen zufällige Zerstörung oder Verlust sowie die Löschung der patientenbezogenen Daten nach einer Dauer von zehn Jahren. Insbesondere der elektronische Austausch medizinischer Daten erfordert einen sicheren datenschutzrechtlichen Kontext. Grundanforderungen bestehen dabei hinsichtlich Verfügbarkeit, Vertraulichkeit, Authentizität, Integrität, Unabstreitbarkeit sowie Justiziabilität (VDE 2005).

Die Qualität der Ergebnisse schließlich, die durch die Erbringung der telemedizinischen Dienstleistung als integraler Bestandteil eines ganzheitlichen Versorgungskonzeptes erzielt worden sind, stellt als dritte Dimension der Gesamtqualität die Differenz zwischen dem Eingangs- und dem Ausgangszustand dar. Im Falle des Telemedizinischen Zentrums handelt es sich dabei vorrangig um eine leitliniengerechte Therapie und einen verbesserten Gesundheitszustand und die daraus resultierende Patientenzufriedenheit. Daneben stellen auch die Behandlungs- und insbesondere die Hospitalisierungskosten sowie die Adhärenz des Patienten weitere wichtige nichtklinische Qualitätsmaße dar. Die Ergebnisqualität wird in der ISO 9001 im Abschnitt „Messung, Analyse und Verbesserung" beschrieben. Demnach muss das TMZ die Konformität der telemedizinischen Dienstleistungen sicherstellen und die Wirksamkeit des QMS kontinuierlich verbessern, indem entsprechende Überwachungssowie Mess- und Analyseprozesse implementiert werden. Hierzu gehören neben der Messung der Patientenzufriedenheit auch regelmäßig durchzuführende Audits und Prüfungen der telemedizinischen Dienstleistungen. Weitere Instrumente der Qualitätssicherung, die der Steigerung der Leistungsfähigkeit des TMZ dienen, können Qualitätszirkel sowie ein dokumentiertes Verfahren zum Umgang mit Fehlern sein.

Der Anspruch nach einer ganzheitlichen, sektorenübergreifenden Ausrichtung eines TMZ geht somit mit zahlreichen Anforderungen an die Qualität in den Strukturen, den Prozessen und schließlich den Ergebnissen einher. Vor diesem Hintergrund ist ein Qualitätsmanagementsystem unverzichtbar, das sicherstellt, dass die Qualität der Prozesse, Strukturen und Ergebnisse geprüft und optimiert wird, mit dem Ziel einer dauerhaften Verbesserung der Patientenversorgung und der Kundenzufriedenheit. Der Erfolg eines prozessorientierten Managements hängt dabei von mehreren Faktoren ab. Dem Personalmanagement kommt dabei insofern eine große Bedeutung zu, als die Mitarbeiter neue Fähigkeiten erlernen und bestehende – insbesondere methodische –

Kompetenzen ausbauen müssen (Ittner & Larcker 1997). Zudem erfordern die erfolgreiche Einführung eines QMS nach ISO 9001 und die langfristige Ausrichtung des Unternehmens nach diesen Qualitätsstandards stets auch entsprechende Qualifikationen seitens des Personals. So konnte Zbaracki (1998) in seiner Untersuchung des TQM-Konzepts zeigen, dass technisches Wissen den Umgang mit Qualitätsstandards erleichtern kann. Darüber hinaus ist die Informationsleitung ein wesentliches Erfolgskriterium, da so die Kommunikation und damit auch die Problemidentifizierung erleichtert werden. Schließlich stellen die Beziehungen zum Kunden bzw. seine Einbindung in den Produktentwicklungsprozess sowie das Commitment der Leitung weitere Erfolgsfaktoren bei der Einführung eines QMS dar (Ittner & Larcker 1997). Mit der Umsetzung eines Qualitätsmanagementsystems geht somit eine große Anzahl von organisatorischen, technischen und personellen Maßnahmen einher.

Die Überprüfung und Bestätigung des eingeführten Qualitätsmanagementsystems erfolgen durch ein Audit und die anschließende Zertifizierung durch eine akkreditierte Drittstelle. Im Folgenden wird die Ableitung eines solchen Zertifizierungsverfahrens auf der Grundlage eines bereits etablierten Verfahrens aufgezeigt.

E.4.4 Zertifizierung eines Telemedizin-Zentrums

Da die telemedizinische Versorgung sich durch eine Distanz zwischen dem behandelnden Arzt und dem Patienten auszeichnet und der technologischen Infrastruktur zur Datenübertragung eine besonders große Bedeutung zukommt, müssen die Kriterien, die die Patientenorientierung und das Informationswesen beschreiben, neu gewichtet und angepasst werden. Im Zentrum aller Qualitätsbemühungen steht die Verbesserung der Patientenversorgung in den Dimensionen Prozesse sowie Ergebnisse. Da der Patient lediglich telefonisch vom TMZ kontaktiert wird und ein persönlicher Kontakt nicht stattfindet, entfallen die mit der ambulanten oder stationären Aufnahme verbundenen Anforderungen an Terminierungen, Aufnahmeprozesse, Diagnostik und Belegungsplanungen. Stattdessen kommt der Aufnahme des Patienten in das Betreuungsprogramm, insbesondere der Aufklärung und Anbindung, aber auch der Erstellung eines Behandlungsplanes sowie einer elektronischen Begleitdokumentation, eine hohe Bedeutung zu. Die Betrachtung von logistischen Prozessen, die in Krankenhäusern stattfinden und u.a. die Ernährung, Arzneimittelversorgung und den Transport betreffen, entfällt bei der Zertifizierung eines TMZ.

Indes rückt die Qualität der telefonischen Betreuung in den Fokus der Bewertung. So muss geprüft werden, inwieweit Behandlungspfade bzw. SOPs vorhanden sind, die sowohl den Umgang der Mitarbeiter mit den eingehenden Daten regeln, als auch eine Anleitung für die Gesprächsführung mit dem Patienten darstellen.

Darüber hinaus ist die Konformität der eingeführten Datensicherheitsmaßnahmen mit den entsprechenden gesetzlichen Vorgaben zu prüfen. Dabei muss ein abgestimmtes Verfahren existieren, das die Erfassung, Dokumentation und Verfügbarkeit von Patientendaten sicherstellt.

Da aus Sicht des Qualitätsmanagements der einzelne Mitarbeiter als die wichtigste Ressource des Unternehmenserfolges gesehen wird, muss die Mitarbeiterorientierung entsprechend berücksichtigt und im Rahmen der Zertifizierung überprüft werden. Hier besteht derzeit Verbesserungspotenzial, da es noch kein einheitliches Berufsbild eines telemedizinischen Assistenten und keine akkreditierten Weiterbildungsmöglichkeiten gibt. Die Unternehmen müssen somit interne Qualifizierungsmaßnahmen und Schulungen anbieten.

E.4.5 Qualitätsmanagementsysteme und Zertifizierung: Chancen und Risiken

Cole und Scott (2000) haben Prozessmanagementsysteme als „vielleicht wichtigste Innovation des 20. Jahrhunderts" bezeichnet. Die Schaffung von einheitlichen technischen und qualitativen Standards, welche das Risiko von Insellösungen verringern, sowie die Sicherstellung der hierfür notwendigen Prozessstandards sind wichtige Voraussetzungen für eine erfolgreiche Überführung der Telemonitoring-Dienste in die Regelversorgung. Dies wurde in den durchgeführten Experten-Workshops, die die Barrieren in der Telemedizin thematisierten, bestätigt. Um den hohen Anforderungen einer optimalen Patientenversorgung gerecht zu werden, sind strenge Qualitätsstandards erforderlich. Die Schaffung einheitlicher Prozess- und Qualitätsstandards kann die Technikakzeptanz in der Bevölkerung steigern. Sie kann darüber hinaus einen Beitrag dazu leisten, bestehende Marktunsicherheiten zu beseitigen (Benner 2009). Das Kernelement von Qualitätsmanagementprogrammen und Zertifizierungsverfahren bildet dabei ein prozessorientiertes, systematisches Management, das der Optimierung und der Förderung der Adhärenz von Prozessen dient. In zahlreichen Untersuchungen konnten positive Effekte solcher Prozessmanagement-Aktivitäten belegt werden, so wird von verbesserten Kunden- und Lieferantenbeziehungen und einem Imagegewinn des Unternehmens berichtet (Rao et al. 1997). Führt ein Unternehmen qualitätssichernde Maßnahmen ein, so wird es zudem als innovativer aufgefasst, was wiederum seine Reputation positiv beeinflusst und so gleichzeitig auch zu einer schnellen Diffusion der eingeführten Standards führt (Staw & Epstein 2000; Beck & Walgenbach 2009). Bereits die Ankündigung der Einführung eines Management-Instrumentes zur Steigerung der Qualität kann sich positiv auf die Reputation eines Unternehmens auswirken (Westphal & Zajac 1998). Es bestehen jedoch auch Zweifel, inwiefern die Endkunden die mit der Zertifizierung einhergehende Qualitätsverbesserung überhaupt wahrnehmen (Guller et al. 2002).

Die Einführung von Standards und die damit einhergehende Prozessoptimierung können zu Kostenreduktionen und Produktivitätssteigerungen und so insgesamt zu einem Effizienzanstieg der Unternehmensabläufe führen. Voraussetzung hierfür sind die kontinuierliche Adaption und Wiederholung der eingeführten Praktiken (Benner & Tushman 2002). Diese Fokussierung auf inkrementelle Prozessanpassungen führt jedoch auch zu einer zunehmenden Routine, die sich zwar positiv auf die Stabilität und die Verlässlichkeit auswirkt, jedoch gleichzeitig auch zu einer verminderten Wettbewerbsfähigkeit beitragen kann. Die Einführung eines QMS führt zu einer zunehmenden Formalisierung der Prozesse und daher gleichzeitig auch zu einer Abnahme der Flexibilität (Beck & Walgenbach 2005; Walgenbach 2001). Mit der Einführung eines QMS entwickelt sich zudem eine Eigendynamik, die dazu führt, dass vorrangig Vorhaben umgesetzt werden, die schnell zu einer Effizienzsteigerung oder einer Kostenreduktion führen. Radikale und damit unsichere und nur schwer zu quantifizierbare Innovationen hingegen erscheinen weniger attraktiv und werden nur beschränkt gefördert (Levinthal & March 1993). Gleichzeitig führen Prozessmanagement-Aktivitäten zu einer verringerten Änderungs- und Adaptionsbereitschaft und können in einem unsicheren Kontext, z.B. bei radikalen Innovationen oder bei der Erschließung neuer Märkte, sogar kontraproduktiv sein (Benner 2009). Hier bedarf es daher entsprechender Maßnahmen, um die Änderungsbereitschaft zu fördern.

Der Wettbewerbsdruck erfordert sowohl eine ständige Verbesserung der organisatorischen Routinen und des bereits vorhandenen Wissens als auch die Fähigkeit zur schnellen Anpassung und Innovation. Die Herausforderung, der sich Unternehmen, die Prozess-Management-Aktivitäten einführen, zunehmend stellen müssen, besteht folglich darin, das Spannungsfeld zwischen Innovation und Routine zu überwinden und so das Gleichgewicht zwischen Exploration und Exploitation zu erhalten (Benner & Tushman 2003).

Unternehmen müssen bestimmte Fähigkeiten besitzen, um strategische Kompetenzen neu- und weiterentwickeln und auf hoch dynamische Umweltveränderungen reagieren zu können.

Bei der Etablierung eines prozessorientierten Qualitätsmanagementsystems ist es daher notwendig, die dahinter stehenden Annahmen und Leitwerte hinterfragen und die bisherigen qualitätssichernden Prozesse auf ihre Angemessenheit und auf die Gültigkeit der Zielsetzungen hin überprüfen zu können. Insbesondere müssen die Prämissen und das Konzept des eingeführten QMS neu überdacht und um dynamische Komponenten ergänzt werden. Ein systematisches Innovationsmanagement kann die Weiterentwicklung des QMS daher insofern unterstützen, als es „durch die Etablierung und Aufrechterhaltung der betrieblichen Innovationsfähigkeit die Wettbewerbsfähigkeit der Unternehmung" (Busse 2005) sicherstellt und ausbaut.

E.4.6   Vertrauen durch Zertifizierung: Zusammenfassung und Ausblick

Die Innovationsdynamik in der Technologie sowie die demografischen Herausforderungen erfordern zunehmend neue Konzepte in der medizinischen Versorgung. Es konnte gezeigt werden, dass der Anspruch an ein dauerhaftes und ganzheitliches Versorgungskonzept, das die Kundenzufriedenheit in den Fokus stellt, mit zahlreichen Anforderungen an die Qualität der Strukturen, der Prozesse und schließlich der Ergebnisse einer durch ein TMZ unterstützten Betreuung einhergeht.

Durch die Anwendung des Qualitätsmanagements nach ISO 9001:2000 wird die Effizienz interner Arbeitsabläufe gesteigert, die Telemonitoring-Dienstleister gewinnen zudem an Planungssicherheit im Hinblick auf Qualität, Kompatibilität sowie Kosten. Optimierte Prozesse können sich positiv auf die angebotenen Produkte bzw. Dienstleistungen auswirken und so die Kundenzufriedenheit und somit den wirtschaftlichen Erfolg eines Unternehmens positiv beeinflussen (Benner & Tushman 2003). Auch den medizinischen Leistungserbringern und Kostenträgern wird so eine Hilfestellung für die Auswahl eines geeigneten Anbieters von Telemonitoring-Systemen und -Dienstleistungen gegeben. Mit einer Zertifizierung des eingeführten Qualitätsmanagementsystems werden die Struktur-, Prozess- und Ergebnisqualität der Telemonitoring-Dienstleistungen gemessen und die Konformität mit den gesetzlichen Verordnungen und Anforderungen bestätigt.

Wettbewerbliche Strukturen werden nicht zuletzt durch das gestärkte Vertrauen der Patienten in die telemedizinischen Leistungen der zertifizierten Einrichtungen verbessert. Die einheitlich festgelegten Qualifizierungskriterien für das telemedizinisch tätige Personal, die eine Grundlage für eine leitliniengerechte und sektorenübergreifende Betreuung der Patienten sowie eine qualifizierte Personalisierung bieten, fördern zudem die Investitionsbereitschaft der deutschen Medizintechnik und steigern die Akzeptanz der Kostenträger.

Exkurs: Zertifizierung schafft Vertrauen

Dipl.-Ing. Michael Bothe, MBA, VDE Prüf- und Zertifizierungsinstitut GmbH

Telemedizinische Systeme bieten eine effektive Ergänzung zu etablierten Dienstleistungen in der Gesundheitsversorgung. Neben der Verringerung von Verweildauer und Wiedereinweisungsquote wird eine qualitativ hochwertige Versorgung auch in unterversorgten Gebieten ermöglicht. Die Zertifizierung telemedizinischer Systeme stellt dabei einen adäquaten Qualitätsstandard sicher und schafft Vertrauen bei Anwendern, Patienten und Kostenträgern.

Die Einführung eines Qualitätsmanagementsystems (QMS) im Telemonitoring-Zentrum (TMZ) bietet vielfältige Vorteile. Neben der höheren Rechtssicherheit lassen sich mit der Zertifizierung durch eine unabhängige Drittstelle auch die Vorbehalte von Patienten ausräumen, die dem Telemonitoring bislang skeptisch gegenüber standen. Sie trägt damit direkt zum Erfolg des Zentrums bei.

> *„Die Zertifizierung telemedizinischer Systeme stellt einen adäquaten Qualitätsstandard sicher und schafft Vertrauen bei Anwendern, Patienten und Kostenträgern."*
>
> *Michael Bothe*

Durch die hohe Komplexität der IT-Systeme und der installierten Anwendungen ist der Schutz persönlicher Patientendaten nicht immer gewährleistet. Daher hat nach erfolgreicher QMS- Zertifizierung die Errichtung eines Informationssicherheits-Managementsystems (ISMS) hohe Priorität. Dazu hat das VDE-Institut unter Einbeziehung von Experten der Medizininformatik und des Datenschutzes ein Umsetzungskonzept erarbeitet, das konkrete Maßnahmen zur Sicherstellung der Konformität enthält. Das Konzept zieht dabei die grundsätzlichen Anforderungen der ISO/IEC 27001 heran und ergänzt sie unter dem Blickwinkel des BSI-Grundschutzes um die relevanten Punkte der ISO/IEC 27799. Damit ergibt sich eine kompakte, leicht verständliche Vorlage zur konkreten und pragmatischen Umsetzung. Schwerpunkte der Auditierung des ISMS liegen u.a. in der umfassenden Beschreibung der Infrastruktur, der Verschlüsselung von Daten sowie der

Protokollierung sämtlicher Zugriffe.

Bei der Festlegung von Anforderungen für das QMS eines Telemonitoring-Zentrums hat der VDE (Verband der Elektrotechnik, Elektronik und Informationstechnik) das Fachwissen seiner Experten aus allen Ebenen der Wertschöpfung eingebracht. Vom Informationsnetzwerk der DGBMT (Deutsche Gesellschaft für Biomedizinische Technik) zur Entwicklung neuer Lösungen an der Schnittstelle von Medizin, Technik und Naturwissenschaften erstreckt sich die Kompetenz über die Normung und Standardisierung der DKE (Deutsche Kommission Elektrotechnik) bis hin zur Prüfung und Zertifizierung von Medizinprodukten und Qualitätsmanagementsystemen durch das Prüf- und Zertifizierungsinstitut GmbH (VDE-Institut) als benannte Stelle. Dazu wurde zunächst von der VDE-Initiative Mikro-Medizin in der DGBMT eine Expertenrunde aus Ärzten, Wissenschaftlern, Herstellern und benannten Stellen gebildet. Dieses Gremium erarbeitete in Anlehnung an die ISO 9001 auf den Anwendungsbereich zugeschnittene Anforderungen. Die Anforderungen wurden anschließend von der Abteilung Standardisierung in der DKE in eine „Anwendungsregel Telemonitoring" überführt – die als VDE-AR-M 3756 beim VDE-Verlag zu beziehen ist. Auf dieser Grundlage wurden verschiedene führende Telemonitoring-Zentren an die Zertfizierungsreife herangeführt oder bereits zertifiziert. Damit konnte die Praxisrelevanz für den Betrieb von telemedizinischen Zentren erfolgreich nachgewiesen werden.

Auditierung und Zertifizierung von QMS und ISMS des Zentrums liefern einen messbaren Mehrwert bei der Verbesserung der Leistungsfähigkeit eines TMZ. Die Sicherstellung der Konformität zu den gesetzlichen Anforderungen mit Priorität auf Datensicherheit, Kosteneffizienz, Einbeziehung der Mitarbeiter und Kundenzufriedenheit sind wesentliche Punkte, um die Bedürfnisse aller Akteure bei Telemonitoring-Anwendungen zu erfüllen. Die angemessene Berücksichtigung dieser Themen dient nicht nur dazu, die Akzeptanz von TMZ in der Öffentlichkeit zu verbessern und damit zur weiteren Verbreitung dieser Dienstleistungen beizutragen, sondern auch dazu, das Leben chronisch Kranker ein wenig leichter zu machen.

F   Ausblick

Um die Ausführungen und verschiedenen Sichtweisen dieses Weißbuchs abzurunden, soll auf den folgenden Seiten das Gesagte noch einmal im Lichte der aktuellen Weichenstellungen im deutschen Gesundheitswesen betrachtet und ein vorsichtiger Ausblick auf mögliche zukünftige Entwicklungen gewagt werden. Denn auch wenn der große, seit vielen Jahren von verschiedenen Beteiligten regelmäßig herbei geredete Siegeszug der Telemedizin bis heute bestenfalls in Ansätzen realisiert werden konnte, lassen sich bei genauerer Betrachtung der letzten Jahre durchaus vielversprechende Signale erkennen.

Als vielleicht wichtigste Erkenntnis kann hier gleich zu Beginn festgehalten werden, dass die Telemedizin schon heute ein etablierter Teil unserer alltäglichen Gesundheitsversorgung ist und auch in Zukunft in immer größerem Umfang Einzug in die medizinische Leistungserbringung halten wird. Manchmal lautstark und öffentlichkeitswirksam angepriesen, mitunter aber auch heimlich still und leise, haben sich telemedizinische Lösungen dank ihrer Leistungsfähigkeit und Flexibilität längst den Weg in den Medizinalltag gebahnt. Bereits heute unterhält die Mehrzahl der deutschen Krankenhäuser keine eigene Fachabteilung für Radiologie mehr. Stattdessen wird zunehmend auf intelligent gestaltete telemedizinische Kooperationen mit anderen Häusern oder auch niedergelassenen Radiologen gesetzt, mit denen die erforderlichen Leistungen schneller und oft auch wirtschaftlicher erbracht werden können. Auch in anderen Bereichen wie der Psychotherapie, der Patientenschulung oder der Betreuung von Risikopatienten kommen immer häufiger exakt auf das jeweilige Anwendungsfeld zugeschnittene Versorgungslösungen zum Tragen, die in der ein oder anderen Form durch telemedizinische Elemente entweder unterstützt oder gar erst ermöglicht werden.

Die eigentliche Frage ist also weniger, ob die Telemedizin sich in Zukunft in unserem Gesundheitswesen zu etablieren vermag, sondern vielmehr, in welcher konkreten Ausgestaltung, in welcher Geschwindigkeit und in welchem Umfang dies geschehen wird. Zudem ist heute bereits klar, dass sich die in den frühen Tagen der Telemedizin-Euphorie vor allem technikgetriebene Sichtweise in der Praxis niemals vollständig durchsetzen konnte. Viele der in den letzten zehn bis fünfzehn Jahren hoffnungsvoll entwickelten Technologien und Konzepte konnten trotz aller technischen Raffinesse bzw. gerade wegen ihrer Komplexität, der oftmals hohen Umsetzungskosten oder auch den aus einem Auseinanderfallen von Nutznießern und Finanzierenden resultierenden Interessenskonflikten keine dauerhafte Funktion in der modernen, immer stärker arbeitsteiligen Versorgungsrealität übernehmen. Nicht alles, was technisch möglich ist, so die schmerzhafte Lehre hieraus, wird in der Praxis von den Beteiligten auch akzeptiert. Und nicht jede auf dem Papier noch so fein austarierte Konzeption vermag im mitunter schwer planbaren Versorgungsalltag tatsächlich einen qualitativ hochwertigen und wirtschaftlich tragfähigen Beitrag zu leisten.

Zugleich hat sich jedoch gerade die Technik (früher häufig Nadelöhr und Bremsklotz neuer Konzepte) in den letzten Jahren in immer schnellerer Art und Weise weiterentwickelt.

Hand in Hand hiermit haben sich auch die Möglichkeiten ihres Einsatzes im medizinischen Kontext konsequent erweitert. Zusammen mit hochauflösenden Monitoren und geeigneter Verschlüsselungs- und Übertragungssoftware reicht heute in vielen Fällen bereits ein handelsüblicher PC aus, um CT- oder Röntgenbilder zu übertragen und auszuwerten, die noch vor einigen Jahren nur mittels spezieller Systeme beherrschbar waren. Moderne Smartphones und PDAs verfügen in Hinblick auf ihre Leistungsfähigkeit, die Geschwindigkeit der Datenanbindung und die Bandbreite der denkbaren Anwendungen (vom einfachen Medikamentenreminder über die Funktion verschiedener Messgeräte bis hin zur Hinterlegung komplexer Wissensdatenbanken) heute standardmäßig über Möglichkeiten, die in den Pioniertagen der Telemedizin bestenfalls mit hochspezialisierten und kostenintensiven Sonderanfertigungen denkbar gewesen wären. Damit nicht genug: Die ohnehin schon stark strapazierte Grenze des Machbaren wird mit jeder neuen Gerätegeneration weiter und weiter verschoben. Ein Ende dieser Aufrüstung der „Alltagstechnik" ist bislang nicht in Sicht.

Die größte Herausforderung für den heutigen und insbesondere auch den zukünftigen Erfolg der Telemedizin ist also weniger die verwendete Technik selbst als vielmehr deren zielgerichteter Einsatz innerhalb der vielschichtigen medizinischen Versorgungsrealität. Anders als in klassischen Käufer-Verkäufer-Beziehungen müssen die angebotenen Leistungen und die offerierten Vorteile hierbei eben nicht nur einen Einzelnen oder eine Gruppe von Interessenten überzeugen. Stattdessen müssen sie sich passgenau in das bestehende, komplexe Geflecht zwischen Patienten, den Leistungserbringern in den verschiedenen Sektoren, den Kostenträgern und nicht zuletzt der Gesellschaft als Ganzes einfügen.

In diesem Grundsetting ist es beispielsweise nicht schon ausreichend, dass ein telemedizinisches Konzept einer bestimmten Gruppe von Patienten nachweislich eine qualitativ höherwertige Versorgung bieten könnte. Vielmehr müssen neben den Patienten der jeweiligen Zielgruppe auch die behandelnden Leistungserbringer von der Vorteilhaftigkeit für den Patienten überzeugt und ggf. Vorbehalte (z.B. Befürchtungen hinsichtlich einer schleichenden Entmachtung des einzelnen Arztes durch den Einsatz der Telemedizin) abgebaut werden. Solange derartige Vorhaben nicht auf Selbstzahlerbasis oder durch andere Formen direkter Bezahlung abgebildet werden können, müssen ferner die Krankenkassen und – in ihrer Funktion als die Mittel der Kassen aufbringende Gemeinschaft – die Gesellschaft als Ganzes davon überzeugt werden, dass der Einsatz der Telemedizin in diesem konkreten Zusammenhang tatsächlich vorteilhafter ist als der Status Quo oder andere innovative Versorgungsalternativen.

Ergänzt man diese im Kern nur auf den reinen Nutzen fokussierende Überlegung dann in weiteren Schritten noch um die Fülle sonstiger gesetzlicher und berufsrechtlicher Regelungen, zu befolgender Standards und zu beachtender Normen, wird schnell deutlich, in welcher unbequemen Lage sich die Anbieter von hochwertigen Telemedizin-Konzepten aktuell befinden. Während nahezu jeder gesundheitsbewusste Patient für den Eigengebrauch und auf eigene Verantwortung mit geringstem Aufwand seine Messwerte erheben, im eigenen Computer oder per Smartphone dokumentieren und ebendort oder im Internet auch auswerten kann, werden an jede nur denkbare Form der institutionalisierten Telemedizin hohe und damit zumeist auch kostenintensive Anforderungen gestellt. Angefangen von Fragen des Datenschutzes über strenge Anforderungen an Verfügbarkeit, Dokumentation und Aufbewahrung bis hin zur Thematik der Haftung für Fehler und technische Defekte, ergeben sich zahlreiche Risiken, die langfristig betrachtet nur im Kontext eines umfassenden und auch wirtschaftlich tragfähigen Geschäftsmodells übernommen werden können.

Es wird daher die größte Herausforderung zukünftiger Geschäftsmodelle sein, diesen schmalen und sich im Zeitverlauf immer wieder verschiebenden Grat erfolgreich zu meistern. Wunschtraum-Konzepte, welche die Telemedizin in erster Linie aus Technikbegeisterung oder auch aus ganz handfesten Partialinteressen heraus als Vehikel zur Leistungsausweitung zu Lasten der Solidargemeinschaft nutzen wollen, werden ungeachtet aller Lobbyarbeit letzten Endes an der Mittelknappheit im Gesundheitssystem und der Heterogenität der Sichtweisen scheitern.

Erfolg haben werden hingegen einerseits solche Konzeptionen, die sich entweder aufgrund ihrer individuellen Vorteile und gleichgerichteter Interessen aller Beteiligter (z.B. Teleradiologie) oder auch in Folge von bereits existierenden, anreizgerechten Vergütungsstrukturen (z.B. Optimierungen innerhalb des DRG-Kontextes) weitgehend von alleine in der Versorgungsrealität durchsetzen. Andererseits sind aber auch wesentlich breiter angelegte und aufgrund der Vielzahl an Beteiligten und heterogenen Interessenslagen deutlich komplexere Telemedizinvorhaben nicht zwangsläufig zum Scheitern verurteilt. In einem Umfeld, in dem sowohl der technische Fortschritt wie auch die steigende Akzeptanz seitens der Patienten und der medizinischen Leistungserbringer der Telemedizin in die Hände arbeiten, wird neben der Sicherstellung einer angemessenen Finanzierung insbesondere der richtigen Kommunikation des erreichten und transparent nachgewiesenen Mehrnutzens eine Schlüsselrolle zukommen. In einer Zeit, in der die Grenzen zwischen Medizin, Ambient Assisted Living und Lifestyle zunehmend verschwimmen, muss die Telemedizin insbesondere unter Beweis stellen, dass ihr hoher Qualitätsanspruch, die erforderlichen Anpassungen von etablierten Abläufen und nicht zuletzt die damit verbundenen Kosten am Ende auch tatsächlich die Mühen wert sind.

Dies bedeutet keinesfalls, dass die Telemedizin im Grunde die sprichwörtliche „eierlegende Wollmilchsau" sein muss, um ihre Existenzberechtigung zu behalten. Telemedizin kann und darf beispielsweise den Patienten nicht von einem gewissen Maß an Eigenverantwortung für die eigene Gesundheit entbinden. Sie darf auch nicht in erster Linie die einfachere – weil anstrengungslose – Alternative zu anderen Behandlungsoptionen oder eigener Verhaltensänderung zu Lasten der Gemeinschaft sein. Andererseits darf angesichts der vor uns liegenden Herausforderungen mit einer alternden Gesellschaft, rasantem medizinischen Fortschritt und einer räumlich zunehmend ungleichen Verteilung der Ärzteschaft das Instrument der Telemedizin seitens der Kassen oder auch der Ärzteschaft nicht ex ante torpediert werden, nur weil es gewisser Investitionen in eine technische Infrastruktur erfordert, Anpassung liebgewonnener Abläufe erforderlich macht oder gar als Bedrohung des eigenen Status als Arzt angesehen wird. Wichtig ist vielmehr, dass telemedizinischen Konzepten eine faire Chance eingeräumt wird, ihre Leistungsfähigkeit in bestimmten Konstellationen (z.B. Wertemonitoring, devicegestützte Patientenschulung, Compliance-Management) unter Beweis zu stellen und den Nutzen für die verschiedenen Beteiligten (von der besseren Gesundheitsversorgung der Patienten über Arbeitserleichterung für Ärzte bis hin zu effizienterem Mitteleinsatz aus Sicht der Krankenkassen) in der praktischen Anwendung zu belegen.

Nach einer für alle Beteiligten quälend langen Zeit des Abwartens, der Analyse und der positiven Absichtserklärungen verschiedenster Institutionen scheint in jüngster Zeit zunehmend Bewegung in das Thema Telemedizin zu kommen. Auf Grundlage der Erkenntnisse aus Vorhaben wie dem S.I.T.E.-Projekt, aber auch in Folge der Erfahrungen aus langjährigen Versorgungskonzepten wie „Telemedizin fürs Herz" oder „Corbene" hat sich die Einstellung der Politik gegenüber der Telemedizin grundlegend verändert. Wahrscheinlich auch mit Blick auf die massiven Schwierigkeiten bei der Einführung der elektronischen Gesundheitskarte verabschiedet man sich zunehmend von der Vorstellung, dass sich einzelne, gut gemanagte Vorhaben nach einer Pilotphase praktisch ohne weiteres Zutun zu Selbstläufern entwickeln. Zu individuell und komplex für eine Vervielfältigung nach „Schema F" sind viele Konzepte, zu kurzfristig ausgerichtet die Strategien der Krankenkassen und zu hoch das Risiko für die einzelnen Player, dass nach Erfüllen aller Anforderungen und dem Durchlaufen verschiedener Evaluationsstufen in Ermangelung wirksamer Schutzmechanismen am Ende Andere die Früchte der eigenen Mühen ernten werden.

Als Folge hieraus wurde zuletzt im Zuge des GKV-Versorgungsstrukturgesetzes (GKV-VStG) etwa in § 87 Abs. 2a SGB V verbindlich festgeschrieben, dass telemedizinische Angebote zukünftig insbesondere in ländlichen Regionen ausgebaut werden sollen. Der Bewertungsausschuss hatte bis Ende des Jahres 2012 Zeit, zu prüfen, in welcher Form und in welchem Umfang zukünftig telemedizinische Leistungen im ambulanten Bereich erbracht werden können. Bis spätestens drei Monate später (31.03.2013) wird er darüber hinaus dazu verpflichtet, eine Einschätzung zu den hierfür erforderlichen Anpassungen des EBM vorzulegen.

Zwar bleibt abzuwarten, ob diese zentral vorgegebene Marschrichtung für den Einsatz von Telemedizin am Ende dann tatsächlich den aus einem langjährigen Wettbewerb hervorgegangenen und bereits praxiserprobten Lösungen überlegen sein wird. In jedem Fall zeigt diese Entwicklung jedoch auf, dass das deutsche Gesundheitswesen in der Zukunft immer stärker auf telemedizinische Lösungen angewiesen sein wird. Weniger auf ehrgeizige Hochglanzkonzepte als vielmehr auf ebenso innovative wie individuelle Ansätze, welche ebenso zielgerichtet wie pragmatisch dabei helfen können, existierende und zukünftige Versorgungsprobleme besser in den Griff zu bekommen.

Wir würden uns freuen, wenn die in diesem Buch dargestellten Problemstellungen rund um telemedizinische Versorgungskonzepte in Verbindung mit den geschilderten Fallbeispielen, Lösungsansätzen und Expertenstatements Sie dabei unterstützen konnten, Ihren

Blick auf das Themenfeld der Telemedizin zu schärfen und vielleicht sogar zu erweitern. Zugleich möchten wir Sie hiermit herzlich einladen, sich an dem im Rahmen des S.I.T.E.-Vorhabens begonnenen und auch in Zukunft fortgeführten Dialog aktiv zu beteiligen. Lassen Sie uns gemeinsam die Weichen stellen und das Begonnene konsequent weiterentwickeln, damit die Telemedizin in einer nicht allzu fernen Zukunft tatsächlich zu dem wird, was manche schon seit mehr als einem Jahrzehnt in ihr sehen: Ein ebenso effizientes wie leistungsfähiges Werkzeug, welches uns maßgeblich dabei helfen wird, die Leistungsfähigkeit und Finanzierbarkeit unseres Gesundheitswesens auch in Zukunft sicher zu stellen.

Publikationen

Becks, T., Budych, K., Carius-Düssel C., Dehm, J., Hahn, C., Helms, T.M., Lee, L.Y., Pelleter, J., Schultz, C. & Schultz, M. (2010) Innovationsarbeit im Telemonitoring zur Überwindung von Barrieren. In: Jakobsen H. & Schallock B. (Hrsg.) Innovationsstrategien jenseits traditionellen Managements – Beiträge zur Ersten Tagung des Förderschwerpunkts des BMBF. Fraunhofer Verlag, Stuttgart: 90-97.

Budych, B., Carius-Düssel, C., Lee, S.Y., Pelleter, J., Schultz, M., Schultz, C., Dehm, J., Helms, T.M. (2011) Systemische Innovationen – komplexe Anforderungen und Abhängigkeiten bewältigen am Beispiel Telemedizin. In: Jeschke S (Hrsg.) Innovation im Dienste der Gesellschaft. Beiträge des 3. Zukunftsforums Innovationsfähigkeit des BMBF. Campus, Frankfurt/New York: 205-214.

Budych K., Pelleter J. & Helms T.M. (2009) Pressemitteilung Innovation und Zertifizierung - Wege aus der Krise des Gesundheitswesens, 03.12.2009, online unter: www.pressetext.de/news/091203011/innovation-und-zertifizierung-wege-aus-der-krise-des-gesundheitswesens.

Budych, K., Pelleter, J., Schultz, C. & Helms, T.M. (2010) Qualifikationskonzept Telemedizin-Assistent – Ein Szenario zur Professionalisierung der Telemedizin. E-HEALTH.COM 4, 52–54.

Carius-Düssel, C., Lee, S.Y., Schultz, C., Schultz, M., Pelleter, J, Becks, T. & Helms, T.M. (2009) S.I.T.E. – Das Innovationsmilieu für Telemedizin stärken. Telemedizinführer Deutschland, 10, Minerva, Bad-Nauheim.

Hacker, J., Götz, A. & Goldhagen, K. (2010) VDE Positionspapier Innovationsfinanzierung im Gesundheitswesen – Wege zur Erstattung. Selbstverlag, Frankfurt.

Hilbel, T., Helms, T.M., Mikus, G., Katus, H.A. & Zugck, C. (2008) Telemetrie – Szenarien im klinischen Umfeld. Herzschrittmachertherapie und Elektrophysiologie, 19, 146–54.

Lee, S.Y., Budych, K., Schultz, C., Helms, T.M. & Schultz, M. (2010) Zwischen Vision und Realität. E-HEALTH.COM 4, 24–27.

Müller, A., Neuzner, J., Oeff, M., Pfeiffer, D., Sack, S. & Zugck, C. (2010) VDE/DGK Thesenpapier TeleMonitoring-Systeme in der Kardiologie. Selbstverlag Frankfurt.

Müller, A., Schweizer, J & Helms, T.M. (2008) Kardiologische Betreuungsmodelle. Prävention und Gesundheitsförderung, 3, 259–65.

Pelleter, J. (2012) Organisatorische und institutionelle Herausforderungen bei der Implementierung von Integrierten Versorgungskonzepten am Beispiel der Telemedizin. Schriften zur Gesundheitsökonomie, Health Economics Research Zentrum, 20.

VDE (2010) VDE-AR-M 3756 Qualitätsmanagement für Telemonitoring in med. Anwendungen. Selbstverlag.

Gastautorenverzeichnis

Uta Augustin
Fachgebiet Management im Gesundheitswesen
Technische Universität Berlin
Straße des 17. Juni 135
10623 Berlin

Dr. Franz-Joseph Bartmann
Bundesärztekammer
Mitglied des Vorstands der Bundesärztekammer
Vorsitzender des Ausschusses Telematik der Bundesärztekammer
Herbert-Lewin-Platz 1
10623 Berlin
franz-joseph.bartmann@aeksh.org

Michael Bothe, MBA
VDE Prüf- und Zertifizierungsinstitut GmbH
Leiter Prozesse/System Medizintechnik
Head of Medical Systems/Processes
Merianstraße 28
63069 Offenbach
Michael.Bothe@vde.com

Prof. Dr. Reinhard Busse
Fachgebiet Management im Gesundheitswesen
Technische Universität Berlin
Straße des 17. Juni 135
10623 Berlin
mig@tu-berlin.de

Dr. Cornelia Henschke
Fachgebiet Management im Gesundheitswesen
Technische Universität Berlin
Straße des 17. Juni 135
10623 Berlin
cornelia.henschke.1@tu-berlin.de

Mandy Kettlitz
Techniker Krankenkasse
Hauptverwaltung
Versorgungsmanagement
Bramfelder Straße 140
22305 Hamburg
Mandy.Kettlitz@tk.de

Uwe Korth
I.E.M. GmbH
Managing Director
Cockerillstraße 69
52222 Stolberg
u.korth@iem.de

Dr. Stefan Kottmair
almeda GmbH
Geschäftsführer
Rosenheimer Straße 116 a
81669 München
stefan.kottmair@almeda.com

Dorothy Mehnert
Kassenärztliche Bundesvereinigung
Referentin
Leiterin Referat 4.5 Krankenhaus
Herbert-Lewin-Platz 2
10623 Berlin
DMehnert@KBV.DE

PD Dr. Matthias Perleth, MPH
Gemeinsamer Bundesausschuss
Abteilung Fachberatung Medizin
Wegelystraße 8
10623 Berlin
matthias.perleth@g-ba.de

Beatrix Reiß, M.A.
ZTG Zentrum für Telematik im Gesundheitswesen GmbH
Prokuristin, Leiterin Vertrieb und Personal
Universitätsstraße 142
44799 Bochum
b.reiss@ztg-nrw.de

Prof. Dr. Jörg O. Schwab
Oberarzt, Leiter der Intensivstation
Stellvertreter des Direktors der
Med. Klinik und Poliklinik II
Universitätsklinikum Bonn
Sigmund-Freud-Straße 25
53173 Bonn
joerg.schwab@ukb.uni-bonn.de

Holger Strehlau
Dr. Horst Schmidt Kliniken GmbH
Geschäftsführer
Ludwig-Erhard-Str. 100
65199 Wiesbaden
holger.strehlau@hsk-gruppe.com

Michael Strübin
Programme Manager, Europe
Continua Health Alliance
Brüssel
michael.strubin@continuaalliance.org

Prof. Dr. Leonie Sundmacher
Technische Universität Berlin
Fachgebiet Management im Gesundheitswesen
Sekretariat H80
Straße des 17. Juni 135
10623 Berlin

Petra Wilson
Senior Director Healthcare Consulting Group
Cisco Internet Business Solutions Group
petrwils@cisco.com

Prof. Dr. Christian Zugck
Universitätsklinikum Heidelberg
Abteilung für Kardiologie, Angiologie und Pulmologie
Im Neuenheimer Feld 410
69120 Heidelberg
Christian_Zugck@med.uni-heidelberg.de

Literaturverzeichnis

Abernathy, W.J. (1978) *The productivity dilemma*. Johns Hopkins University Press. Baltimore.

Abrahamson, E. (1996) Management fashion. *Academy of Management Review*, 21(1), 254–285.

Ackermann, J. & Zylajew, W. (2010) *Empfehlungen für einen besseren Umgang mit mobilem Notruf und Telecare in Deutschland. Über den zeitgemäßen Einsatz von Technologie in der alternden Gesellschaft*, Berlin

Amelung, V.E., Meyer-Lutterloh, K., Smid, E. et al. (2008) *Integrierte Versorgung und Medizinische Versorgungszentren: Von der Idee zur Umsetzung*, 2. Aufl., MWV, Berlin.

Anderson. J.C., Rungtusanatham, M. & Schroeder R.G. (1994) A theory of quality management unde rlying the Deming management method. *Academy of Management Review*, 19, 473–509.

Auer, J. (2009) Update: Therapie der chronischen Herzinsuffizienz. *Austrian Journal of Cardiology*, 16(11–12), 429–439.

Augustin, U. & Henschke, C (2012) Bringt das Telemonitoring bei chronisch herzinsuffizienten Patienten Verbesserungen in den Nutzen- und Kosteneffekten? – Ein systematischer Review. *Das Gesundheitswesen*, Thieme Verlag.

Aydincioglu, G. & Lauterbach, K. (2001) Disease Management als Beteiligung und aktive Mitwirkung von Konsumenten und Patienten. In: C. Reibnitz, P.E. Schnabel & K. Hurrelmann (Hrsg.) *Der mündige Patient – Konzepte zur Patientenberatung und Konsumentensouveränität im Gesundheitswesen*. Juventa, Weinheim/München.

Ballast, T. (2004) Integrierte Versorgung zwischen Anspruch und Wirklichkeit, in: *Die Ersatzkasse*, 6, 221–224.

Bäune, S. (2008) Gestaltung der Integrationsversorgung nach den jüngeren Entscheidungen des BSG, Vortrag im Rahmen der Arbeitsgemeinschaft Medizinrecht im Deutschen Anwaltverein in Düsseldorf (online unter: http://www.arge-medizin-recht.de/downloads/arbeitsgruppen/vertragsgestaltung/20081128-Baeune-IntegrierteVersorgung.pdf, Stand 10.05.2010).

Bayerischer Landesbeauftragter für den Datenschutz (Hrsg.) (2005) *Orientierungshilfe: Pseudonymisierung in der medizinischen Forschung*. Selbstverlag.

bcc research report (2007) *Telemedicine: Opportunities for Medical and Electronic Providers*, Report Code: HLC014C

bcc research report (2011) *Telemedicine: Opportunities for Medical and Electronic Providers*, http://www.bccresearch.com/report/telemedicine-opportunities-hlc014d.html (abgerufen 03.06.2011)

Beck, N. & Walgenbach, P. (2003) ISO 9000 and formalization – how organizational contingencies affect organizational responses to institutional forces. *Schmalenbach Business Review,* 55(4), 294–320.

Beck, N. & Walgenbach P. (2005) Technical Efficiency or Adaptation to Institutionalized Expectations? The Adoption of ISO 9000 Standards. *the German Mechanical Engineering Industry. Organization Studies,* 26(6), 841–866.

Beck, U. (2005) *Medical Call Center und medizinische Beratung im Internet.* Shaker, Aachen.

Benner, M. & Tushman, M. (2002) *Process management and technological innovation: A longitudinal study of the photography and paint industries.* The Wharton School. University of Pennsylvania. Philadelphia.

Benner, M. & Tushman, M. (2003) Exploitation, exploration, and process management: The productivity dilemma revisited. *Acad. of Management Rev.,* 28(2), 238–256.

Benner, M.J. (2009) Dynamic or Static Capabilities? Process Management Practices and Response to Technological Change. *The Journal of Product Innovation Management,* 26(5), 473–473.

Benner, M.J. & Veloso, F.M. (2008). ISO 9000 Practices and Financial Performance: A Technology Coherence Perspective. *Journal of Operations Management,* 26, 611–629.

Berufsgenossenschaft für Heilberufe VG Frankfurt (2005) Unwürdige Äußerungen eines Kinderarztes; Fernbehandlung per Computer-Kommunikation. *Gesundheitsrecht,* 5, 223–226.

Beyer, M. (2006) *Servicediversifikation in Industrieunternehmen: Kompetenztheoretische Untersuchung der Determinanten nachhaltiger Wettbewerbsvorteile.* DUV.

Biazzo, S. & Bernardi, G. (2003). Process management practices and quality systems standards: Risks and opportunities of the new ISO 9001 certification. *Business Process Management Journal,* 9(2), 149–169.

Bieger, T. (2007) *Dienstleistungs-Management: Einführung in Strategien und Prozesse bei persönlchen Dienstleistungen,* 4. Aufl., Haupt, ((Ort?)).

Bieger, T., Bickhoff, N., Caspers, R., Knyphausen-Aufseß, D. & Reding, K. (2002) *Zukünftige Geschäftsmodelle – Konzepte und Anwendungen in der Netzökonomie.* Springer-Verlag, Berlin/Heidelberg.

Blind, K. (2009) *Standardization: a catalyst for innovation.* Erasmus Research Institut of Management Rotterdam.

Bogenstahl, C., & Schultz, C. (2011) Erfolgskritische Managementfunktionen medizinischer Versorgungsnetzwerke. In: C. Schultz, C. Bogenstahl, N. Hellrung & W. Thoben (Hrsg.). *IT-basiertes Management integrierter Versorgungsnetzwerke* Kohlhammer, Stuttgart, S. 74–122.

Bohle, F.J. (2002) Die neue Rolle des Patienten im Kommunikations- und Informationszeitalter. *Ges. Pol.,* 2, 38–43.

Brockhoff, K. (1999) *Forschung und Entwicklung: Planung und Kontrolle,* 5. Aufl., Oldenbourg Wissenschaftsverlag, München.

Bruegel, R.B. (1998) The increasing importance of patient empowerment and its potential effects on home health care information and technology. *Home Health Care Management and Practice,* 10(2), 69–75.

Bullinger, H.J. (2002) *Technologiemanagement – Forschen und Arbeiten in einer vernetzten Welt.* Springer, Berlin.

Bullinger, H.J., Scheer, A.W. & Zahn, E. (2002) *Vom Kunden zur Dienstleistung. Fallstudien zur kundenorientierten Dienstleistungsentwicklung in deutschen Unternehmen.* Fraunhofer IRB Verlag.

Bultmann M., Wellbrock, R., Biermann, H., Engels, J., Ernestus, W., Höhn, U., Wehrmann, R. & Schurig, A. (2002) *Datenschutz und Telemedizin: Anforderungen an Medizinnetze,* Protokoll der Konferenz der Datenschutzbeauftragten des Bundes und der Länder. Selbstverlag.

Bundesministerium für Gesundheit (2011) *Eckpunkte des Versorgungsgesetzes.* Selbstverlag.

Bundessozialgericht (2008) *Interdisziplinär-fachübergreifende oder sektorenübergreifende Integrierte Versorgung,* Aktenzeichen B6 KA 5/07R

Busse, D. (2005) *Innovationsmanagement industrieller Dienstleistungen: Theoretische Grundlagen und praktische Gestaltungsmöglichkeiten.* DUV.

Casadesus-Masanell, R. & Ricart, J.E. (2010) From Strategy to Business Models and onto Tactics. *Long Range Plannin,* 43(2–3), 195–215.

Casadesus-Masanell, R., Ricart, J.E. (2011) How to Design A Winning Business Model. *Harvard Business Review,* 89(1/2), 100–107.

Chaudhry S.I., Mattera, J.A., Curtis, J.P., Spertus, J.A., Herrin, J., Lin, Z., Phillips, C.O., Hodshon, B. V., Cooper, L. S. & Krumholz, H.M. (2010) Telemonitoring in heart failure patients. *N Engl J Med,* 363, 2301–2309.

Cleland, J.G., Louis, A.A., Rigby, A.S., Janssens, U. & Balk, A.H. (2005) Noninvasive home telemonitoring for patients with heart failure at high risk of recurrent admission and death: the Trans-European Network-Home-Care Management System (TEN-HMS) study. *J Am Coll Cardiol,* 45, 1654–1664.

Cleland, J.G., Cohen-Solal, A., Aguilar, J.C., Dietz, R., Eastaugh, J., Follath, F., Freemantle, N., Gavazzi, A., van Gilst, W.H., Hobbs, F.D.R., Korewicki, J., Madeira, H.C., Preda, I., Swedberg, K. & Widimsky, J. (2002) Management of heart failure in primary care (the IMPROVEMENT of Heart Failure Programme): an international survey. *Lancet,* 360(9346): 1631–1639.

Cole, R.Z & Scott, W.R. (2000) *The Quality Movement and Organizational Theory,* Sage, London.

Deutsche Gesellschaft für Medizinische Informatik (Hrsg.) (2011) *Qualtfizierung für Telemedizin und Telematik.* Selbstverlag

Deutsche Gesellschaft für Telemedizin (Hrsg.) (2010) *Rahmenbedingungen für Telemedizin schaffen – Positionen und Standpunkte der Deutschen Gesellschaft für Telemedizin zu Nachhaltigkeit telemedizinischer Anwendungen und Regelversorgung.* Selbstverlag.

Deutscher Ärztetag (2010) Punkt V der Tagesordnung: *Tätigkeitsbericht der Bundesärztekammer, Voraussetzungen für gute Telemedizin: Selbstverlag.*

Deutscher Bundestag (2006) Gesetzentwurf der Fraktionen der CDU/CSU und SPD. Entwurf eines Gesetzes zur Stärkung des Wettbewerbs in der gesetzlichen Krankenversicherung (GKV-Wettbewerbsstärkungsgesetz – GKV-WSG), Drucksache 16/3100

Dickstein, K., Cohen-Solal, A., Filippatos, G., McMurray, J.J.V, Ponikowski, P., Poole-Wilson, P.A., Strömberg, A., van Veldhuisen, D.J., Atar, A., Hoes, A.W., Keren, A., Mebazaa, A., Nieminen, M., Priori, S.G. & Swedberg, K. (2008) ESC Guidelines for the diagnosis and treatment of acute and chronic heart failure 2008: The Task Force for the Diagnosis and Treatment of Acute and Chronic Heart Failure 2008 of the European Society of Cardiology. *European Heart Journal*, 29(19), 2388–2442.

Dierks, C. (2000) *Rechtliche und praktische Probleme der Integration von Telemedizin in das Gesundheitswesen in Deutschland*, Habilitationsschrift.

Dierks, C. (2004) Fachübergreifend – was ist darunter eigentlich zu verstehen? *Ärzte Zeitung* vom 24.03.2004, 18–19.

Dierks, C. (2006) Rechtsfragen der Telemedizin – Eine Übersicht. In: W. Niederlag et al. (Hrsg.) *Rechtliche Aspekte der Telemedizin.* Heath Academy, Dresden.

Dietrich, A. (2007) Eigenverantwortlich, informiert, anspruchsvoll. *Deutsches Ärzteblatt*, 104(37), 2489–2491.

Docking D.S. & Dowen R.J. (1999) Market interpretation of ISO 9000 registration. *The Journal of Financial Research*, 22(2), 147–160.

Donabedian, A. (1980) The Definition of Quality and Approaches to its Assessment (Explorations in Quality Assessment and Monitoring). *Health Administration Press*, 1, Ann Arbor.

Ekeland, A.G., Bowes, A., & Flottorp, S. (2010) Effectiveness of telemedicine: A systematic review of reviews. *International Journal of Medical Informatics*, 79(11), 736–771.

Escanciano, C., Fernández, E. & Vásquez, C. (2001) Influence of ISO 9000 certification on the progress of Spanish industry towards TQM. *International Journal of Quality & Reliability Management*, 18 (5), 481–494.

Farberow, B., Hatton, V., Leenknecht, C., Goldberg, L.R., Hornung , C.A. & Reyes, B. (2008) Caveat Emptor: The Need for Evidence, Regulation, and Certification of Home Telehealth Systems for the Management of Chronic Conditions. *American Journal of Medical Quality*, 23(3), 208–214.

Frankenstein, L., Baden, D., Wähner, M., Nelles, M., Schultz, C., Korb, H. & Zugck, C. (2006) Die Betreuungsintensität herzinsuffizienter Patienten korreliert direkt mit dem Schweregrad der Erkrankung. In: G. Steyer & T. Tolxdorff (Hrsg.) *Telemed 2006 „Gesundheitsversorgung im Netz", AKA-Verlag, ((ORT?)),* S. 153–158.

Frankenstein, L., Remppis, B., Fluegel, A., Doesch, A., Katus, H.A., Senges, J. & Zugck, C. (2010) The association between longterm longitudinal trends in guideline adherence and mortality in relation to age and sex. *Eur J Heart Fail*, 12, 574–580.

Friedrich, P., Clauss, J., Scholz, A., & Wolf, B. (2009) Sensorik für telemedizinische Anwendungen. In: F. Goss, M. Middeke, T. Mengden, & N. Smetak (Hrsg.) *Praktische Telemedizin in Kardiologie und Hypertensiologie.* Thieme, Stuttgart, S. 6–14.

Funnel, M.M., Anderson, R.M., Arnold, M.S. (1991) Empowerment: An Idea Whose Time Has Come in Diabetes Education. *The Diabetes Educator*, 17(1), 37–41.

Geis, I. (2009) Das elektronische Gesundheitssystem – elektronische Patientenakte und elektronische Gesundheitskarte: eine datenschutzrechtliche Bewertung. In: Duesberg, F. (Hrsg.) *e-Health*. medical future Verlag, ((ORT?)), S. 203–207.

Gemeinsame Registrierungsstelle zur Unterstützung der Umsetzung des § 140d SGB V (Hrsg.) (2009) *Entwicklung der integrierten Versorgung in der Bundesrepublik Deutschland 2004–2008. Bericht gemäß § 140d SGB V auf der Grundlage der Meldungen von Verträgen zur integrierten Versorgung*. Selbstverlag.

Gilbert, F.W., Lumpkin, J.R. & Dant, R.P. (1992) Adaptation and Customer Expectations of Healthcare Options. *Journal of Health Care Marketing*, 12(3), 46–55.

Gissel-Pankovich, I. (2002) *Total Quality Management in der Jugendhilfe?* Lit Verlag, Münster

Goldberg, L.R., Piette, J.D., Walsh, M.N., Frank, T.A., Jaski, B.E., Smith, A.L., Rodriguez, R., Mancini, D.M., Hopton, L.A., Orav, E.J. & Loh, E. (2003) Randomized trial of a daily electronic home monitoring system in patients with advanced heart failure:the Weight Monitoring in Heart Failure (WHARF) trial. *American Heart Journal*, 146, 705–712.

Grandchamp, C. & Gardiol, L. (2011) Does the inclusion of a mandatory telemedicine call prior to any physician visit decrease costs or only attract good risks? Health Economics, 20(10), 1257–1267.

Greiling, M. (2010) Strukturmerkmale und Qualitätsmanagement in der Integrierten Versorgung – Teil 1. *mt-Medizintechnik*, 130(2), 66–72.

Guler, L., Guillen, M. & Macpherson, J.M. (2002) Global competition, institution, and the diffusion of organizational practices: The international spread of ISO 9000 quality certificates. *Administrative Science Quarterly*, 47, 207–232.

Gutachtendes Sachverständigenrats der Konzertierten Aktion im Gesundheitswesen (2003) *Finanzierung, Nutzerorientierung und Qualität*. Nomos, Baden-Baden.

Hacker, J., Götz, A., Goldhagen, K. (2010) *VDE Positionspapier Innovationsfinanzierung im Gesundheitswesen – Wege zur Erstattung*. VDE MedTech, Frankfurt.

Häcker, J., Reichwein, B., Turad, N. (2008) *Telemedizin – Markt, Strategien, Unternehmensbewertung*. Oldenbourg Verlag, München.

Hanika, H. (2002) Telemedizin. In: H.J. Rieger (Hrsg.) *Lexikon des Arztrechts*, 2. Aufl., Verlag C.F. Müller, Heidelberg, S. 1–57.

Hellrung, N. (2011) Informationsmanagement in Versorgungsnetzwerken. In: C. Schultz, C. Bogenstahl, N. Hellrung, & W. Thoben (Hrsg.) *IT-basiertes Management integrierter Versorgungsnetzwerke; Management von Innovationen im Gesundheitswesen*. Kohlhammer, Stuttgart, S. 161–178.

Helmig, A. & Graf, B. (2009) Kundenmanagement in Krankenhäusern. In: R. Busse, J. Schreyögg & O. Tiemann (Hrsg.) *Management im Gesundheitswesen*. Spinger, Berlin/Heidelberg, S. 163-165.

Hennies, G. (2001) Patientenrechte und Patientenschutz in der Telemedizin und beim Einsatz von Operationsrobotern. *Arzt Recht*, 19(9), S. 64–69.

Henstorf, K.G., Kampffmeyer, U. & Prochnov, J. (1999) *Grundsätze der Verfahrensdokumentation nach GoBS – Code of Practice zur revisionssicheren Archivierung.* Bonn.

Herstatt, C. (1999) Theorie und Praxis der frühen Phasen des Innovationsprozesses. *io Management*, 68(10), 72–81.

Heugens, P. (2005) A Neo-Weberian Theory of the Firm. *Organization Studies*, 26(4), 547–567.

Heyers, H.J. (2001) *Arzthaftung – Einsatz von Telematik im Behandlungsprozeß*, MDR,. 918–925.

Hildebrandt GesundheitsConsult (2003) Kommentierte Synopse zu Artikeln in Verbindung mit der Integrierten Versorgung (§ 140a–h SGB V) im Gesetzentwurf der Fraktionen von SPD, CDU/CSU und BÜNDNIS 90/DIE GRÜNEN.

Inglis, S.C., Clark, R.A., McAlister, F.A., Lewinter, C., Cullington, D., Stewart, S. & Cleland, J.G.F (2010) Structured telephone support or telemonitoring programmes for patients with chronic heart failure. *Cochrane Database Syst Rev.*: CD007228.

John, J. (1992) Patient Satisfaction: The Impact of Past Experience. *Journal of Health Care Marketing,* 12(3), 56–64.

Jones, R., Arndt, G. & Kustin, R. (1997) ISO 9000 among Australian companies: impact of time and reasons for seeking certification on perceptions of benefits received, *International Journal of Quality & Reliability Management*, (14)7, 650–660.

Kern, B.R. (2001) Zur Zulässigkeit der ärztlichen Behandlung im Internet, *Medizinrecht*, 19(10), 495–498.

Khurana, A. & Rosenthal, S.R. (1997) Integrating the fuzzy front end of new product development. *Sloan Management Review,* 38(2), 103–120.

Kingreen, T. (2004) Wettbewerbsrechtliche Aspekte des GKV-Modernisierungsgesetzes, *Medizinrecht*, 22(4), 188–197.

Klaus, H., Galkow-Schneider, M., Gerneth, M., Carius-Düssel, C. & Schultz, M. (2011) Geschäftsmodell-Ansätze für AAL-Services im häuslichen Umfeld. In: 4. Deutscher AAL-Kongress: *Demographischer Wandel – Assistenzsysteme aus der Forschung in den Markt*, Berlin.

Klersy, C., De Silvestri, A., Gabutti, G., Regoli, F. & Auricchio, A. (2009) A meta-analysis of remote monitoring of heart failure patients. *J Am Coll Cardiol*, 54, 1683–1694.

Kock, A., Gemünden, H.G., Salomo, S. & Schultz, C. (2011) The mixed blessings of technological innovativeness for the commercial success of new products. *Journal of Product Innovation Management*, 28, 28–43.

Koehler, F., Winkler, S., Schieber, M., Sechtem, U., Stangl, K., Böhm, M., Boll, H., Kim, S.S., Koehler, K., Lücke, S., Honold, M., Heinze, P., Schweizer, T., Braecklein, M., Kirwan, B.A., Gelbrich, G. & Anker, S.D. (2010) Telemedical interventional monitoring in heart failure (TIM-HF), a randomized, controlled intervention trial investigating the impact of telemedicine on mortality in ambulatory patients with heart failure: study design. *Eur J Heart Fail*, 12, 1354–1362.

Kopetsch, T. (2010) *Dem deutschen Gesundheitswesen gehen die Ärzte aus! Studie zur Altersstruktur-und Arztzahlentwicklung;* Bundesärztekammer und Kassenärztliche Bundesvereinigung. Berlin.

Korb, H., Baden, D., Klingelberg, M. & Wähner, M. (2007) Grundsätzliche Überlegungen zum Anforderungsprofil und zu Qualitätsstandards eines Telemedizinischen Zentrums. In: A. Jäckel (Hrsg.) *Telemedizinführer Deutschland.* ((Verlag, Ort)), S. 92–97.

Korb, H., Baden, D., Wähner, M., Helms, T., Schultz, C. & Zugck, C. (2006) Verkürzung der Alarmierungszeit bei kardiovaskulären Risikopatienten durch telemedizinische Überwachung: Einfluß auf Morbidität und Mortalität. In: G. Steyer & T. Tolxdorff (Hrsg.) *Telemed Gesundheitsversorgung im Netz.* ((Verlag, Ort)), S. 135–142.

Kosek, P.J. (2002) Behandlung per Telefon? Nur bei eigenen Patienten! Die Berufsordnung untersagt es – trotzdem wird telefonisch beraten. *Ärztliche Praxis*, 41, 15.

Krankenkassen-Fachverlag (Hrsg.) (2009) *SGB V Handbuch: Sozialgesetzbuch V/Krankenversicherung*, 15. Aufl., Altötting: Selbstverlag.

Krupa, A., Gangloff, J., Doignon, C., de Mathelin, M.F., Morel, G., Leroy, J., Soler, L. & Marescaux, J. (2003): Autonomous 3-D Positioning of Surgical Instruments in Robotized Laparoscopic Surgery Using Visual Servoing. *IEEE Transactions on Robotics & Automation*, 19 (5), 842–853.

Kuhlmann, J.M. (2004): Vertragliche Regelungen und Strukturen bei der Integrierten Versorgung. *Das Krankenhaus*, 96(6), 417–426.

Landessozialgericht Baden-Württemberg (2006) Urteil zur Rechtmäßigkeit des Abzugs von Gesamtvergütungsmitteln im Rahmen der Integrierten Versorgung, Aktenzeichen L 5 KA 758/06.

Laufs, A. & Uhlenbruck, W. (2002) *Handbuch des Arztrechts*, 3. Aufl. Beck Juristischer Verlag, München.

Levinthal, D. & March, J.G. (1993) The myopia of learning. *Strategic Management Journal.* 14, 95–12.

Ludwig, C. (2007) Hand aufs Herz. *Die Gesundheitswirtschaft*, 1(2), 20–23.

Magretta, J. (2002) Why Business Models Matter. *Harvard Business Review*, 80(5), 86–92.

Mancia, G., De Backer, G., Dominiczak, A., Cifkova, R., Fagard, R., Germano, G., Grassi, G., Heagerty, A.M., Kjeldsen, S.E., Laurent, S., Narkiewicz, K., Ruilope, L., Rynkiewicz, A., Schmieder, R.E., Boudier, H.A., Zanchetti, A., Vahanian, A., Camm, J., De Caterina, R., Dean, V., Dickstein, K., Filippatos, G., Funck-Brentano, C., Hellemans, I., Kristensen, S.D., McGregor, K., Sechtem, U., Silber, S., Tendera, M., Widimsky, P., Zamorano, J.L., Erdine, S., Kiowski, W., Agabiti-Rosei, E., Ambrosioni, E., Lindholm, L.H., Viigimaa, M., Adamopoulos, S., Agabiti-Rosei, E., Ambrosioni, E., Bertomeu, V., Clement, D., Erdine, S., Farsang, C., Gaita, D., Lip, G., Mallion, J.M., Manolis, A.J., Nilsson, P.M., O'Brien, E., Ponikowski, P., Redon, J., Ruschitzka, F., Tamargo, J., van Zwieten, P., Waeber, B. & Williams, B. (2007) The Task Force for the Management of Arterial Hypertension of the European Society of Hypertension (ESH) and of the European Society of Cardiology (ESC). *Journal of Hypertension*, (25), 1105–1187.

March, J.G. (1991) Exploration and Exploitation in Organizational Learning. *Org. Sci.*, 2(1), 71–87.

Maric, B., Kaan, A., Ignaszewski, A. & Lear, S.A. (2009) A systemic review of telemonitoring technologies in heart failure. *Eur J Heart Fail*, 11, 506–517.

Melchert, O. (2001) Grundlagen für ein effizientes und strategisches Kosten- und Erlösmanagement in integrierten Versorgungsformen. In: W. Hellmann (Hrsg.) *Management von Gesundheitsnetzen: Theoretische und praktische Grundlagen für ein neues Berufsfeld*. ((Verlag, Ort)), S. 130–140.

Meyer, A. & Blümelhuber, C. (1998) Dienstleistungs-Innovation. In: A. Meyer (Hrsg.) *Handbuch Dienstleistungs-Marketing*. Deutscher Universitätsverlag, Stuttgart.

Mickley, B. (2004) Vom Payer zum Player – Überlegungen zur strategischen Nutzung der integrierten Versorgung. *Die Ersatzkasse*, 6, 216–220.

Mintzberg, H. (1981) Organisationsstruktur: modisch oder passend? *Harvard Business Manager*, 10(11), 1–18.

Moore, C., Wisnivesky, J., Williams, S. & McGinn, T. (2003) Medical errors related to discontinuity of care from an inpatient to an outpatient setting. *Journal of General Internal Medicine*, 18(8), 646-651.

Morris, M., Schindehutte, M. & Allen, J. (2005) The entrepreneur's business model: toward a unified perspective. Special Section: The Nonprofit Marketing Landscape. *Journal of Business Research* 58(6), 726–735.

Mühlbacher, A.C. & Ackerschott, S. (2007) Die integrierte Versorgung. In: K. Wagner & I. Lenz (Hrsg.) *Erfolgreiche Wege in die Integrierte Versorgung. Eine betriebswirtschaftliche Analyse*. Kohlhammer, Stuttgart, S. 17–26.

Müller, A., Schwab, J.O., Oeff, M., Neuzner, J., Sack S., Pfeiffer, D. & Zugck, C. (2008) Telemedizin – Welche Anwendungen sind reif für die klinische Praxis? *DMW*; 133, 2039–2044.

Müller, A., Schweizer, J., Helms, T.M., Oeff, M., Sprenger, C. & Zugck, C. (2010) Telemedical Support in Patients with Chronic Heart Failure: Experience from Different Projects in Germany. *International Journal of Telemedicine and Applications*, 8.

Neumann, T, Biermann, J., Neumann, A., Wasem, J., Ertl, G., Dietz, R. & Erbel, R. (2009) Herzinsuffizienz: Häufigster Grund für Krankenhausaufenthalte. *Dtsch Arztebl Int.* 106(16), 269–275.

Orlowski, U. & Wasem, J. (2003) *Gesundheitsreform 2004: GKV-Modernisierungsgesetz (GMG)*, Economica in Medhochzwei, Heidelberg.

Osl, P., Sassen, E., Österle, H. & Fischer, A. (2009) *Erfolgreiche Telemedizinlösungen und Kundenakzeptanz zukünftiger Weiterentwicklungen: Das Geschäftsmodell des Schweizer Zentrums für Telemedizin* MEDGATE, AAL.

Osterwalder, A., Pigneur, Y. & Clark, T. (2010) *Business model generation. A handbook for visionaries, game changers, and challengers.* NJ: Wiley, Hoboken.

Pelleter, J., Sohn, S. & Schöffski, O. (2005) *Medizinische Versorgungszentren: Grundlagen, Chancen und Risiken einer neuen Versorgungsform*, Herz, Burgdorf.

Pelleter, J.T. (2012) Organisatorische und insitutionalle Herausforderungen bei der Implementierung von Integrierten Versorgungskonzepten am Beispiel der Telemedizin. *Burgdorf: Schriften zur Gesundheitsorkonomie*, HERZ.

Pilgrim, T. & Sammüller, T. (2009) Aufgabe medizinischer Servicecenter. In: F. Goss, M. Middeke, T. Mengden & N. Smetak (Hrsg) *Praktische Telemedizin in Kardiologie und Hypertensiologie*. Thieme, Stuttgart.

Preißler, R. (2000) Ärztliche Kooperationsformen: Verzahnung und Integration ambulanter und stationärer Versorgungsformen. *Schriftenreihe der Arbeitsgemeinschaft Medizinrecht im DAV*, 2.

Rao, S.S., Ragu-Nathan, T.S. &. Solis, L.E. (1997) Does ISO 9000 have an effect on quality management practices? An international empirical study. *Total Quality Management*, 8, 335–346.

Ratzel, R. & Lippert, H.-D. (2001) *Kommentar zur Musterberufsordnung der deutschen Ärzte (MBO)*. 3. Aufl., Springer, Berlin/Heidelberg.

Reichart, S.V. (2002) *Kundenorientierung im Innovationsprozess*. Gabler.

Reichwaldt, W., Beneke, R., Ehm, A. & Mahlke, H.J. (2011) Versorgung von Patienten mit psychiatrischen Erkrankungen. In: C. Schultz, C. Bogenstahl, N. Hellrung & W. Thoben (Hrsg.) *IT-basiertes Managament integrierter Versorgungsnetzwerke; Management von Innovationen im Gesundheitswesen*. Kohlhammer, Stuttgart, S. 286–297.

Reiter, B., Turek, J., & Weidenfeld, W. (2011) *Telemedizin-Zukunftsgut im Gesundheitswesen: Gesundheitspolitik und Gesundheitsökonomie zwischen Markt und Staat.* Ludwig-Maximilians-Universität, München.

Richard, M.A. (2000) A Discrepancy Model for Measuring Customer Satisfaction with Rehabilitation Services. *Journal of Rehabilitation,* 16, 37-47.

Riedel, R., Schmidt, J. & Hefner, H. (2004) *Leitfaden zur Integrierten Versorgung aus der Praxis*. Köln.

Rieger, H.J. (Hrsg.) (2006) *Lexikon des Arztrechts*, Loseblattwerk, Stand: März 2006, Nr. 5070 (Telemedizin), Heidelberg.

Roccaforte, R, Demers, C, Baldassarre, F, Teo, K.K. & Yusuf, S. (2005) Effectiveness of comprehensive disease management programmes in improving clinical outcomes in heart failure patients. A meta-analysis. *Eur J Heart Fail*, 7, 1133–1144.

Roland Berger & Partner GmbH (1997) *Telematik im Gesundheitswesen – Perspektiven der Telemedizin in Deutschland*, München.

Salomo, K. (2008) *Akzeptanz von Dienstleistungsinnovationen: Eine empirische Untersuchung am Beispiel der Telemedizin*, Harland media.((Ort?))

Satzger, G., Ganz, W. & Schultz, C. (2012) *Methods in service innovation: Current trends and future perspectives.* Fraunhofer Verlag, Stuttgart.

Schaffernack, I. (2006) Rechtliche Aspekte der Telemedizin aus österreichischer Sicht am Beispiel der Teledermatologie. In: W Neiderlag et al. (Hrsg.) *Rechtliche Aspekte der Telemedizin.* Dresden, S. 115–122.

Schlueter, L. (2007) Behandlungspfade als Grundlage integrierter Versorgung(sverträge). In: N. Roeder & T. Kuettner (Hrsg.) *Klinische Behandlungspfade – Mit Standards erfolgreich arbeiten.* Deutscher Ärzte-Verlag, Köln, S. 125–134.

Schmidt, S. (2009) Telemedizin und Lebensqualität. In: F. Goss, M. Middeke, T. Mengden & N. Smetak (Hrsg.) *Praktische Telemedizin in Kardiologie und Hypertensiologie.* Thieme, Stuttgart, S. 15–22.

Schneider, K., Bullinger, H.J. & Scheer, A.W. (2005) *Service Engineering: Entwicklung und Gestaltung innovativer Dienstleistungen.* Springer, Berlin/Heidelberg.

Schoen, C., Osborn, R., How, S.K.H., Doty, M.M. & Peugh, J. (2009) In Chronic Condition: Experiences Of Patients With Complex Health Care Needs, In Eight Countries, 2008. *HEALTH AFFAIRS*, 28(1), W1–W16.

Schoen, C., Osborn, R., Squires, D., Doty, M., Pierson, R. & Applebaum, S. (2011) New 2011 Survey Of Patients With Complex Care Needs In Eleven Countries Finds That Care Is Often Poorly Coordinated. *HEALTH AFFAIRS*, 30(12), 2437–2448.

Schöne, K. (2006) Telemonitoring als Standard bei der Therapie mit implantierbaren Herzschrittmachern und Defibrillatoren – Juristische Aspekte der Aufklärung. In: W. Niederlag et al. (Hrsg.) *Rechtliche Aspekte der Telemedizin*, Dresden, S. 159–167.

Schultz, C. (2005) Welche Rolle spielt der Patient in der Telemedizin? Eine wissenschaftliche Untersuchung. In: Jäckl, A. (Hrsg.), *Telemedizinführer Deutschland.* Minerva, Ober-Mörlen, S. 72-73.

Schultz, C. (2006) *Management hochwertiger Dienstleistungen – Erfolgreiche Gestaltung von Kundenbeziehungen am Beispiel der Telemedizin.* DUV, Wiesbaden.

Schultz, C. (2009) Collaboration with users of innovative healthcare services – the role of service familiarity. *International Journal Services Technology and Management*, 12(3), 338–355.

Schultz, C. & Gemünden, H.G. (2007) Unterschiede zwischen End- und Geschäftskunden – Eine Untersuchung hinsichtlich der Bewertung innovativer Dienstleistungen? *Zeitschrift für Controlling und Innovation,*(1), 14–20.

Schultz, C., Bogenstahl, C., Hellrung, N. & Thoben, W. (2011) *It-basiertes Management integrierter Versorgungsnetzwerke.* Kohlhammer, Stuttgart.

Schultz, C., Gemünden, H.G. & Salomo, S. (2005): *Akzeptanz der Telemedizin.* Minerva KG, Darmstadt.

Schultz, C., Zippel-Schultz, B., & Gemünden, H.G. (2006) Determinanten der Akzeptanz der Integrierten Versorgung – empirische Ergebnisse. *Gesundhetisökonomie und Qualitätsmanagement*, 11, 176–183.

Schultz, C., Zippel-Schultz, B., Salomo, S. & Gemünden, H.G. (2011) *Innovationen im Krankenhaus sind machbar! Innovationsmanagement als Erfolgsfaktor.* Kohlhammer, Stuttgart.

Schurig, A. (2006) Datenschutzrechtliche Aspekte bei telemedizinischen Anwendungen. In: W. Niederlag et al. (Hrsg.) *Rechtliche Aspekte der Telemedizin.*, Dresden, S. 3745.

Statistisches Bundesamt (Hrsg.) (2011) *Gesundheit – Diagnosedaten der Patienten und Patientinnen in Krankenhäusern (einschl. Sterbe- und Stundenfälle) 2009,* 12(6.2.1), Wiesbaden: Selbstverlag.

Staw, B.M. & Epstein, L.D. (2000) What Bandwagons Bring: Effects of Popular Management Techniques on Corporate Performance, Reputation, and CEO Pay. *Administrative Science Quarterly*, 45(3), 523–556.

Sterman, J.D, Repenning, N.P. & Kofman, F. (1997) Unanticipated side effects of successful quality programs: Exploring a paradox of organizational improvement. *Management Science*, (43), 503–521.

Stock, S., Redaelli, M. & Lauterbach, K.W. (2005) *Disease Management als Grundlage integrierter Versorgungsstrukturen.* Kohlhammer, Stuttgart.

Swedberg, K. (2006) Telemonitoring in the Management of Chronic Heart Failure: The European Society of Cardiology Perspective. *Disease Managemetn & Health Outcomes,* 14(1), 20–23.

Teece, D.J. (2010) Business Models, Business Strategy and Innovation. *Long Range Planning,* 43(2-3), 172–194.

Terziovski, M., Power, D. & Sohal, A.S. (2003) The longitudinal effects of the ISO 9000 certification process on business performance. *European Journal of Operational Research,* 146(3), 580–595.

Tillmanns, C. (2006) Die persönliche Leistungserbringungspflicht und das Fernbehandlungsverbot bei telemedizinischen Anwendungen. In: W. Niederlag et al. (Hrsg.) *Rechtliche Aspekte der Telemedizin.*, Dresden, S. 74–90.

Ulsenheimer. K. & Heinemann. N. (1999) Rechtliche Aspekte der Telemedizin – Grenzen der Telemedizin? *MedR,* 17, 197–203.

VDE Initiative MikroMedizin (Hrsg.) (2005) *VDE-Thesen zum Anwendungsfeld Telemonitoring.* Frankfurt am Main: Selbstverlag.

VDE Initiative MikroMedizin (Hrsg.) (2006) *Anwendungsregeln für TeleMonitoring: Qualitätsmanagement ISO 9001:2000,* Frankfurt am Main: Selbstverlag.

VDE Initiative MikroMedizin (Hrsg.) (2009) *AR-M 3756-1 Qualitätsmanagement für Telemonitoring in medizinischen Anwendungen.* Frankfurt am Main: Selbstverlag

VDE Initiative MikroMedizin (Hrsg.) (2010) *Postionspapier zur Innovationsfinazierung im Gesundheitswesen.* Frankfurt am Main: Selbstverlag

Vetter, R. (2005) Datenschutz als Voraussetzung für die Akzeptanz der elektronischen Datenverarbeitung in der Medizin. In: GVG (Hrsg.) *eHealth – Telematik im Gesundheitswesen.* ((Verlag, Ort?)), S. 79–86.

Voigt, B., Cornils, M., Pilgermann, S. & Schultz, M. (2011) Entwurf und Implementierung einer standardbasierten Telemedizinplattform am Beispiel eines Szenarios im Rahmen des SmartSenior-Projektes. *4. Deutscher AAL-Kongress: Demographischer Wandel – Assistenzsysteme aus der Forschung in den Markt*, Berlin.

Wacker, G. (2002) *Transformation von Organisationen durch lernorientierte Organisationssupervision als prozessbegleitender Beratungsform*. Bd. 7, Lit Verlag, Münster.

Westphal, J.D. & Zajac, E.J. (1998) The Symbolic Management of Stockholders: Corporate Governance Reforms and Shareholder Reactions. *Administrative Science Quarterly*. 43(1), 127-153.

Whitten, P.S., Mair, F.S., Haycox, A., May, C.R., Williams, T.R. & Hellmich, S. (2002) Systematic review of cost effectiveness studies of telemedicine interventions. *BMJ*, 324, 1434–1437.

Wilson, T., Buck, D. & Ham, C. (2005) Rising to the challenge: will the NHS support people with long term conditions? *British Medical Journal*, 330(7492), 657–661.

Winter, S.G. (1994) Organizing for Continuous Improvement: Evolutionary Theory Meets the Quality Revolution. In *Evolutionary dynamics of organizations* (Baum J. & Singh J.), Oxford University Press, New York.

Zbaracki, M.J. (1998). The rhetoric and reality of total quality management. *Administrative Science Quarterly*. 43(3), 602-636.

Zippel-Schultz, B., Bogenstahl, C. & Schultz, C. (2005) Akzeptanz der Integrierten Versorgung. In: C. Schultz, H. G. Gemünden, & S. Salomo (Hrsg.) *Akzeptanz der Telemedizin*. Minerva, Darmstadt, S. 215–244.

Zott, C., Amit, R. & Massa, L. (2011) The Business Model: Recent Developments and Future Research. *In Journal of Management*, 37(4), 1019–1042.

Zugck, C., Müller, A., Helms, T.M., Wildau, H.J., Becks, T., Hacker, J., Haag, S., Goldhagen, K. & Schwab, J.O. (2010) Gesundheitsökonomische Bedeutung der Herzinsuffizienz: Analyse bundesweiter Daten. *Deutsche medizinische Wochenschrift*, 135(13), 633.

Zugck, C., Nelle, M., Frankenstein, L., Schultz, C., Helms, T., Korb, H., Katus, H.A. & Remppis, A. (2005) Telemedizinisches Monitoring bei herzinsuffizienten Patienten – welche Befundkonstellation verhindert die stationäre Wiedereinweisung? *Herzschrittmachertherapie & Elektrophysiologie*, 16(3), 176–182.